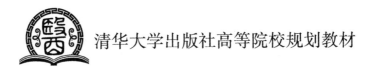

清华大学出版社高等院校规划教材

中医基础理论

主编 张 挺

U0387543

清华大学出版社
北 京

内 容 简 介

中医基础理论是学习中医学的入门课程、主干课程。该课程主要介绍中医学基本原理、基本概念和基本思维方法，内容涵盖中医学的学科特点，中医学的古代哲学基础（元气论、阴阳学说、五行学说），中医学的主要思维方法（司外揣内、援物比类等），中医学的生理观（气血津液、脏腑、经络、体质），中医学的疾病观（病因、发病、病机），中医学的防治观（养生和防治原则）。本教材充分借鉴了《中医基础理论》历版教材的优点，注重理论与实践的结合，注重学生中医思维的培养。本教材适合高等中医院校中医学、中西医结合医学、针灸推拿学、骨伤学、中药学等专业学生使用。

图书在版编目（CIP）数据

中医基础理论 / 张挺主编 . —北京：清华大学出版社，2023. 11

ISBN 978-7-302-64465-1

Ⅰ．①中… Ⅱ．①张… Ⅲ．①中医医学基础-教材 Ⅳ．①R22

中国国家版本馆 CIP 数据核字 (2023) 第 153793 号

责任编辑：罗　健
封面设计：常雪影
责任校对：李建庄
责任印制：曹婉颖

出版发行：清华大学出版社
　　　　网　　　址：https://www.tup.com.cn，https://www.wqxuetang.com
　　　　地　　　址：北京清华大学学研大厦 A 座　　　　邮　　编：100084
　　　　社 总 机：010-83470000　　　　邮　　购：010-62786544
　　　　投稿与读者服务：010-62776969，c-service@ tup. tsinghua. edu. cn
　　　　质量反馈：010-62772015，zhiliang@ tup. tsinghua. edu. cn
印 装 者：北京嘉实印刷有限公司
经　　销：全国新华书店
开　　本：185mm×260mm　　　印　张：14.5　　彩　插：1　　字　数：450 千字
版　　次：2023 年 11 月第 1 版　　　　　　　印　次：2023 年 11 月第 1 次印刷
定　　价：59. 80 元

产品编号：099363-01

前 言

中医学是中华民族在长期养生防病、治疗疾病实践中不断积累总结的融自然科学、人文社会科学属性于一体的医学科学形式。中医学理论发端于《黄帝内经》，在历代医学家医疗实践中得到验证和发展，最终形成具有独特理论内涵，在生命观、健康观、疾病观、养生观、治疗观等方面独具特色的中医学术体系。中医学理论随着现代科学的发展越来越显示出强大的生命力，是中医科学内涵、临床优势的保证。

《中医基础理论》是当代中医工作者撷取历代有关医学规律的认识，精炼而成的一部中医学入门之作。它和中医学其他理论，如诊断理论、药物理论、方剂理论、各家理论、伤寒理论等一起，共同构建了中医学理论大厦。《中医基础理论》教材从 1984 年问世以来，至今已近四十载，在高等中医药教育中发挥着重要作用。

中医基础理论是介绍中医学基础理论和基本知识的一门课程，内容包括元气论、阴阳五行学说、精气血津液、藏象、经络、体质、病因、发病、病机、养生与治则等。本课程不仅有助于学生了解中医学的基本特点，帮助学生构建中医学知识体系，而且为其他中医类课程的学习，如中医诊断学、中药学、中医内科学等打下基础。本课程还是中医药推广和普及方面必备课程之一。

本教材的编写根据普通高等教育全日制本科《中医基础理论课程教学大纲》要求，以夯实学生理论基础、提高其理论联系实际能力为目标。在编写过程中借鉴了历版《中医基础理论》教材的经验和优势。本教材既能体现知识的继承性、编著的严谨性，又在章节设置、编写体例、内容安排、学术观点等方面体现了一定开拓性和独创性，是编者多年教学心得的凝炼与升华。

本教材的绪论由张挺编写，第一章由李冬华、刘红杰、袁卫玲编写，第二章由任红艳、黎鹏程编写，第三章由朱凌凌、陈慧娟、梁鹤、张亚军编写，第四章由刘舟、郑红编写，第五章由蒋筱编写，第六章由马晖、王琳、李姿慧编写，第七章由吴筱枫编写，第八章由许筱颖、刘芳芳、张挺编写，第九章由周妍妍编写。学术秘书由朱凌凌担任。

本教材在编写过程中汲取了各版教材的精华，在此谨向各版教材作者表示崇高的敬意和真诚的谢意。

由于编写团队大多为中青年教师，在学术观点把握、知识内容理解方面可能会有所偏差或疏漏，诚恳地希望广大中医药同道和读者们批评指正，以便进一步完善本教材。

《中医基础理论》编委会
2023 年 5 月

目 录

第四章　经　　络　　　　101

第五章　体　　质　　　　131

第六章　病　　因　　　　141

第七章　发　　病　　　　165

绪　论

📚 学习目标

1. 掌握中医学的概念及其基本特点。
2. 掌握中医学发展史上的代表性医家、代表性著作。
3. 熟悉中医学的思维特点与方式。
4. 了解中医学的学科属性。

绪论的PPT

第一节　中医学的概念和学科属性

中医学发祥于中国古代，是研究人的生命、健康、疾病以及预防的医学科学。它具有渊博的文化内涵、独特的理论体系、丰富的临床经验和科学的思维方法，为中华民族繁衍昌盛做出了巨大贡献。

作为世界医学科学的一部分，中医学隶属生命科学的范畴，它同样承担着促进生命科学不断进步和创新的使命。中医学独特的理论架构和鲜明的诊疗特色，为世界医学、生命科学发展及全人类健康事业贡献着自己的力量。

中医学以人的生命为中心，着重探讨人体生命过程的基本规律、病理变化的内在机制、疾病诊治和养生保健的方法与策略等，因而属于自然科学的范畴。而人生活在一定的社会之中，社会环境的变迁，社会地位、经济条件的变化，也会对人的身心健康产生深刻的影响。中医学注重从社会角度审视和研究社会因素对生命的影响，并提出相应的解决方法，因而又具有社会科学的某些属性。中医学的形成和发展以中华传统文化为母体，中国古代哲学思想，如阴阳、五行等学说，甚至成为中医学的重要指导思想，因而它又具有鲜明的文化属性，是中华优秀传统文化的重要组成部分，也是打开中华传统文化宝库的一把钥匙。

中医学的概念及
其学科属性

第二节　中医学的发展历史

一、中医学的起源与孕育

（一）本能医学

人类从诞生开始，就是在极其艰苦的环境下生存，主要依靠植物的花、叶、果实、根、茎等充饥，同时也茹毛饮血，食用其他动物。在以植物为主食的生存状态下，人们逐渐发现葱、姜、蒜、粳米等虽为食物或调味品，但也有某些治疗作用，可以减轻身体的病痛。在茹毛饮血的过程中，人们也发现动物内脏、骨髓、血液等也具有治疗某些疾病的作用。如此日积月累，先人们获得了大量有关动植物具有治疗作用的经验。时至今日，中医学仍有"药食同源"之说。

人类应对疾病的医疗活动源于自救伤痛的动物本能。上古时期，人们的生活条件非常原始，人类经常因遭受野兽的袭击而负伤。出于本能，人们会被动地进行救护，如舔吮伤口等。这类非主动探索的医疗实践活动，被称为"本能医学"。这种本能可以是与生俱来的或者是后天习得的，但要看到，原始人类尽管与动物同样具有保护生命的本能，但人类自救是在原始思维指导下进行的，他们通过观察、思索，把原始的经验积累起来，从偶然的事物或现象中发现其间的某些联系。由无意识的动物本能过渡到有意识的人类医疗经验的积累，因而才有真正的医学起源。可以说医学既源于本能，又高于本能，只有把本能的医疗保护行为转化为自觉的经验积累，才会有医学理论的产生。

（二）巫术医学

由于原始人智力尚未开化，人们对自然界的变化（如日月星辰、风雨雷电等）心存困惑，对宇宙间的反常现象（如疾病、死亡等）心存恐惧，误以为有超自然的力量（如鬼、神等）主宰世界，由此催生了巫医及巫术文化。《山海经》中就有"巫彭作医"的记载。

在原始社会早期，人们对许多现象深感迷茫和恐怖，不敢接触它们，于是产生了各种禁忌。疾病是当时人类最为忌讳的现象之一，人们采取"避而远之"的态度，对待伤残病员一般采取遗弃、逐出、处死、活埋等方式。但采取"避而远之"的方法在实际生活中并不能阻止灾祸或疾病降临，于是人们认为在"禁忌之物"的上面可能有某种超自然的力量在冥冥之中操纵、主宰着人类，从而萌发了敬畏心理。这种心理的产生直接孕育了"崇拜"意识。人们不再以残酷的方式对待患者，而是希望通过祈求、许愿等方式使其痊愈，也就是"崇而敬之"。这时，巫便应运而生了。

《说文解字》曰："巫，祝也。女能事无形，以舞降神者也。"古人认为，巫能够与鬼神沟通，能调动鬼神之力为人类消灾祈福，如降神、预言、祈雨、医病等。在中国古代，巫和医曾经并存很长时间，从新石器时代巫术影响开始出现，一直持续到中世纪初期。在巫术基础上衍生出的"祝由"术，很长一段时期祝由科被作为中医临床十三科之一而存在。医巫同源是中医发展史中的重大文化现象，涉及古代哲学、宗教、民俗、医学等诸多层面。即使是西方医学，也可以看到其发展早期的医巫同源记录，如古埃及医师用念咒、画符和草药治病等。因此，巫术医学应当是人类医学发展历程中的一个阶段性产物。

（三）经验医学

在本能医学的基础上，人们积累了初步的草药知识并择善而食，古人甚至还把草药治病的经验附上了神话色彩，如广为人知的"神农尝百草"的故事。从单味药到复方药的知识积累，同样凝聚着古人的智慧。相传伊尹把功能相同或相近的药物放在一起煎煮，煮出汤液的疗效优于单味药，因此有"伊尹制汤液而始有方剂"一说。伊尹撰写的《汤液经法》奠定了中医方剂学的基础，因此，伊尹被尊为"亚圣"。

与此同时，人们还积累了许多对疾病的认识，如殷墟出土的甲骨文中已有疾目、疾首、疾耳、疾鼻、不眠、下利、耳鸣等病名的记载。西周及春秋战国时期，人们对疾病的认识进一步发展，如《山海经》记载了38种疾病，《五十二病方》中除载有病证52种外，还提到103个病名，所载药物多达247种。根据《周礼·天官》记载，周代已经有食医、疾医、疡医、兽医的医事分工。

综上所述，在生产、生活实践中，中国古人积累了丰富的药物知识，对疾病的认识已经比较深刻，已经积累了一定的医疗实践经验，而这些知识正是理论医学形成的重要基础。

二、中医理论体系的形成和发展

一般认为，理论是人类思维活动的产物。中医学以理论为指导，采用相应的治法、方药进行临床实践，从而形成集理、法、方、药于一体的理论体系。中医理论体系的形成和发展，大体上可以分为五个时期。

（一）先秦秦汉时期

先秦秦汉时期，诸子蜂起，百家争鸣，中国传统文化极为繁荣。随着传统文化对中医学的渗透和影响，以《黄帝内经》为代表的四大经典著作相继问世，中医学由单纯的经验知识积累上升为具有完备理论体系的系统医学。因此，先秦秦汉时期也常常被称为中医理论体系的奠基和形成时期。

1.《黄帝内经》

《黄帝内经》简称《内经》，是我国现存最早的一部医学经典著作。《内经》的成书年代，一般认为从春秋战国开始，可能延至汉代才完成。该书非一人一时所作，而是由众多医家学者历经多次修纂而成。《内经》可分为《素问》《灵枢》两部分，共收集论文162篇。其主要内容包括气、阴阳、五行、藏象、经络、病因、病机、诊法、治则及针灸和汤液等。该书对哲学领域的一系列重大问题，如如何看待自然、生命的形成、天人关系、形神关系等进行了深入探讨，同时还系统地阐述了人体的结构、生理、病理及对疾病的诊断、治疗和养生等问题。《黄帝内经》总结了先秦秦汉时期的医疗经验和学术理论，代表了当时我国医学的最高成就，构建了中医理论的系统结构，奠定了中医学发展的理论基础，对后世中医学的发展产生了重大而深远的影响。《黄帝内经》的成书标志着中医理论体系的初步形成。

2.《难经》

《难经》成书年代晚于《内经》，相传系秦越人所作，原名《黄帝八十一难经》。全书共研讨81个问题，故又名《八十一难》。该书用问答的方式，阐述了脉诊、经络、脏腑、阴阳、病因、病机、营卫、腧穴、针刺、病证等。《难经》弥补了《黄帝内经》之不足，对三焦和命门学说、奇经八脉理论及虚则补其母、实则泻其子等治疗原则有所创见，尤其在脉诊和针灸治疗等方面有重大发展，承前启后，对指导临床诊疗实践有重要意义。

3.《伤寒杂病论》

《伤寒杂病论》由东汉末年著名医家张仲景所著。原书一度佚失，经晋代医家王叔和编纂整理，至宋代校订成为《伤寒论》与《金匮要略》两书。《伤寒论》以六经（太阳、阳明、少阳、太阴、少阴、厥阴）为纲辨治外感热病，载方113首。《金匮要略》以病分篇辨治内伤杂病，记载了四十余种疾病的治疗方法。《伤寒杂病论》以证立方，方从法出，确立了较为系统的辨证论治体系，成为后世中医临床辨证论治之宗。

4.《神农本草经》

《神农本草经》成书于东汉末年，托名神农所著，为我国现存最早的药物学专著。该书收载药物365种，将药物分为上、中、下三品。"上药一百二十种为君，主养命以应天，无毒，久服不伤人"，如人参、甘草、地黄、大枣等。"中药一百二十种为臣，主养性以应人，无毒有毒，斟酌其宜"，需判别药性来使用，如百合、当归、龙眼、黄连等。"下药一百二十五种为佐使，主治病以应地，多毒，不可久服"，如大黄、乌头、甘遂、巴豆等。该书还提出了中药的基本理论如寒、热、温、凉四气，酸、苦、甘、辛、咸五味，七情和合，如单行、相须、相使、相畏、相恶、相反、相杀等。此外，《神农本草经》还详细记载了每味药物的功效主治且疗效确切，如"麻黄平喘""黄连止利""海藻疗瘿"等。该书是第一本中药学专著，奠定了中药学的理论基础。

总之，《内经》《难经》重在解释医理，《伤寒杂病论》重在确立治法和方剂，《神农本草经》重在探讨药物。理、法、方、药俱备，中医理论体系初步得以构建。

从春秋战国到秦汉这一历史时期，学术繁荣，思想解放。儒家、道家、墨家、法家、名家、阴阳家、农家、兵家、纵横家等学派展开了学术争鸣与交流，学术上呈现出"诸子百家"的繁荣景象，通过诸子百家的学术争鸣、交流与交融，出现了"车同轨、书同文"的大一统局面，中国传统文化的骨架基本成型。作为中华传统文化组成部分的中医学，在这一时期，也广泛地吸收、移植、渗透和交融了当时的自然科学和社会科学的各种学说、各个学派的先进成就，诸如哲学、数学、化学、天文学、历法学、气象学、地理学、声学、物候学、生理学、解剖学、心理学等多学科的知识，从而得以成形。

先秦秦汉时期——中医理论
体系的奠基与形成（1）

先秦秦汉时期——中医理论
体系的奠基与形成（2）

（二）魏晋隋唐时期

魏晋隋唐时期是中医理论体系得以充实和日渐系统化的时期。

所谓充实，是因为这一时期中外医学交流开始增多，不同民族间的交往日益频繁，为中医学注入了新鲜的血液。比如印度佛学的"四大（地、水、火、风）学说"在《肘后备急方》中就有所体现。南北朝时期陶弘景所著《名医别录》中已载有葡萄等外来植物药。中药中的香药如郁金、苏合香、香附、琥珀、沉香等通过古丝绸之路从东南亚、南亚和阿拉伯世界传入中国。这些都说明，中国医生开始运用中医理论吸收其他民族的动植物药用资源，并应用于医疗实践中，一定程度上丰富了中医药的内容。

所谓系统化，是指医学开始出现学科分化现象，一批专科性、分门类的著作涌现出来，这也是学科成熟与深入的标志。如西晋太医令王叔和撰写的《脉经》，是中国现存最早的脉学专著。《脉经》最大贡献有二：一是首次将脉象归纳为浮、芤、洪、滑、数、促、弦、紧、沉、伏、革、实、微、涩、细、软、弱、虚、散、缓、迟、结、代、动二十四种，并对每种脉象均做了具体描述；二是将晋代以前的诊脉方法、脉象所反映的病理变化及脉诊的临床意义等许多重要文献资料均收集保存下来。

西晋皇甫谧著《针灸甲乙经》，是中国现存最早的针灸学专著，简称《甲乙经》。《甲乙经》进一步发展了《内经》腧穴理论，对十四经经穴做了全面系统的归纳整理，将腧穴数增加到 349 个。此外，《甲乙经》还首次提出交会穴（有两条或两条以上经脉交会通过的穴位）等理论，对每个穴位的针刺深度、留针时间等也做了详细说明与规定，并且具体阐述了误刺禁针穴位所造成的后果，为后世医家确立了规范。

隋代巢元方的《诸病源候论》，是第一本病因病候学专著，又称《巢氏病源》。《诸病源候论》对病因的认识突破了六淫、七情等传统认识，如对烈性传染病的认识，认为是"感乖戾之气而生病"；疥疮是"有细虫甚难见"；漆疮是因为患者"禀性不耐漆"，含有过敏体质的雏形。此外，对症候的认识也更加深入，如黄疸，分为谷疸、酒疸、湿疸、黑疸、女劳疸等二十八种类型。

唐代孙思邈著《备急千金要方》和《千金翼方》，二书合称《千金方》。《千金方》共 60 卷，载方 6500 余首，是对唐代以前医药学的系统总结，被誉为我国最早的一部临床医学百科全书。《千金方》第一次完整提出以脏腑寒热虚实为中心的杂病分类辨治方法，开后世以方类证研究《伤寒论》的先河。之所以取名"千金"，是因为孙氏认为"人命至重，有贵千金，一方济之，德逾于此"。孙氏十分重视医德，在"大医精诚"中，他对医生提出了医德方面的要求，可谓开中国医学伦理学之先河。

《新修本草》，又名《唐本草》《唐新修本草》，是中国第一部由政府颁布的药典，也是世界上最早的药典，由唐代李勣、苏敬等奉敕撰于显庆四年（公元 659 年）。《新修本草》原由"本草""药图""图经"三部分组成，共 54 卷。原书至北宋亡佚，其中"药图""图经"早已失传，"本草"可见于后世诸家本草著作中，主要记载药物的性味、产地、采制、作用和主治，共收录药物 850 种。

（三）宋金元时期

宋金元时期医学发展迅猛，流派纷呈。许多医家在继承前人理论和经验的基础上，结合自身临床实践，提出了许多独到性见解，中医理论体系取得了突破性进展。

宋代是中国历史上极为重视医学的朝代，北宋历代君王均十分重视医学。宋太祖开国不久即命撰修《开宝本草》，《太平圣惠方》《圣济总录》等也均为遵皇帝之命编撰而成。此外，宋朝还设立校正医书局，对古典医籍进行较为系统的校正和刊刻印行，对医学知识的传播作出了很大贡献。

宋代钱乙著《小儿药证直诀》，是中国现存的第一部儿科专著。它第一次系统总结了小儿疾病的辨证施治方法，使儿科发展成为一门独立的学科。后人视《小儿药证直诀》为儿科经典著作，尊称钱乙为"儿科之圣""幼科之鼻祖"。

金元时期，易水学派创始人张元素提出"古方今病，不相能也"的观点。其后刘完素

（河间）、张从正（子和）、李杲（东垣）、朱震亨（丹溪）等在继承前人成果基础上，纷纷创立新说，开后世医学流派之先河，史称"金元四大家"。故《四库全书总目提要·子部·医家类》指出："儒之门户分于宋，医之门户分于金元"。

刘完素以"火热"立论，提出"六气皆从火化"，亦即自然界中的风寒湿燥等外感病邪，侵犯人体后都能顺从阳热体质而转化为火；"五志过极皆为热甚"，怒、喜、思、悲、恐五种情志变化过度，影响脏腑，气机郁滞于内，从阳化火。因此在临床治疗疾病时擅长使用寒凉药物，故刘完素被称为"寒凉派"的代表人物。

张从正私淑刘完素的学术观点，但并不侧重于火热病机，而是对刘氏祛邪的观点十分推崇，学术上主张"病由邪生""邪去则人安"，形成了以攻邪治病的独特风格。攻邪常常采用汗、吐、下三法，故被认为是"攻邪派"的代表人物。

李杲十分重视脾胃在人体生命活动中的重要作用，认为脾胃为元气之本。他提出"内伤脾胃、百病由生"的观点，认为脾胃损伤是诸多疾病发生的主要原因，因而在治疗疾病时，擅长使用补益脾胃的药物。因脾胃在五行属土，故李杲被称为"补土派"的代表人物。

朱震亨集刘河间、李东垣与张子和之学，善治杂病，创见颇多。他以"阳常有余而阴常不足"立论，认为疾病的发生多源于"阴不足"，临床多用滋阴方法治疗疾病，故被后世称为"滋阴派"的代表人物。

宋金元时期——中医理论的
突破性进展时期（1）

宋金元时期——中医理论的
突破性进展时期（2）

（四）明清时期

明清时期是中医学术进一步发展和集大成时期。一方面，医学理论和方法有所创新，如温病学派形成、命门学说兴起。另一方面，对已有的医学成就和临证经验进行总结、整理，编撰了一些集大成的医学全书、类书及丛书。

明清时期，随着温病学说形成和发展，中医外感热病学说日渐成熟完善。温病学派的代表医家主要有吴有性、叶天士、吴鞠通等。

吴有性著《温疫论》，认为温疫是由不同于外感六淫的"疠气"所致，感染途径由口鼻而入，特定的"疠气"引起特定疾病，治疗上宜采用针对性的方药"逐邪"。这一整套理论开创了我国传染病学之先河。"疠气"致病说，为温病学说的形成奠定了基础。

叶天士以卫、气、营、血病机变化来认识温病，提出"卫之后方言气，营之后方言血"的由浅至深认识原则，拟定"在卫汗之可也，到气才可清气，入营犹可透热转气，……入血就恐耗血动血，直须凉血散血"的治疗大法，从而创立温病卫气营血辨证论治体系。叶氏门人华岫云等收集其晚年医案，分门别类编为《临证指南医案》，现已成为中医药临床实践的指导用书。

吴鞠通著《温病条辨》，倡导温病三焦辨证，确立三焦病证自上而下顺传的传变方式，十分适用于温病中湿热类疾病的辨证、治疗。

除了温病学说日渐兴盛以外，明清医家在重视温补的同时，进一步发展了命门学说，为中医藏象理论增添了新的学术内容。如明代医家李梴认为右肾为命门；张景岳认为肾即是命门；赵献可认为命门处两肾之间，为十二脏腑之根、生命之源；孙一奎认为命门不是具体、有形的，而是肾间动气。尽管医家们对命门的部位、形态有不同认识，但都认为命门的功能与肾密切相关。古代医家之所以重视命门，是为了强调肾在生命活动中的重要性，为临床温补之法提供了理论依据。

这一时期集大成的医学著作颇多，如明代王肯堂的《证治准绳》，主要阐述临床各科证治规律，包括杂病、类方、伤寒、疡医、幼科、女科等，该书以"列证最详、论治最精"而著称。张景岳的《景岳全书》博采历代医家精义，结合作者经验编撰而成。李时珍的《本草纲目》，载药1892种，对药物进行了完备分类。清代吴谦的《医宗金鉴》，书名由乾隆皇帝钦定而成，是当时太医院的教科书。陈梦雷的《古今图书集成·医部全录》，全书汇集《内经》到清初的医学文献一百余种。这些巨著系统整理了明清以前的医学理论，对医学理论的传承有十分重要的推动作用，为后世学习中医、研究中医提供了极大便利。

此外，清代医家王清任著《医林改错》，该书的主要贡献在于发展了瘀血理论，提出"补气活血""逐瘀活血"等重要治法，创立一系列活血化瘀方剂，至今仍有效指导临床实践。

（五）近现代

鸦片战争以后，西方列强用坚船利炮打开中国国门，西方的思想文化进入中国，西方医学也随之进入。面对西方医学的冲击，以张锡纯、唐宗海、恽铁樵等为代表的中医界有识之士提出中西医汇通的观点，认为中西医互有优劣，但殊途同归，主张汲取西医之长以发展中医。

中华人民共和国成立后，党和政府制定了中医药政策，强调"中西医并重"，并将"现代医药和传统医药""实现中医现代化"正式载入宪法。中医药事业蓬勃发展，无论在中医经典理论发掘、整理、继承方面，还是在应用现代科学技术研究中医内涵方面，都取得较大进展，主要表现在：一是提倡用多学科方法研究中医，开展舌象仪、脉象仪、智能手环等的研制工作。随着生命科学的发展，中医学正在与生物信息网络调控（细胞、蛋白质）等有机衔接，进一步揭示生命的本质，为人类健康事业不断作出新的贡献。二是积极倡导中西医结合，合理吸收、采纳现代医学的研究成果；创立了西医辨病和中医辨证相结合的诊疗模式和方法，如运用活血化瘀方法治疗心脑血管病，部分急腹症的非手术治疗、针刺麻醉等均有了一定的积累。三是大力发展中医药高等教育事业，多途径培养中医药人才。目前全国有高等中医药院校42所，中医药类专业在校生人数已达到70余万人，为中医药医疗、保健、科研、教育及对外交流与合作等各个领域提供了高质量的专业人才。

◉　第三节　中医学的基本特点　◉

中医学的基本特点有二：一是整体观念；二是辨证论治。

一、整体观念

整体，与"部分"相对而言，是指若干对象或单个客体的若干成分按照一定结构形式构成的有机统一体。整体观指人们在看待事物时注重其完整性和统一性，把事物看成一个整体，事物内部相互联系、密不可分，事物和事物之间是密切联系的。

中医学采用整体观念来认识人与环境的关系以及人体自身的有机联系。整体观念贯穿于中医学生理、病理、诊断、养生、防治等各个方面，在中医学理论和临床中发挥重要指导作用。

（一）人与环境的统一

在中国传统文化中，"天人合一"是个重要命题。中医学受母体文化的影响，也十分强调人与自然界的联系。《内经》许多篇章阐述了"天人相应"思想，如"（人）与天地相应，与四时相副，人参天地"（《灵枢·刺节真邪》），"人与天地相参也"（《灵枢·岁露》）。在这一思想指导下，中医学将人与其所处的自然环境和社会环境视为一个有机的整体。

1. 人与自然环境的统一性

人生活在自然界之中。自然界的阳光、雨露、土壤等，构成了人们赖以生存的外部环境。《素问·宝命全形论》说："天地合气，命之曰人""人以天地之气生，四时之法成。"自然环境的种种变化，如寒暑更替、昼夜变换、地域差异等都会对人体生理、病理产生直接或间接影响。

季节气候对人的影响：《灵枢·顺气一日分为四时》说："春生夏长，秋收冬藏，是气之常也。人亦应之。"自然界四时之气呈现春生、夏长、秋收、冬藏的变化规律，人作为万物之一，也应与之相应。《素问·脉要精微论》提出随着季节更替，脉象会呈现季节性变化特点："四变之动，脉与之上下。""春日浮，如鱼之游在波；夏日在肤，泛泛乎万物有余；秋日下肤，蛰虫将去；冬日在骨，蛰虫周密，君子居室。"疾病也有季节性特点，如冬春季节，人们易感受风寒，出现感冒咳嗽。夏秋季节，人们易感受暑湿之邪，出现呕吐、泄泻等。在治疗疾病时，也应结合气候因素。如暑湿当令，应适当加入藿香、佩兰等清暑化湿药。秋高气燥，应适当加入生地、玉竹等滋阴润燥药。中医养生也强调顺应四时。如《素问·四气调神大论》指出："春三月，此谓发陈……夜卧早起，广步于庭。""冬三月，此谓闭藏……早卧晚起，必待日光……去寒就温，无泄皮肤。"

昼夜晨昏对人的影响：《灵枢·顺气一日分为四时》说："以一日分为四时，朝则为春，日中为夏，日入为秋，夜半为冬。"一日之中，昼夜变换可引起类似四时的阴阳消长变化。人处在自然环境中，也会出现适应性反应。《素问·生气通天论》说："阳气者，一日而主外，平旦人气生，日中阳气隆，日西而阳气已虚，气门乃闭。"说明人体阳气具有白天旺盛、夜间收敛的变化特点。现代研究已证实，这一特点与人的睡眠、体温、脉搏、血压昼夜节律变化基本一致。疾病也表现出"旦慧、昼安、夕加、夜甚"的规律，即早晨病情好转，白天较为平稳，下午病情加重，夜间病情最重。因此在临床诊疗中，应参考昼夜节律变化的规律。

地区方域对人的影响：一个地区的气候变化、风俗习惯等往往会影响个体。如江南水乡气候湿热，生活在这一地域的人，腠理多疏松，体格多柔弱；西北高原多风寒，人们腠理多致密，体格多壮实。《素问·异法方宜论》也指出，东部区域的人依海而生，爱吃鱼及咸物，易引发痈疽疮疡之类的疾病，应用砭石刺法治疗；西部区域，多高原和风沙，人们身形硕壮，所患病症多数与内脏有关，比较适合药物治疗。

由于人与自然界是有机的整体，所以中医在治疗疾病时，往往遵循"因时制宜""因地制宜"的原则。

2. 人与社会环境的统一

人生活在一定社会环境中，社会因素对人生理、病理的影响毋庸讳言。《黄帝内经》就讨论了人体生理差异的社会背景，并提出不同针刺措施。如《灵枢·根结》："夫王公大人，血食之君。身体柔脆，肌肉软弱，血气剽悍滑利。""故刺布衣者，深以留之；刺大人者，微以保之。"明代医家李中梓在《医宗必读》中指出："大抵富贵之人多劳心，贫贱之人多劳力；富贵者膏粱自奉，贫贱者藜藿苟充；富贵者曲房广厦，贫贱者陋巷茅茨；劳心则中虚而筋柔骨脆，劳力则中实而骨劲筋强；膏粱自奉者脏腑恒娇，藜藿苟充者脏腑恒固；曲房广厦者玄府疏而六淫易客，茅茨陋巷者腠理密而外邪难干。故富贵之疾，宜于补正；贫贱之疾，易于攻邪。"强调社会经济地位不同，可造成人身心方面诸多差异，治疗用药亦应有别。

近年来，随着信息时代来临，社会竞争的加速，人际关系的恶化，现代社会病（如抑郁、网瘾、空气污染、食品安全等）各类问题涌现，严重危害人类的健康。因此《黄帝内经》多次强调，业医者当"上知天文，下知地理，中知人事"，治病应"不失人情"。当然人类也具有十分强大的自我调节和适应能力，因而能减少疾病、增进健康。

（二）人是一个有机的整体

中医学认为，人是由若干脏腑、形体、官窍等构成的有机整体，在生理上相互协调，病理上相互影响，诊断和治疗必须从整体上加以考虑。

1. 生理联系的整体性

中医学认为，人是一个以五脏为中心的有机整体。人体的主要组织结构如五脏（心、肝、脾、肺、肾），六腑（胆、胃、小肠、大肠、膀胱、三焦），形体（皮、脉、肉、筋、骨），官窍（目、舌、口、鼻、耳、前阴、后阴）等，借助经络系统"内属于脏腑，外络于肢节"的作用联系起来，形成心、肝、脾、肺、肾五个功能系统。在五个系统内，脏、腑、体、窍等构成一个整体，如肝与胆相表里，肝在体合筋，肝开窍于目，肝其华在爪。在五大系统之间，中医学借助五行学说阐释五脏之间生中有克、克中有生的关系，从而构建以五脏为中心的整体系统。因此，心、肝、脾、肺、肾五大系统既各自有不同功能，又相互联系，协调合作，共同完成人体生命活动过程。

从物质基础而言，构成各脏腑器官及维持其功能活动的物质是相同的，均为精、气、血、津液。脏腑的功能活动依赖精、气、血、津液的营养和支持，而精、气、血、津液的生成、运行和输布等，也依赖相关脏腑的功能活动。

中医学还强调生命过程中"形神一体"。"形"是"神"进行功能活动的物质基础，"神"具有统驭"形"的作用。无"神"则"形"无以存，无"形"则"神"无以生，只有"形神一体"，相辅相成，生命活动才能旺盛。

2. 病理变化的相关性

中医学在分析疾病发生、发展和变化规律时，也从全局出发去分析局部病变的整体反应，把局部与整体统一起来。既重视局部病变与其相关内在脏腑之间的联系，更强调该病变与其他脏腑之间的相互影响。如肝的疏泄功能失常时，可出现胆汁外溢的黄疸；肝阴血不足时，可出现双目干涩、关节麻木、爪甲脆裂等。同样，肝疏泄失常也可影响到脾的运化功能而出现脘腹胀满、不思饮食、腹痛、腹泻等症，也可影响肺气的宣发肃降而见喘咳，还可影响心神而见烦躁不安或抑郁不乐。

由于人体是形神统一的整体，生理上形神一体，在病理上也常相互影响。形体的病变，如脏腑或精、气、血、津液的病变，常可引起神的失常；而精神、情志的失常，也能损伤形体而出现精、气、血、津液的病变。

3. 诊察疾病的整体性

中医诊察疾病的主要理论根据是"有诸内，必形诸外"（《孟子·告子下》）。《灵枢·本藏》指出："视其外应，以知其内脏，则知所病矣。"由于机体各脏腑组织在生理上相互联系、病理上相互影响，因此中医学常通过五官、形体、舌脉等的外在变化去了解和推断内在脏腑的病变。如目赤肿痛，中医常责之于肝火上炎。舌尖碎痛，常责之于心火旺盛。发怒而引起心烦失眠，常归为心肝火旺。中医四诊的望闻问切，大都以整体观为理论依据。

4. 临床治疗的整体性

在临床治疗中，对局部病变，常根据它与其他脏腑组织的联系，从整体入手治疗。如《素问·阴阳应象大论》所言："从阴引阳，从阳引阴；以右治左，以左治右。"《灵枢·终始》所言："病在上者下取之，病在下者高取之。"这些都是在整体观念指导下具体治则的体现。如针对便秘，中医可以采用宣肺的紫菀来治疗，口疮则可以选用吴茱萸敷贴涌泉穴来调治。

人是形神统一的整体，历代医家在诊治疾病、养生防病中都强调形神共调、形神共养，使形健而神旺；又通过恬淡虚无、怡畅情志来调神，使神清形健。

二、辨证论治

辨证论治，包括辨证和论治两个方面，它是中医学诊治疾病的基本原则，也是中医理论体系的基本特点之一。

（一）病、症、证的区别及联系

1. 病、症、证的区别

病，即疾病。《医学源流论·病同因别论》说："凡人之所苦，谓之病。"据考证，殷商甲骨文中就有了病名的记载，如耳鸣、下利、疾目等。但中医学的病名在内涵上常不够确切，有以病位命名的，如肺痈、肠痈；有以病因命名的，如中暑、伤食；有以临床表现命名的，如黄疸、消渴等。

症，包括症状和体征，是疾病过程中表现出的单个现象，可以是患者异常的自觉症状，如恶寒发热、恶心呕吐、烦躁易怒等，也可以是医生检查时发现的他觉症状，如黄疸、水肿以及舌象、脉象等。

证，又称证候，是疾病发展过程中某一阶段多方面病理特性的概括，包括疾病的原因、部位、性质和邪正关系等。如感冒可出现风寒证、风热证、气虚证等。证概括了机体在致病因素作用下的整体反应，揭示了疾病过程中某一阶段的病变本质。

2. 病、症、证的联系

病、症、证三者既相区别，又相联系。病是正邪斗争、阴阳失调的全过程；症状仅仅是疾病过程中的表现，是构成病和证的基本要素；而证则是疾病某一阶段的病理变化本质。证能将症状与疾病联系起来，从而揭示症状与疾病之间的内在联系，有利于对疾病过程的深入认识。

（二）辨证论治及其临床应用

1. 辨证论治的含义

辨证，是将四诊（望、闻、问、切）所收集的资料（包括症状和体征），运用中医理论进行分析、综合，辨清疾病的原因、部位、性质以及邪正关系，概括、判断为某种证的过程。论治，又称施治，是根据辨证结果，确定相应的治则、治法。辨证是论治的前提和依据，论治是辨证的目的和结果。通过辨证，可有效指导治疗；通过论治，可进一步检验辨证的准确性。辨证与论治是诊治疾病过程中彼此关联、不可分割的两个方面，是中医理论与实践相结合的具体体现。

2. 辨证与辨病的关系

病是对疾病全过程的综合概括，而证是对疾病某一阶段的病理概括。同一种疾病可以有不同的发展阶段，从而出现不同的病理特点，因此辨病有助于从整体上认识疾病，把握疾病的总体规律，而辨证更能接近疾病在某一特定阶段、特定时空条件下的病理本质，从而给出针对性治疗。

在疾病发展过程中，不同阶段可出现不同的病理表现，概括为不同的证。同样，不同疾病，由于致病邪气与机体正气作斗争时也会出现相同或类似的病理反应，可概括为相同的证，因此中医学诊治疾病时常出现"同病异治""异病同治"情况。

同病异治，是指同一种疾病，由于发病时间、地域不同，或处于疾病的不同阶段，或患者体质差异，可出现不同的证候，因而治法就不同。以感冒为例，夏季感冒，多由感受暑湿之邪引起，常辨为暑湿证，治宜芳香化浊之药，以祛除暑湿。春季感冒，多由感受风热之邪所致，常辨为风热证，治宜辛凉解表方药，以疏风散热。哮喘发作期，常辨为痰热阻肺证，治宜清肺化痰；哮喘缓解期，常辨为肺肾气虚证，治宜补益肺肾。

异病同治，是指不同疾病，在其发展过程中，由于出现了相同的病理反应、相同的证，因而采用相同的方法治疗。如胃脘痛、泄泻、眩晕等为不同的病，但如果均表现为中气下陷证，就可采用补气升提方法治疗。再如胸痹和头痛，如在发展过程中都表现为血瘀证，就都可采用活血化瘀方药治疗。

因此，中医治疗疾病更注重"证"的区别，而相对弱化"病"的异同。凡是相同的证，就可以采取基本相同的治法；不同的证，就必须采用不同的治法，即所谓"证同治亦同，证异治亦异"。由于证实质上代表着病机特点，故同病异治、异病同治的关键在于病机之异同。

总之，整体观念是贯穿于中医生理、病理、诊治过程的基本指导思想，辨证论治是中医的诊疗原则。二者既是中医学的基本特点，也是中医学的特色和优势所在。

辨证论治

● 第四节　中医学的主要思维方法 ●

在中国古代哲学思想影响下，以中国传统文化为根基，中医学形成了独特的思维方法。

一、意象思维

意象思维是指用感性、形象、直观的概念、符号表达事物的抽象意义，通过体悟，综合把握事物的意蕴、内涵、相互联系和运动变化规律的思维方法。

意象思维的相关论述最早见于《周易》。《易传·系辞下》曰："易者象也。象也者，像也。""夫象，圣人有以见天下之赜，而拟诸其形容，象其物宜，是故谓之象。""古者包羲氏之王天下也，仰则观象于天，俯则观法于地，观鸟兽之文与地之宜，近取诸身，远取诸物，于是始作八卦，以通神明之德，以类万物之情。"通过"近取诸身，远取诸物"，象的范围既可缩小到人体生命，亦可扩大到天地万物，甚至成为文化精神的结晶。可见，意象思维通过取象比类的方式，在思维过程中，通过对被研究对象与已知对象的某些方面相通、相似或相近的属性、规律进行关联类比，找出其共同的特征。在这一认知过程中，象是认识万事万物的中介，王弼在《周易略例》中曰："故触类可为其象，合义可为其征。"意象思维以"象"为模板进行归类、引申，以达到模拟、领悟、认识被研究对象的目的。

意象思维这一独特的思维方法对中医理论体系的构建作出了巨大贡献，《黄帝内经》在吸收前人意象思维的基础上，根据象来认识人体并创立了中医学的理论框架。如《素问·阴阳应象大论》曰："六经为川，肠胃为海。"气血周流于经脉如同水流于河川，肠胃盛受水谷如同海洋汇聚江河。中医学之藏象、脉象、舌象等无一不是意象思维的具体体现。

中医学把人体疾病过程中表现出来的症状和体征与自然界中的某些事物和现象进行意象推理，形成了病因理论中的"六淫学说"。如自然界的风具有轻扬向上、善动不居的特性，类比人体的病理变化，则凡具有轻扬开泄、善行数变而主动等特性的病理表现，如肢体关节游走性疼痛、皮肤瘙痒无定处、头痛汗出、抽搐等，皆属外感风邪为患，治疗时应采用祛风的方法。

中医学运用意象思维创造了不少治疗方法。如在治疗火热上炎时，受到炉火正旺，抽掉炉底柴薪，则火势自减的启示，采用寒凉攻下法，使大便一通，火热下行，上部火热征象顿消，这种方法称之为"釜底抽薪法"。在治疗阴虚肠液干枯、大便秘结时，受到水能行舟的启发，采用滋阴增液通便的方法，使肠液增多，大便自然通畅，这种方法称之为"增水行舟法"。

总之，中医学从整体观念出发，常以自然界和社会的事物与人体内的事物或现象相类比去探索和论证人体生命活动的规律、疾病的病理变化以及疾病的诊断防治等问题，对中医学理论体系的形成和发展起到了重要的方法学作用。近有学者指出，中医辨证乃至中医理论的形成是意象思维的最好体现，意象思维是中医科技创新的渊薮。

意象思维的起源和概念

意象思维在中医选方
用药上的指导价值

二、中和思想

中和，又称"中庸""中行""中道"，是中国古代哲学重要的思维方式。中，即不偏不倚，无太过、无不及的平衡状态。和，是对一切有内在联系的事物进行协调，使之达到和谐状态的过程。因此，中和包涵平衡与和谐两层意思。在中国古代，人们将中和所达到的平衡、和谐、适中看作是事物内在的理想状态。《中庸》曰："中也者，天下之大本也；和也者，天下之达道也。致中和，天地位焉，万物育焉。"《淮南子·泛论训》曰："天地之气，莫大于和，和者，阴阳调。"哲学研究的对象是客观存在的世界秩序，中国古人提出中和思想，正是为了维护已经建立的世界秩序，并保持它的平衡或和谐。中医学研究的对象是人，人体只有保持内外环境的平衡与和谐，人的生命活动才能正常进行。中和思想恰好反映了中医学的本质需求，因而中和思想成为中医学的重要思维方式。

中和思想与中医
健康观之阴阳中和

中和思想与中医
健康观之气血津液调和

中和思想与中医
健康观之脏腑和

中和思想与中医
健康观之经络和

中和思想的核心是平衡与和谐。这种平衡与和谐的思想贯穿于中医学理论体系的各个方面。如阴阳学说认为，在正常情况下，人体的阴阳相对平衡协调意味着健康，《素问·调经论》曰："阴阳匀平，以充其形，九候若一，命曰平人。"《素问·生气通天论》曰："阴平阳秘，精神乃治。"若体内阴阳相对平衡被打破，出现阴阳失调，则人体由生理状态转为病理状态。针对疾病发展过程中所出现的阴阳失调，治疗原则是"损其有余，补其不足"，使之恢复协调平衡的状态，故《素问·至真要大论》曰："谨察阴阳所在而调之，以平为期。"此外，五行相生相克，自然界气候变化，人的情志活动等，都不能太过、不及。只有保持无"太过"、无"不及"状态，一切才能归于平和，才能使人的生命活动、自然现象及世界万事万物在有序的"治"的状态下产生、存在和发展，否则就会出现"逆"的疾病状态或异常变化。中医学对疾病的治疗，重视纠正"失和"的无序状态，使其达到"中和"有序。中医学理论中的整体观、阴阳五行学说、辨证论治思想、生命观、发病观、对病和"证"的治疗等，无不是围绕着不偏不倚的中和思想来展开的。中和思想虽源于哲学，但它已深深地植根于中医学体系，与之融为一体，密不可分，成为中医学的"灵魂"。实践证实，中和思想不仅对中医学理论体系的建构起到了重要作用，而且对指导养生防病、诊疗用药都有重要意义。

"中和"的由来

● 第五节　中医基础理论的主要内容 ●

中医基础理论是学习中医学的入门课程，主要介绍中医学的基本概念、基本理论和主要思维方法。其内容可分为中医学的古代哲学基础、中医学对正常人体的认识、中医学对疾病的认识、中医学的养生与防治原则四部分。

一、中医学的古代哲学基础

中医学涉及气、阴阳、五行三个重要的哲学范畴。

气一元论认为，气是构成世界万物的本原物质。由气的运动变化推动一切事物和现象的发生、发展和变化。

阴阳学说，是古人认识宇宙本原和阐释宇宙变化的一种世界观和方法论。阴阳学说以"一分为二"的观点来说明相关事物或事物内部相互对立的两个方面存在交感相错、对立制约、互根互用、消长、转化等运动规律和形式。中医学将阴阳学说引入其中，阴阳学说成为中医学阐释生命、健康、疾病和指导医疗实践的重要工具。

五行学说，既是古代的宇宙观和方法论，又是一种原始而质朴的系统论。五行学说认为，宇宙万物可在不同层次上分为木、火、土、金、水五类，此五类不同层次的事物和现象之间的生克制化，构成了不断运动变化的世界。中医学以五行学说解释人体，构筑了以五脏为中心的五个生理病理系统，并阐释它们之间的相互关系及其与自然环境的密切联系。

二、中医学对正常人体的认识

精、气、血、津液学说，主要阐释精、气、血、津液的概念、来源、分布、功能及其相互关系。

脏腑学说，是有关人体脏腑的生理功能、病理变化及其相互关系的理论，是中医理论体系的核心。主要阐释五脏、六腑和奇恒之腑的形态、生理功能、生理特性、系统联系及脏腑之间的相互关系。

经络学说，是关于经络的生理功能、病理变化及其与脏腑相互关系的理论，主要介绍经络的概念、经络系统的组成、十二经脉及奇经八脉的循行与功能、经络的生理功能和应用等。

体质学说，是关于人类个体体质差异的理论，主要介绍体质的概念、影响体质的因素、正常体质的特征、体质理论的应用等。

三、中医学对疾病的认识

病因学说，主要阐述各种致病因素的性质和致病特点，主要介绍六淫、疠气、七情内伤、饮食失宜、劳逸失度、病理产物（痰饮、瘀血、结石）等致病因素。

发病学说，主要研究疾病发生的原理，阐述正气与邪气在发病中的作用及各种发病类型。

病机学说，是关于疾病发展变化和转归机制的理论，介绍邪正盛衰、阴阳失调、气血津液失常等基本病机以及疾病的传变形式和规律。

四、中医学的养生与防治原则

养生与防治原则，是关于疾病的养生、预防和治疗的思想和原则，主要介绍养生和治未病的预防思想，阐述治病求本、三因制宜等基本治则和扶正祛邪、调整阴阳、调理脏腑、调理气血津液等常见原则。

 知识链接

天人合一

我国古代是以农耕文化为主的社会，农耕尤其仰仗于天，故中国人的思想中，天人关系极为紧密。无论是先秦的孔孟、老庄，还是汉代的董儒、王充等，无一例外地强调天人合一，都先后对中医理论有着深刻影响。首先是道家的"推天道以明人事"。"推天道"就是推广运用所发现的自然规律，"明人事"就是把这些自然规律用于各种人事活动中以解决实际问题。庄周曰："天地与我异生，万物与我为一。"董仲舒构建了"天不变，道亦不变""天人感应""人副天数"的理论体系。《春秋繁露·人副天数》曰："天地之符，阴阳之副，常设于身，身犹天也，数与之相参，故命与之相连也。天以终岁之数成人之身，故小节三百六十六，副日数也；大节十二分，副月数也；内有五藏，副五行数也；外有四肢，副四时数也。"《内经》基本上承启了董氏的天人合一观点。《灵枢·邪客》曰："天圆地方，人头圆足方以应之。天有日月，人有两目。地有九州，人有九窍。"

"天人合一"有"天人相应律"和"天人共通律"。天人相应律，是指人与自然相互感应，思想相通的规律，中医有"人以天地之气生，四时之法成"的说法。这就是说，人必须依赖天地的气化而生存，适应四时变化的法度才能成长下去。天人共通律，是说宇宙是一大天地，人身是一小天地，天地和人，尽管现象不同，但存在着共通规律。《灵枢·邪客》曰："天有阴阳，人有夫妻；岁有三百六十五日，人有三百六十五节；地有高山，人有肩膝，地有深谷，人有腋腘；地有十二经水，人有十二经脉；地有泉脉，人有卫气；地有草蓂，人有毫毛……此人与天地相应者也。"

"天人合一"还有天人一物、内外一理的观念。中医藏象学说正是据此而形成。所谓"藏象"，唐代王冰在疏注《内经》时指出："象，谓所见于外，可阅者也。"张景岳在《类经》中进一步指出："象，形象也。藏居于内，形见于外，故曰藏象。"如寸口之脉能候全身之病，面部、舌头能望诊五脏之疾。

本章小结

中医学是发祥于中国古代社会的一门学科。因中医学以人为研究对象，人具有自然和社会的双重特性，故中医学兼具自然科学和社会科学的双重属性。中医学由先秦秦汉时期的奠基和体系确立，晋唐时期的学科分化，后经金元时期的学派涌现、理论创新，明清时期的集大成等一步步发展而来。中医学的基本特点集中体现在整体观念和辨证论治两个方面。整体观属理念上的特色，辨证论治更多是方法上的创新。中医的思维方法由于受中国传统文化中和思想与意象思维的渗透与影响，因而独具特色。

复习思考题

1. 何为中医学？其基本特点有哪些？
2. 中医学的整体观念主要通过哪些方面来体现？
3. 病、证、症三者有何区别与联系？

绪论的自测题

第一章

中医学的古代哲学基础

学习目标

1. 掌握阴阳的基本概念和阴阳学说的基本内容。
2. 掌握五行的基本概念和五行的生克乘侮。
3. 熟悉气一元论、阴阳学说、五行学说在中医中的应用。
4. 了解气一元论的形成。

中医学的古代
哲学基础 PPT

哲学是人类在认识世界和改造世界的实践活动中，以世界的各种事物作为研究对象，旨在创立基本概念、发现世界的一般规律、确立系统化的理论体系的社会科学。

西周后期，中国古代思想家抛弃了对卜筮等诉诸鬼神天地手段的依赖，试图以理性的思维来解释自然现象和社会现象，中国文化开始从宗教母体中破土而出，宣告了中国哲学思想这一崭新文化样式的诞生。萌芽于殷周之际的中国古代哲学，于春秋末期渐趋成形，至战国时代已出现百家争鸣的繁荣局面。其中，气一元论、阴阳学说、五行学说等对中医学的影响最为广泛。

气一元论，又称元气论，是中国古人认识世界的自然观，对中国传统文化具有极其深远的影响。气是天地万物统一的物质基础，是构成世界的本原。

阴阳学说，是在气一元论基础上建立起来的，是中国古代关于对立统一规律的认识，气是阴阳对立的统一体，物质世界在阴阳二气的相互作用下，不断地运动变化。

五行学说是中国古代朴素的普通系统论，以五行的生克制化规律来阐释宇宙万物之间的相互关系，并以此探索自然界物质运动动态平衡的规律。

中医学继承和发展了古代哲学的气一元论、阴阳学说和五行学说，用以阐明人类生命活动和外界环境的关系，疾病发生、发展及其防治规律。因此，中国古代哲学对于中医学的发展具有极为重要的促进作用并在古代医学领域中获得了充分的运用与一定的发展。传统医学由于与民众生活息息相关，也成为古代哲学的巨大载体。以中国古代哲学思想作为理论指导的传统中医学成为"至今仍然存活，无法被近代西方医学全面取代"的唯一"古代科学"。

第一节　气一元论

气一元论，又称元气论，是中国古代哲学的一个重要思想，萌生于先秦，成熟于战国及秦汉，对中医理论体系的构建具有深刻的影响。

一、气一元论的形成

在中国社会的早期，人们便有了对自然界本原的思考，即自然界是由什么构成的。同时人们也在思考"有形""无形"，以及孰先孰后的命题。一般认为，气一元论的产生汲取了以下两种学说的精华。

（一）太虚肇基说

《管子·心术》曰："虚者，万物之始也。"管子提出了"虚"是万物的本原。《太始天元册》曰："太虚寥廓，肇基化元。"古代谓元气未分之貌即为寥廓。《道原》曰："恒先之初，迥同太虚。虚同为一，恒一而止。"也就是说天地未成形之初，宇宙如同辽阔无垠的大虚空。《淮南子·精神训》曰："古未有天地之时，惟（无）象无形，窈窈冥冥。"王充也指出："气茫苍无端末。"张载更明确指出："太虚无形，气之本体。""虚空即气。"他把气与虚统一起来。物质世界的构成由无形的虚空慢慢过渡到了气。

（二）小一说

先秦的惠施提出："至大无外，谓之大一；至小无内，谓之小一。"（《庄子·天下》）。从宇宙构成来说，形色各异的万事万物，共存于一个无边无际的宇宙中，因而可以看成"大一"，无所谓彼此、物我之分；同时，这些形色各异的万物，又都由不可再分割的"小一"所构成，因而彼此无不相同。从大小的性质来说，真正的大，应该是大到"无外"，真正的小，应该是小到"无内"。万物都是由"小一"构成的，即"万物毕同"。

最早明确提出气是宇宙本原的著作是《管子》。《管子·七法》指出："根天地之气，寒暑之和，水土之性，人民鸟兽草木之生，物虽甚多，皆有均也，未尝变也。"战国的荀子和西汉的《淮南子》进而把万物归结为阴阳二气的交合："天地合而万物生，阴阳接而变化起。"（《荀子·王制》）。《淮南子·本经训》曰："天地之合和，阴阳陶化万物，皆乘一气者也。"东汉王充更进一步强调元气的物质性："天地，含气之自然也。""元气天地之精微也。""万物之生，皆禀元气。"气慢慢地就变成了万物的本原。

气概念的形成也与人们的生活观察与日常体验有关。关于气的文字记载，最早见于甲骨文，《说文解字》指出："气，云气也，象形。"可见，气的原意是对云气的描述。古人在对自然现象的观察与体验中，发现了天空中飘动的白云，感受到了风的流动。云在风的吹动下，或升或降，或聚或散，变幻无穷。风吹云聚，可致电闪雷鸣、暴雨倾盆，雨水可孕育万物；电闪雷鸣及狂风暴雨也可以毁坏万物，由此萌生出一个观念：自然界有形质之物皆由风、云之类的无形无状而变幻多端、运行不息之物所造就与毁灭，即所谓"有形生于无形"。这类无形无状的抽象之物即是气。同时人们在对人体生命现象的观察中，也体悟和感受到气的存在，比如人的呼吸之气，人活动时身体散发的"热气"，做饭时袅袅升起的蒸汽等。因此，古人在自然界云气、风气及人体呼吸之气、热气等具体概念的基础上，进一步抽象、升华，产生了哲学上的气：气是无形而运行不息的极细微物质，是构成宇宙万物的本原，气的升降聚散运动造就了天地万物。

二、气一元论的主要内容

作为中国传统文化中的自然观，气一元论具有十分丰富的内涵。

（一）气是构成万物的本原

在自然演变的初期，整个自然界弥漫着浑浑沌沌的、烟云样性状不定的无形物质，这就是气。在气的作用下，出现了天地，天地化生万物。因此，气是构成万物的本原。

古人认为，自然界万事万物存在的状态有"无形"和"有形"两种。所谓无形，即指气的弥散状态，它不具备稳定的形态，不占有固定的空间。它弥漫、松散、活跃、多变，广布于无垠的宇宙空间，虚空中充满着这种无形之气。所谓有形，即指气的聚合状态。它凝聚一体，结构紧凑，相对稳定。凡肉眼可见的各种有具体性状的物体，均为有形之物，无不是气凝聚的结果。有形与无形之间不仅没有不可逾越的鸿沟，而且随时处于相互转化之中。无形可以聚合成为有形之物，有形之物也可以离散而复归为无形之气。因此张载认为有形是气，无形也是气，不过是出现的形态不同罢了。水可以变成冰、云、雨，水循环的过程就是物质不断变换形态的过程。生命亦是如此，气聚而成形，气散而人亡，生长壮老已随气而变。

（二）气是运行不息的物质

气一元论认为气具有内在的运动性，经常处于运动变化之中。宇宙间所发生的一切变化和过程，都是气运动的结果。

《黄帝内经》称气的运动为"变"与"化"："物生谓之化，物极谓之变。"自然界一切事物的变化，无论是无生命体的生化聚散，还是动植物的生育繁衍，天地万物的生成、发展和变化、凋亡，无不根源于气的运动。《素问·五常政大论》指出："气始而生化，气散而有形，气布而蕃育，气终而象变，其致一也。"

气的运动源于气内部阴阳两方面的相互作用。阳主升、浮、动，阴主降、沉、静。阴阳双方相互作用，导致了气不同形式的运动。天气下降，地气上升，阴升阳降，阴阳交感相错变化而生。

气的运动，称为气机。它的基本形式有两种：一是聚散；二是升降出入。气凝而成形，气散而无形。《素问·六微旨大论》指出："非出入，则无以生长壮老已；非升降，则无以生长化收藏。"无论是人体还是自然界的变化，无不源于气的运动。

（三）气是万物感应的中介

感应，指一个事物会感知到其他事物的变化，从而产生相应的反应，亦即事物之间的相互感动、影响。古代哲学家认为，事物间的相互感应是自然界最普遍、最重要的现象。《易传·象下》曰："二气感应以相与。"朱熹指出："天地间只有一个感应而已，更有甚事。"

在普遍存在的自然感应现象中，人们认识到气是中介性物质。"气有潜通"，它环流贯通于有形无形之间，大千世界一气贯通、相互影响。在古人看来，即使相距很远的物体，它们之间也可以在气的中介作用下发生感应。如乐器的共振共鸣，磁石吸铁，月亮盈亏与潮汐的变化等，无不依赖于气的中介作用。也正是由于气的中介作用，中国古人构建了一个更为紧密、相互联系的世界观。

气一元论的
主要内容

李约瑟曾经提出："在希腊人和印度人发展机械原子论的时候，中国人则发展了有机宇宙哲学。"因此，西方人较早提出及发展了原子论的自然观，而中国人较早提出及发展了富有辩证精神的气一元论的自然观。在人类自然观层面，气一元论完全可以与原子论相媲美。

三、气一元论在中医学中的应用

气是构成万物的本原，人为万物之灵，与天地共统于一气。人的生命现象必然受天地自然的影响。故《内经》中有"人与天地相参"的观点，强调从天地、时空等角度来探究生命运动规律。这种天、地、人三才一体的系统整体观，贯穿于中医理论体系的各个方面。中医学用"气"来解释人的生命、健康和疾病，从而确立了独特的生命观和疾病观。

（一）生命由气构成和维持

气一元论认为，气是构成万物的本原，人为万物之灵，是自然的产物。《素问·宝命全形论》曰："人以天地之气生，四时之法成""天地合气，命之曰人"。人因天地之气而生，随四时规律而长；天地之气相合，就会产生人。

中医学认为气是构成人体的基本物质，"人之生也，必合阴阳之气""以母为基，以父为楯"。同时，气也是维持生命活动的物质基础。人的各种生命活动，无不由气的运动而产生。人体之气的升降出入，起到了沟通内外、协调功能、推动血运、布散精微等作用。通过气的升降出入，人得以生长壮老已。

气运行于全身，推动和激发着全身各个脏腑组织的功能活动；气的属性为阳，环周不休，是温煦机体的主要物质；在无休止地周流运行的过程中，它还起着抵御外邪入侵、调控液态物质，防止其无故流失的功效。机体内物质代谢的全过程以及所有功能活动，都是气运动的结果。因此，《难经·八难》强调："气者，人之根本也"。

（二）疾病源于气的失常

中医学用气一元论的思维来认识疾病的变化，认为人体疾病源于"邪气"。病理变化当责之于人体之气的失常，故《素问·举痛论》说："百病生于气也"。

气生百病，变化万千。疾病的发生、发展、变化与气的生成和运动失常有关。气的生成不足，发为气虚；气的升降出入失常，称为"气机失调"，包括气滞（气机郁滞）、气逆（气机上逆）、气陷（气机下陷）、气闭（气外出受阻而闭厥）、气脱（气不内守而外脱）等形式。此外，脏腑之气、经络之气的失常也是疾病发生的根本所在。

（三）诊断疾病重在察气

气在诊断方面应用非常广泛，"望闻问切"四诊无一不与气有关。望诊重在望"神、色、形、态"。神既是生命活动的外在表现，又主宰着精神意识思维活动，故称"神气"。所谓"得神则昌，失神则亡"，中医学认为神气的有无是生命存亡的重要标志。《素问·脉要精微论》曰："夫精明五色者，气之华也。"诊察精明（目）、皮肤之五色变化可以了解内脏盛衰、气血虚实、邪气深浅、病情轻重。切脉是中医学独特诊法，通用的诊脉部位为寸口，又称"气口"，主要反映脏腑气血阴阳的变化。舌诊中同样注重观察胃气的存亡。

（四）治疗疾病重在调气

《素问·疏五过论》说："治病之道，气内为宝。"在中医治则中，扶正祛邪、调理阴阳、调理脏腑等都旨在"疏气令调""使其气和"。针灸、推拿等中医学技术，皆以"得气""行气"为要，通过调整激发经络之气，疏通经络而达到治疗目的。

气一元论在
中医学中的作用

（五）养生之道以气为本

中医养生防病重视精、气、神，即人身"三宝"的作用。《脾胃论·省言箴》说："气乃神之祖，精乃气之子，气者精神之根蒂也"，积气以成精，积精以全神。故调气在养生防病中具有重要意义。调气作为中医养生的重要原则之一，包括顺应四时、调摄情志、起居有时、饮食有常、不妄作劳等具体方法，调其气和，方能促进健康，延年益寿。

第二节　阴阳学说

阴阳学说是中国古人认识自然和解释自然的世界观和方法论，属中国古代哲学范畴。阴阳学说认为，自然界的万事万物都存在着相互对立的阴阳两个方面，这两个方面的运动变化是万事万物发生、发展、变化乃至消亡的根本原因。阴阳的对立统一是物质世界运动变化的总纲。阴阳学说渗透到医学领域后，影响着中医理论体系的构建和发展，成为中医学的理论基础和指导思想。阴阳学说有效地指导着历代医家的认识和实践活动，故《灵枢·病传》指出："明于阴阳，如惑之解，如醉之醒。"《景岳全书·阴阳篇》指出："医道虽繁，而可以一言蔽之者，曰阴阳而已。"

一、阴阳的起源和概念

阴阳观念的萌生，源于远古时期古人对日光向背的认识。向日为阳、背日为阴，是阴阳最初的含义。《说文解字》说："阴，闇也。水之南，山之北也""阳，高明也"。

随着观察的深入，阴阳的含义不断引申，逐渐增加了热与寒、昼与夜、上与下、升与降、动与静等属性。古代思想家将其上升为具有哲学意蕴的特定概念，即：阴阳，属于中国古代哲学范畴，是对相关事物或一事物本身存在的对立双方属性的概括，既可表示相关联又对应的两种事物或现象的属性划分及运动变化，又可表示同一事物内部相互对应着的两个方面的属性趋向及运动规律。阴阳是自然界的法则和规律，是万事万物运动变化的纲领和根本，故《易传·系辞上》云："一阴一阳之谓道。""阴阳不测之谓神。"

自春秋战国时期以来，阴阳观念应用到医学领域，对中医学理论体系的发展产生了极为重要的影响。大至天地，小至气与血；从抽象的方位上下，到具体的事物水与火等，无一不是阴阳属性的展开和体现，均可以用阴阳进行说明。中医学关于阴阳概念的经典表述，见于《素问·阴阳应象大论》："阴阳者，天地之道也，万物之纲纪，变化之父母，生杀之本始，神明之府也。"

阴阳学说的起源

阴阳的概念

二、阴阳的属性及其相对性

（一）阴阳属性的归纳标准

阴阳是对自然界相互关联的事物或现象对立双方特定属性的概括。用阴阳属性分类事物或现象时，必须依据所规定的属性进行，不能随意颠倒。

古人通过长期观察，发现水与火这一对事物的特性，最能代表"向日为阳，背日为阴"的阴阳特性。故《素问·阴阳应象大论》曰："水火者，阴阳之征兆也。"水与火的特征成为划分事物阴阳属性的最佳参照。

古人将水与火的特征推而广之，一般说来，凡是趋于运动的、向外的、上升的、温热的、明亮的、亢奋的、无形的事物或现象，都归属于阳；凡是趋于静止的、内守的、下降的、寒冷的、黑暗的、抑制的、有形的事物或现象，都归属于阴。自然界中常见事物或现象的阴阳属性归类见表1-1。

表 1-1　阴阳属性归纳表

属性	空间	季节	亮度	温度	形质	性状	运动状态
阳	上、表	春夏	明亮	温热	无形	清	动、升、兴奋
阴	下、里	秋冬	晦暗	寒凉	有形	浊	静、降、抑制

任何事物虽然都可以用阴阳来区别其属性，但值得注意的是：用阴阳来概括或区分事物的属性，必须是相互关联又相互对立的一对事物或现象，或者同一事物或现象内部相互对立的两个方面，否则就没有实际意义。

（二）阴阳属性的相关性

相关性是指相互对立的事物或现象必须处在同一范畴、同一层次、同一统一体中才可以划分阴阳。

如天与地之所以能划分阴阳，在于天地相互对立，天在上，地在下，同时，天地都属于方位范畴，具有相关性；气血之所以能划分阴阳，在于气无形而主动，血有形而主静，二者性质与作用相反相成，都属于人体内的物质范畴，具有相关性；水与火之所以能划分阴阳，在于水性寒凉、走下，而火性温热、炎上，可作为寒热的征象代表，具有相关性。天与血之所以不能划分阴阳在于天属于自然界方位范畴，而血属于人体内物质范畴，二者不在一个统一体内，也不属于同一范畴，所以不能划分阴阳。

（三）阴阳属性的相对性

阴阳是对事物属性的概括。对同一对事物而言，其阴阳属性一般情况下是确定不变的，比如寒和热，寒属阴、热属阳是确定、不可互换的。可是阴阳是相比较而存在的。当比较的对象发生改变，或事物的总体属性发生改变，则事物的阴阳属性就会发生变化。具体来讲，阴阳的相对性表现在可变性和可分性两个方面。

1. 可变性

可变性有两种情况：

（1）事物的阴阳属性随比较的对象变化而变

事物属阴或者属阳，是与其相比较的一方相对而论的。如果比较的对象发生改变，则事物的阴阳属性也会随之而变。比如春天，和夏天比属阴，和冬天比则属阳。

（2）事物的阴阳属性在一定条件下可向其相反方向转化

当事物发展到一定阶段或处在一定条件下，原先以阴占主导的事物转化成以阳占主导的事物，以阳占主导的事物转化成以阴占主导的事物。此时，事物的阴阳属性就会发生转化。以自然界为例，自然界春夏季节整体属性属阳，秋冬季节整体属性属阴，从春夏到秋冬，或从秋冬到春夏，即实现了阴阳转化。

2. 可分性

可分性是指事物或现象的阴阳两方面，随着归类或划分条件、范围的改变，可以无限地一分为二，即阴阳的每一方面又可再分阴阳。

如以昼夜分阴阳，昼为阳，夜为阴。但昼与夜之中还可以再分阴阳，即以白天的上午与下午相对而言，上午阳渐趋旺而为阳中之阳，下午阳渐趋衰而为阳中之阴；黑夜的前半夜与后半夜相对而言，前半夜阴渐趋盛而为阴中之阴，后半夜阴渐趋衰、阳渐趋复而为阴中之阳。即《素问·金匮真言论》所谓"阴中有阴，阳中有阳。平旦至日中，天之阳，阳中之阳也；日中至黄昏，天之阳，阳中之阴也；合夜至鸡鸣，天之阴，阴中之阴也；鸡鸣至平旦，天之阴，阴中之阳也"。可见，阴阳之中复有阴阳，体现了阴阳的可分性。

阴阳属性的可变性及阴阳区分的层次性，使阴阳之理成为"天地之道"而广泛适用，如《素问·阴阳离合论》所言："阴阳者，数之可十，推之可百，数之可千，推之可万，万之大，不可胜数，然其要一也。"

李其忠教授讲阴阳

三、阴阳学说的基本内容

阴阳学说主要研究构成事物的阴阳之间的相互作用与相互关系，其基本内容包括阴阳交感相错、阴阳对立制约、阴阳互根互用、阴阳消长平衡和阴阳相互转化五个方面。

（一）阴阳的交感相错

阴阳交感，是指阴阳二气在运动中相互感应而交合，进而产生各种变化和反应。阴阳相错，是指阴阳二气在相互交合中，发生相摩相荡的作用。阴阳交感相错，泛指阴阳二气不停地相互作用。

阴阳交感相错是宇宙万物产生和变化的本原。任何事物的发生、发展都离不开阴阳的交感相错。在自然界，天之阳气下降，地之阴气上升，天地阴阳二气相互交感相错，是化生万物的基本条件。故《易经·泰》指出"天地交，泰""天地氤氲，万物化醇"。大地阴阳二气相互交合、相互作用，则天地和泰、万物化生。在人类，只有男女媾精，阴精与阳精交感相错，新的生命体才得以诞生，人类才得以繁衍。故《易传·系辞下》曰："男女构精，万物化生。"

若阴阳的交感相错关系失调，则阴阳之间不能发生作用，事物便发育无由。故《易经·否》曰："天地不交，否。"人体的"阴阳二气不相承接"，则病情深重，甚至死亡。

（二）阴阳的对立制约

阴阳对立，是指一对事物（或现象）或其内部两个方面属性相对或相反。自然界一切事物或现象都存在相互对立、相反相成的两个方面。如上与下，左与右，天与地，动与静，出与入，升与降，昼与夜，明与暗，寒与热，水与火等。阴阳对立是宇宙中普遍存在的规律。阴阳制约是指阴阳双方相互抑制、相互约束。相互对立的阴阳双方，通过彼此的制约以取得统一，达到相对协调平衡。

阴阳对立制约，是指属性相反的阴阳双方在一个统一体中相互抑制、相互约束。对立是阴阳相反的一面，统一是阴阳相成的一面。没有对立，也就没有统一；没有相反，也就没有相成。性质相反的阴阳双方并不是互不相干地处于一个统一体中，而是时刻处在相互制约、相互消长的过程中。阴与阳是在相互制约和消长的过程中达到统一的，即取得了动态平衡，称之为"阴平阳秘"。如四季有温、热、凉、寒的气候变化。春夏之所以温热，是因为阳热之气上升，抑制了寒凉之气；秋冬之所以寒冷，是因为阴气增加而抑制了温热之气。这是自然界阴阳之气相互制约、相互消长的结果。人体之所以能进行正常的生命活动，也是阴与阳相互制约、相互消长取得统一的结果。只有阴与阳之间相互制约、相互消长，事物才能发展变化，自然界才能生生不息。

如果阴阳之间对立制约关系失调，事物的动态平衡就会破坏，可表现为"制约太过"的"阳盛则阴病、阴盛则阳病"或表现为"制约不及"的"阴虚则热、阳虚则寒"。因此，阴阳对立制约是自然界阴阳相互作用维持协调平衡的基本规律。

（三）阴阳的互根互用

阴阳互根，指阴和阳任何一方都不能脱离对方而单独存在。如上为阳，下为阴，没有上，也就无所谓下，没有下，也就无所谓上。左为阳，右为阴，没有左，也就无所谓右，没有右，也就无所谓左。诸如此类，都说明

阳的关系之
阴阳对立制约

阳依附于阴而存，阴依附于阳而在，每一方均以另一方为自身存在的前提或条件。阴阳互用是指在相互依存的基础上，阴阳双方具有相互资生、相互为用的特点。自然界四时寒暑更替和气候变化，既是阴阳对立制约的结果，又与阴阳相互资生有关，如地气之上升，可挟带水汽蒸腾为云，雨之生成有赖于地气上升所形成的云，而天气之下降又常导致降雨过程，使大地复得水汽。云和雨、地气和天气的循环过程就是阴阳的互相资生、互相促进的过程。

阴阳互根互用，是指阴阳之间互为根本、相互依存并互相资生、促进、助长。阴阳互根的两个方面，并不是静止的互不相关，而是不断地相互资生、相互助长。正是由于阴阳不断的互根互用，才推动着事物的运动、发展和变化，并维持着事物发展的动态平衡。例如，就构成人体的物质基础——气血而言，气无形而属阳，血有形而属阴，通过"气能生血、血能养气"的互根互用关系维持着人体阳气与阴血的协调平衡；再如，就人体兴奋和抑制的功能而言，白天人体阳气旺盛而兴奋功能占主导地位，但必须以夜晚睡眠的抑制为前提；夜晚人体阳气衰少而阴气旺盛，抑制功能占主导地位，但必须以白天充分兴奋为条件，从而维持人体睡眠觉醒的正常节律。此外，阴阳互根也是阴阳相互转化的内在基础。阴阳双方之所以能向着与自己相反的方向转化，源于阴阳的相互依存、相互为用的关系。

若阴阳互根关系失常，则会导致"孤阴不生""独阳不长"，甚则"阴阳离决，精气乃绝"（《素问·生气通天论》）。若阴阳互用关系失常，则会出现"阴损及阳""阳损及阴"的阴阳两虚的病理变化。

（四）阴阳的消长平衡

阴阳消长，是指阴阳双方处于不断地增长或削减的运动变化之中。阴阳消长平衡，是指相互对立的阴阳双方在彼此的消长运动中保持着动态平衡。阴阳消长变化的根本原因在于阴阳之间存在着对立制约和互根互用的

阴阳的关系之
阴阳互根互用

关系。因此，阴阳消长包括由阴阳相互制约所造成的此长彼消、此消彼长及由阴阳互根互用所造成的此长彼长、此消彼消两种类型。

1. 此长彼消，此消彼长

在阴阳对立制约的过程中，阴与阳之间可出现某一方增长而另一方削减，或某一方削减而另一方增长的消长变化，前者称为阴长阳消或阳长阴消，后者称为阴消阳长或阳消阴长。如以四季气候变化而言，由春至夏，气候由温渐热，是不断的"阳长阴消"的过程；由秋至冬，气候由凉变寒，是不断的"阴长阳消"的过程；但从一年总体来说，则阴阳处于相对的动态平衡状态。以人体生理功能而言，人体阴阳的消长亦与自然相应，白天"阳长阴消"，功能偏于兴奋状态；夜晚"阴长阳消"，功能偏于抑制状态。但一天中，人体的兴奋与抑制总体上保持着相对的动态平衡，从而维持其相对平衡。可见，阴阳消长是不断进行着的，绝对的；而阴阳平衡是相对的，是动态的平衡。

2. 此长彼长，此消彼消

在阴阳互根互用的过程中，阴与阳之间又会出现某一方增长而另一方亦增长，或某一方削减而另一方亦削减的消长变化，前者称为阴长阳亦长或阳长阴亦长，后者称为阴消阳亦消或阳消阴亦消。就自然界四季气候变化而言，春夏阳气生而渐旺，阴气也随之增长，天气虽热而雨水增多；秋冬阳气衰而渐少，阴气随之潜藏，天气虽寒而降水较少，如此维持自然界气候相对稳定，即《素问·阴阳应象大论》所谓："阳生阴长，阳杀阴藏。"以气血为例，气为阳，血为阴，气能生血，故气虚常可使血的生成不足而表现为气血两虚；相反，若通过补气，促使气旺生血，则又可使气血都有所恢复。前者表现为"阴阳皆消"的过程，后者则表现为"阴阳皆长"的过程。

阴阳之间的消长运动是绝对的、无休止的。如果阴阳之间的消长运动是在一定范围、一定限度、一定时间内进行的，这种消长运动就不易被察觉，或者表现为变化不显著，事物在总体上仍旧呈现出相对稳定的平衡状态。阴阳消长平衡是阴阳运动变化过程的一种表现形式，大多指的是数量或程度上的变化，属于量变过程。自然界与人身之阴阳时刻都在消长变化之中，阴阳的消长变化稳定在一定限度内而处于平衡状态，在自然界显示为风调雨顺、寒来暑往，在人体即意味着健康。阴阳双方本具有自动维持和自动恢复动态平衡的能力和趋势，这也是维持自然界气候正常变化、促使人体生命活动趋向健康的内在机制。当这种能力和趋势遭到破坏，阴阳之间的消长变化超出了一定的限度、一定的范围，动态平衡被破坏，在自然界则形成灾害，在人体则产生病变。如临床上所谓"阳盛则热，阴盛则寒""阴胜则阳病，阳胜则阴病"以及"阴虚则热，阳虚则寒"皆属阴阳对立制约失常所致，而"阴损及阳，阳损及阴""气血两虚"则属阴阳互根互用关系失常所致。

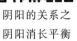

阴阳的关系之
阴阳消长平衡

（五）阴阳的相互转化

阴阳转化是指事物或现象的阴阳属性在一定条件下可以向其相反的方向转化，即属阳的事物或现象可以转化为属阴的事物或现象，属阴的事物或现象可以转化为属阳的事物或现象。就昼夜而言，属阳的白昼可以转化为属阴的黑夜，属阴的黑夜可以转化为属阳的白昼。再以四季气候变化为例，属阳的夏天可以转化为属阴的冬天，属阴的冬天又可转化为属阳的夏天。就人体阴阳失调所致的病证而言，在一定条件下，属阳的热证可以转化为属阴的寒证，属阴的寒证又可以转化为属阳的热证。

阴阳的转化既可表现为渐变形式，如四季中的寒暑交替，昼夜中的阴阳转化；又可表现为突变形式，如急性热病过程中，高热至极突然出现休克虚脱，四肢冰凉，由阳证急剧转化为阴证。但不管哪种转化形式，都有一个量变到质变的发展过程。

阴阳转化是事物总体阴阳属性的改变。相互对立的阴阳两方面处于消长变化中，对立双方倚伏着相互转化的因素——阴阳互根，这是转化的内在根据。如果阴中没有阳，阳中没有阴，或阴不依赖阳，阳不依赖阴，则阴阳就不会存在消长运动，也就不存在一定条件下的阴阳消长转化过程。一旦阴阳间的消长变化达到一定程度，就可能导致阴阳属性的相互转化。因此，阴阳转化是阴阳消长的结果。如果说"阴阳消长"是一个量变过程，则阴阳转化往往表现为量变基础上的质变，一般都出现在事物变化的"物极"阶段。可见，阴阳转化必须具备一定的条件。

《内经》常以"重""极""甚"来指代阴阳转化的条件。《灵枢·论疾诊尺》曰："四时之变，寒暑之胜，重阴必阳，重阳必阴，故阴主寒，阳主热，故寒甚则热，热甚则寒，故曰：寒生热，热生寒，此阴阳之变也。"《素问·阴阳应象大论》曰："寒极生热，热极生寒。"经文所言"重""甚""极"，是指事物发展到了极限、顶点或达到了一定的阶段，就具备了促进转化的条件。

综上所述，阴阳的交感相错、对立制约、互根互用、消长平衡、相互转化是从不同的方面和角度来阐述阴阳的相互关系、运动规律和变化形式，从而表达了阴阳之间的对立统一关系。阴阳的交感是阴阳之间的相互联系、相互作用，是事物发生、发展和变化的前提；阴阳相错是阴阳二气在相互交合中发生的相摩相荡作用，阴阳交感相错是宇宙万物产生和变化的穷极本原。阴阳的对立制约、互根互用是阴阳之间相互作用的最基本规律，说明了事物之间既相反又相成，从而保持阴阳平衡的关系。阴阳的消长与转化则是事物运动的两种基本形式。其中，阴阳消长是在对立制约、互根互用基础上表现出的量变过程，是阴阳转化的前提。而阴阳转化则是消长的结果，是在消长运动量变基础上的质变过程。阴阳的动态平衡是由阴阳之间的交感相错、对立制约、互根互用、消长转化来维系的。

阴阳的关系之
阴阳转化

四、阴阳学说在中医学中的应用

中医学应用阴阳学说来阐释人体的组织结构、生理功能、病理变化及指导疾病诊断和防治。

（一）说明人体的组织结构

中医学根据阴阳属性的规定来区分人体的部位和脏腑组织结构。

1. 部位的阴阳属性划分

就人体部位而言，上部为阳，下部为阴；体表属阳，体内属阴。就背腹四肢而论，背部为阳，腹部为阴；四肢外侧为阳，四肢内侧为阴。

2. 脏腑的阴阳属性划分

中医学按照五脏六腑的生理功能来划分脏腑阴阳属性。因五脏"藏精气而不泻"，故为阴；六腑"传化物而不藏"，故为阳。五脏之中，又可根据其居位划分阴阳，如心肺居于上（胸腔），属阳，肝脾肾位于下（腹腔），属阴。具体到每一脏腑，又可进一步划分阴阳，如心有心阴、心阳；肾有肾阴、肾阳；肝有肝阴、肝阳等。

3. 经脉的阴阳属性划分

人体的十二经脉因其在四肢循行的部位不同，故有手足三阴经、三阳经不同的命名。循行于四肢外侧面的经脉为阳经，循行于四肢内侧面的经脉为阴经。

故《素问·金匮真言论》指出："夫言人身脏腑中阴阳，则脏者为阴，腑者为阳。肝、心、脾、肺、肾五脏皆为阴，胆、胃、大肠、小肠、膀胱、三焦六腑皆为阳……故背为阳，阳中之阳，心也；背为阳，阳中之阴，肺也；腹为阴，阴中之阴，肾也；腹为阴，阴中之阳，肝也；腹为阴，阴中之至阴，脾也。"

（二）说明人体的生理功能

中医学认为，人体生理功能活动的各个方面均离不开阴阳。阴阳可用来说明人体生命活动的物质基础、生命活动的基本形式、脏腑生理功能及其相互关系，并认为阴阳关系协调平衡才能维持健康状态，故《素问·生气通天论》指出："阴平阳秘，精神乃治；阴阳离决，精气乃绝。"

1. 说明生命活动的物质基础

精、气、血、津液，是构成人体和维持人体生命活动的基本物质。其中，气无形，具有温煦、推动、兴奋等生理作用，主动、主外，故属阳；精、血、津液有形，具有滋润、濡养、宁静等作用，主静、主内，故属阴。在气中，卫气行于脉外，具有护卫肌表的作用，故称为卫阳；营气行于脉内，具有营养全身的作用，故称为营阴。阴阳两类物质之间具有对立统一的关系，故《素问·阴阳应象大论》曰："阴在内，阳之守也；阳在外，阴之使也。"《素问·生气通天论》曰："阴者，藏精而起亟也；阳者，卫外而为固也。"由有形变为无形的化气过程属阳，由无形变为有形的成形过程属阴，《素问·阴阳应象大论》称之为"阳化气，阴成形"。

2. 说明生命活动的基本形式

人体的各种生理功能，均是通过气的升降出入而实现的。升降出入，是人体一身之气运动的基本形式。用阴阳来概括，则升、出属阳，降、入属阴。升与降、出与入是相辅相成、相互制约、相互为用的，气的升降出入协调平衡，就是阴阳协调平衡，则人体生命活动正常；反之，则变生疾病。故《类经附翼·医易》指出："动极者镇之以静，阴亢者胜之以阳。"

3. 说明脏腑生理功能及其相互关系

五脏属阴，六腑属阳，每一脏腑功能也可用阴阳来说明。如心阴具有濡润、滋养心的作用，心阳具有温煦、推动心的气血的作用，二者相辅相成，共同维持心的生理功能。肾阴具有濡润、滋养的作用，肾阳具有温煦、推动的作用，二者相辅相成，共同维持肾的生理功能。而心肾阴阳之间，也存在"阴阳相交"的关系，即心阳下温肾阳，则肾水不寒；而肾水上济心阴，则心火不亢，从而维持正常的心肾阴阳平衡关系。

（三）说明人体的病理变化

中医学认为，健康意味着阴平阳秘亦或阴阳平衡的状态，而疾病的发生则源于阴阳双方的失衡或失调。基于阴阳的对立制约失调，机体可出现阴阳偏胜、偏衰的改变；基于互根互用失调，机体可出现阴阳互损的现象；基于阴阳的相互转化，机体可发生阴证和阳证的相互转化。

1. 阴阳偏胜

阴阳偏胜（盛），是指阴或阳一方过于亢盛、另一方处于正常状态而引起的病理变化（图 1-1）。一般说来，阴阳偏胜中"胜"的一方大多为致病邪气。阴阳偏胜有阴偏胜和阳偏胜两种类型。

（1）阳偏胜：阳胜一般是指阳邪偏盛而致病，由于阳邪的性质和致病特点为热，故阳胜所致的疾病性质为热，即"阳胜则热"，临床上表现为有余的实热性疾病。由于阴阳之间有着明显的对立制约关系，阳邪亢盛每每耗伤人体阴液，引起阴液不足，故认为"阳胜则阴病"。如人体感受火热之邪，出现高热、面赤、舌红、脉数等实热证候，即为"阳胜则热"。而火热之邪又可耗伤人体阴液，故可见口渴喜饮、唇干舌燥、小便短少等阴液不足的表现，即为"阳胜则阴病"。

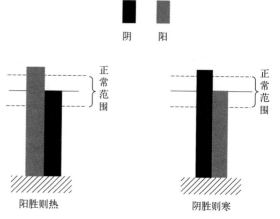

图 1-1　阴阳偏胜示意图

（2）阴偏胜：阴胜一般是指阴邪偏盛而致病，由于阴邪的性质和致病特点为寒，故阴胜所致的疾病性质为寒，即"阴胜则寒"，临床上表现为有余的实寒性疾病。阴寒内盛容易耗伤人体的阳气，故认为"阴胜则阳病"。如人体感受寒邪，出现恶寒、腹痛、舌淡苔白、脉迟等实寒证候，即为"阴胜则寒"。而寒邪又可耗伤人体阳气，见形寒肢冷、神疲倦卧等阳气被遏表现，即为"阴胜则阳病"。

2. 阴阳偏衰

阴阳偏衰，是指阴或阳任何一方低于正常水平的病理变化（图 1-2）。一般说来，阴阳偏衰中"衰"的一方是指人体的阴液或阳气。由于阴阳双方存在相互制约关系，因此，一方不足会导致另一方相对亢奋。阴阳偏衰有阴偏衰和阳偏衰两个类型。

（1）阳偏衰：阳偏衰即阳虚，是指体内阳气虚损，温煦、兴奋和推动等能力下降，无法温煦机体而表现出寒象，故曰"阳虚则寒""阳虚则阴盛"。临床上见有寒象而又偏于不足的，大多属于阳气虚寒之证，如神疲乏力、畏寒肢冷、大便稀溏、小便清长、舌质淡胖、脉象虚弱等。

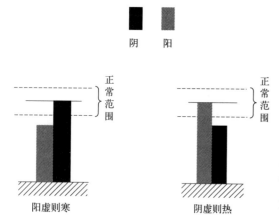

图 1-2　阴阳偏衰示意图

（2）阴偏衰：阴偏衰即阴虚，是指体内的阴液亏少，滋润、濡养和宁静等作用明显不足。因此，一方面因无法正常地滋养全身而表现为虚象；另一方面也无力制约阳气而表现出阳相对亢盛的热象，故曰"阴虚则热""阴虚则阳亢"。临床上见有热象而又偏虚的，大多属于阴虚内热之证，如两颧潮红、潮热盗汗、口咽干燥、大便干结、小便短赤、舌红少苔、脉细而数等。

3. 阴阳互损

由于阴阳双方是相互依存、相互为用的，故当机体的阴液或阳气中任何一方虚损到一定程度，必然会导致另一方的不足，从而产生阴阳互损的病理变化。阴阳互损有阳损及阴、阴损及阳两种类型。

（1）阳损及阴是指阳虚至一定程度，根据阴阳互根原理，阳虚不能化生阴液，可逐渐出现阴亦虚的证候。如具有腰部畏寒冷痛、四肢厥冷等肾阳虚症状的患者在病变发展到一定阶段后出现口干口渴、五心烦热等阴虚症状，即为阳虚不能化生阴液所致。

（2）阴损及阳是指阴虚至一定程度时，因阴虚不能滋养阳气，可进一步发展到阳气亦虚的证候。如具有腰膝酸软无力、五心烦热等肾阴虚症状的患者在病变发展到一定阶段后出现畏寒肢冷、夜尿频多等阳虚症状，即为阴虚不能化生阳气所致。

不管是"阳损及阴"，还是"阴损及阳"，二者最终都表现为"阴阳两虚"。需要指出的是，阴阳两虚并不是低水平的阴阳平衡，而是有偏于阳虚或偏于阴虚的不同。

4. 阴阳转化

临床上，人体阴阳失调所表现出的病理变化，还可以在一定条件下相互转化，即原病证性质属于阳证，在一定条件下可以转化为阴证，阴证也可在一定条件下转化为阳证。

阳证化阴，指机体感受热邪或寒邪入里化热，在出现高热、大汗、舌红苔黄、脉洪数等实热阳证表现时，若高热稽留不退，可大量耗伤人体正气，以致患者出现体温骤然下降、四肢厥冷、脉微欲绝等"虚寒之象"，此即阳证转化为阴证。

阴证化阳，指机体外感寒湿之邪，出现恶寒、头身酸痛、流清涕、鼻塞、脉浮紧等外感寒湿阴证后，若遇失治、误治或因体质阳热，转而出现高热、咽痛、流黄涕、咳吐黄痰、脉洪数，则为实热阳证，此即阴证转化为阳证。

（四）指导疾病的诊断

疾病发生、发展及变化的根本原因在于阴阳失调。因此，尽管各种疾病的临床表现错综复杂，千变万化，但都可以用阴或阳加以分析、归纳和判断，以此来认识疾病的本质。故《素问·阴阳应象大论》曰："善诊者，察色按脉，先别阴阳。"

1. 症状阴阳属性的划分

在四诊中，通过色泽、声音、脉象等症状也可以分析其阴阳属性。以色泽辨阴阳：色泽鲜明属阳，色泽晦暗属阴。以声息分阴阳：语声高亢宏亮、言多而躁动、呼吸声高有力气粗者，多属阳；语声低微无力、少语而沉静、呼吸声低无力气怯者，多属阴。以脉象论阴阳：从部位来分，寸为阳，尺为阴；以脉搏次数来分，数脉为阳，迟脉为阴；以形态分，则浮、数、洪、大、滑、实者为阳，沉、迟、细、小、涩、虚者属阴。

2. 证候阴阳属性的划分

在辨证中，准确区分证候的阴阳属性，可把握病证的本质属性。八纲辨证是最基本的辨证方法，它以阴阳为八纲中的总纲，表、实、热属于阳证；里、虚、寒属于阴证。故《景岳全书·传忠录》曰："凡诊病施治，必须先审阴阳，乃为医道之纲领。阴阳无谬，治焉有差？医道虽繁，而可以一言蔽之者，曰阴阳而已。故证有阴阳，脉有阴阳，药有阴阳……设能明彻阴阳，则医理虽玄，思过半矣。"

（五）指导疾病的防治

《素问·至真要大论》曰："谨察阴阳所在而调之，以平为期。"由于疾病发生、发展变化的内在机制是阴阳失调，因此，调理阴阳，使之恢复平衡，是防治疾病的基本原则。阴阳学说用于指导疾病的防治，主要包括指导养生防病和指导疾病治疗两个方面。

1. 指导养生防病

中医学十分重视延年益寿和对疾病的预防，提出了调和阴阳的基本养生原则。人与自然协调统一，当人体的阴阳变化与四时阴阳变化协调一致，就可延年益寿。《素问·四气调神大论》曰："夫四时阴阳者，万物之根本也，所以圣人春夏养阳，秋冬养阴，以从其根"，主张顺应四时阴阳盛衰以调养人体阴阳，春夏养阳，秋冬养阴，饮食有节，起居有常，做到"法于阴阳，和于术数"，以保持人体和自然界的阴阳协调平衡，达到增进健康、预防疾病的目的。

2. 指导疾病的治疗

由于阴阳失调是疾病的基本病机，因此调节阴阳，补其不足，泻其有余，恢复阴阳的相对平衡，是治疗的基本原则。阴阳学说用以指导疾病的治疗，主要体现在确定治疗原则和归纳药物性能两方面。

（1）确定治疗原则

① 阴阳偏胜的治疗原则：阴阳偏胜，即阴或阳亢盛太过，为有余之证。若阴或阳偏胜，但尚未导致相对一方的虚损时，即属于单纯的实证，其治则为"实者泻之"，即"损其有余"。如阳胜则热，宜用寒凉药物抑制其阳、清泻其热，此即"热者寒之"；如阴胜则寒，宜用温热药物抑制其阴，驱逐其寒，此即"寒者热之"。

若阴或阳偏胜的同时，明显地导致相对一方的虚损，则不宜单纯运用"实者泻之"，而须兼顾对方之不足，配合以扶阳或益阴之法。

② 阴阳偏衰的治疗原则：阴阳偏衰，即阴或阳虚损不足，或表现为阴虚，或表现为阳虚，其治则为"虚者补之"，即"补其不足"。阴虚而不能制约阳热，以致阳亢者，常可出现虚热之证，一般不宜用寒凉药物直折其热，而应该用滋阴壮水之法，补其阴，以抑制阳亢火热。《内经》称之为"阳病治阴"，王冰注之为"壮水之主，以制阳光"。若阳虚而不能制约阴寒，以致阴盛者，常可出现虚寒之证，一般不宜用温热辛散之药直散其寒，而应该用扶阳益火之法壮其阳，以使之能抑制阴寒之盛。《内经》称之为"阴病治阳"，王冰注之为"益火之源，以消阴翳"。

③ 阴阳互损的治疗原则：根据阴阳互用的原理，对于阴阳偏衰的治疗，还须兼顾对方，采用"阴中求阳，阳中求阴"之法。所谓阴中求阳，就是对于阳虚患者的治疗，在温阳时适当地兼顾补阴；所谓阳中求阴，就是对于阴虚患者的治疗，在滋阴时适当地兼顾补阳。《景岳全书·新方八阵》指出："善补阳者，必于阴中求阳，则阳得阴助而生化无穷；善补阴者，必于阳中求阴，则阴得阳升而泉源不竭。"

（2）归纳药物性能

一般而言，中医学对药物的性能，主要从四气（性）、五味和升降浮沉等方面加以分辨。药物的四气、五味和升降浮沉也可以借助阴阳学说进行归纳说明。

① 药性分阴阳：药性主要有寒、热、温、凉四种，又称为"四气"。一般而言，能减轻或消除热证的药物，多属凉性或寒性，如石膏、知母、黄连、山栀；反之，能减轻或消除寒证的药物，多为温性或热性，如附子、肉桂、干姜、吴茱萸。其中寒、凉属阴，温、热属阳。

② 五味分阴阳：五味即辛、甘、酸、苦、咸五种。药食中常还有淡味或涩味，故实际不止五种味，但习惯上仍称为"五味"。其中辛、甘、淡味属阳；酸、苦、咸味属阴。《素问·至真要大论》说："辛甘发散为阳，酸苦涌泄为阴，咸味涌泄为阴，淡味渗泄为阳。"

③ 升降浮沉分阴阳：升降浮沉是指中药进入人体后的作用趋势。其性升浮的药物属阳，如人参、黄芪，多具有升阳发表、祛风散寒、涌吐、开窍等功效，大多药性上行向外。其性沉降的药物属阴，如大黄、黄连，多具有泻下、清热、利尿、重镇安神、潜阳熄风、消积导滞、降逆止呕、收敛散气等功效，大多药性下行向内。

所以，临床用药必须注意病证与药物阴阳的关系，正确运用药物的阴阳性能，以补偏救弊，恢复机体的阴阳平衡。

总之，中医学借助阴阳学说来解释人的组织结构、生理功能、病理变化，并指导疾病的诊断、治疗及预防，使这一哲学思想在生命科学领域获得了广泛运用，阴阳学说也因此成为中医理论的重要组成部分。

第三节　五行学说

五行学说是中国古代的一种哲学思想。五行学说认为，物质世界是由木、火、土、金、水五类物质构成，五类事物通过相互作用、互生互制维持着事物间的整体平衡。五行学说应用于医学领域，为构建人体局部与整体、人体与自然的关系提供了哲学依据，为诠释人体生命活动的整体性与联系性提供了系统思维模式。

一、五行的起源与概念

（一）五行的起源

1. 五材说

"五材说"源于古人对日常生活中五种基本物质的认识。《尚书大传·洪范》云："水火者，百姓之所饮食也；金木者，百姓之所兴作也；土者，万物之所资生也，是为人用。"上至君王，下至平民，人们的衣食住行都离不开木、火、土、金、水这五种物质，正如《左传·襄公二十七年》所论："天生五材，民并用之，废一不可。"这五种物质与古人的日常生活息息相关，古人容易理解和接受，"五材"的概念渐渐衍化为"五行"的概念，从而渐具哲学意味；"五材"间的联系，也是阐释"五行"生克关系的基础。

此外，《国语·郑语》曰："故先王以土与金木火水杂，以成百物。"将"土"置于最重要的位置，因此"五行重土"的思想也可视作五行源于五材的佐证。

2. 五方说

"五方说"源于人们对地理位置的认识。关于五方最早的记载可见于殷墟卜辞。甲骨文中已有关于"四方"的记载，人们将东、西、南、北称为"四方"，把商朝的领域称为"中商"，与四方并列而成为"五方"，教化百姓基于方位开展生产劳动。《史记·天官书》云："斗为帝车，运于中央，临制四乡。"中居中央，中控四方，反映了人们对方位、空间的膜拜，可见古人具有"尚中"的思想。

3. 五时说

"五时说"源于古人对气候更替的认识。春天,气候回暖,万物复苏;夏天,日趋炎热,万物生长;长夏,雨水充沛,果实灌浆;秋天,天气转凉,生机萧索;冬天,天寒地冻,万物蛰伏。每个季节不同的气候特征,对万物产生了不同的影响,古人观察季节、气候的更替,带来万物生、长、化、收、藏的变化,进而形成了"天之五行"的概念。正如汉代董仲舒在《春秋繁露·五行相生》中所说:"天地之气,合而为一,分为阴阳,判为四时,列为五行。"

4. 五星说

"五星说"源于《史记·天官书》。该书记载"天有五星,地有五行"。"五星"是太阳系行星中肉眼可观测到的五颗行星,古称辰星、太白、荧惑、岁星、镇星,今以水星、金星、火星、木星、土星命名。五星在天体中各自有规律地运行。古人发现五星在宇宙中的运动规律与四时气候的变化有着密切联系,故《汉书·艺文志》说:"五星不失行,则年谷丰昌。"

五方、五时、五星共同构成了"天之五行",五材为"地之五行",均以气为本原。同时它们均以"五"作为基数对事物进行分类,于是"五"成为事物分类的一种习惯。因此,古人渐渐以五行统括天、地、自然,解释万物生成、发展与变化的规律。

五行的起源(上)

五行的起源(下)

(二)五行的概念

"五行"的概念最早见于《尚书·洪范》。该书云:"五行,一曰水,二曰火,三曰木,四曰金,五曰土。水曰润下,火曰炎上,木曰曲直,金曰从革,土爰稼穑。润下作咸,炎上作苦,曲直作酸,从革作辛,稼穑作甘。"此时的"五行"虽以木火土金水命名,但涵义已非最初具体的"五材"等,而是代表了五类具有特定属性的事物,并从哲学的高度对它们的特性做了抽象的概括。五行不再单指五种具体的物质,渐渐演变为具有哲学意味的符号。

"五",指木、火、土、金、水所指代的五大类事物。"行",其一是指运动变化,《说文解字》释:"行,人之步趋也。"其二是指行列、次序,《春秋繁露·五行相生》指出:"行者,行也;其行不同,故谓之五行。"五行是指木、火、土、金、水所指代的五大类事物的运动变化及其相互关系。

五行的分类体系,渐渐扩展到了生活中的方方面面,如自然生活中的五季、五色、五味、五气、五音等,社会生活中的五服、五礼、五典、五品等。"木、火、土、金、水"已由最初具体的"五材"概念抽象化为哲学上的"五行"概念。

二、五行的特性及其归类

(一)五行的特性

五行的特性,是古人在长期生活、生产实践中,对木、火、土、金、水五种物质直接观察、认识基础上,进一步总结、归纳、提炼出的理性认识。《尚书·洪范》所载"水曰润下,火曰炎上，木曰曲直，金曰从革，土爰稼穑"是对五行特性的经典概括，也是判别事物五行归类的主要依据。

1. 木的特性

"木曰曲直"，本义指树木枝曲干直的生长状态，引申为木具有生长、升发、舒畅、条达等特性。凡具有此类特性的事物和现象，其五行归类为木行。

2. 火的特性

"火曰炎上"，本义指火苗炎热、升腾的状态，引申为火具有温热、明亮、升腾、繁茂等特性。凡具有此类特性的事物和现象，其五行归类为火行。

3. 土的特性

"土爰稼穑"，本义指土与农作物的种植和收获有关，引申为土具有生化、承载、受纳、长养等特性。凡具有此类特性的事物和现象，其五行归类为土行。

4. 金的特性

"金曰从革"，本义指金属可随人的意向改变形状。引申为金具有肃杀、沉降、收敛、变革等特性。凡具有此类特性的事物和现象，其五行归类为金行。

5. 水的特性

"水曰润下"，本义指水有滋润、下行的特点。引申为水具有滋润、下行、寒凉、闭藏等特性。凡具有此类特性的事物和现象，其五行归类为水行。

可见，五行的特性虽源于对"五材"的直观观察，但经抽象、引申后，已不再特指"五材"的具体属性，而成为表征事物或现象属性的标志性符号。

（二）事物或现象的五行归类和推衍

对事物或现象进行五行归类，是以五行特性为依据的。归类的方法，主要有取象比类法和推演络绎法。

1. 取象比类法

将事物或现象的部分特性直接与五行的特性相类比，从而得出事物的五行属性，亦称直接归类法。

以季节配五行为例：春季草木萌发，生机盎然，符合木生长、升发之性，故归属于木；夏季气候炎热，生机旺盛，符合火温热、升腾之性，故归属于火；长夏雨水较多，气候潮湿，利于农作物生长和收获，符合土生化的特性，故归属于土；秋季草木凋零，生机收敛，符合金收敛、肃杀之性，故归属于金；冬季气候寒冷，万物蛰伏，符合水寒凉、闭藏之性，故归属于水。

以五脏配五行为例：肝气主升而喜条达舒畅，故归属于木；心阳主温煦而推动血液运行，故归属于火；脾主运化而营养全身，故归属于土；肺主肃降而喜清洁，故归属于金；肾司气化而主封藏，故归属于水。

2. 推演络绎法

当某一事物具有五行的特性而归属某行后，与该事物相互联系的一系列事物在五行归类时，常常也被归入该行。这种归类方法又称间接归类法。自然界的五气、五化、五色、五味以及人体的五体、五官、五志等的五行属性，大多依此法推演而定。

以自然界为例：春季属木，夏季属火，长夏属土，秋季属金，冬季属水。五季各有主气，运用推演络绎法，根据五季之五行归属，可确定五气之五行属性。如风为春季主气，故风亦属木；暑为夏季主气，故暑亦属火；湿为长夏主气，故湿亦属土；燥为秋季主气，故燥亦属金；寒为冬季主气，故寒亦属水。

以人体为例：肝属木，心属火，脾属土，肺属金，肾属水，根据五体、五官、五华等与五脏的关系推演络绎确定其五行属性。如肝属木，由于肝合胆、主筋、其华在爪、开窍于目、在液为泪、在志为怒，由此可推断胆、筋、爪、目、泪、怒皆属于木。同理，心属火，心合小肠、主脉、其华在面、开窍于舌、在液为汗、在志为喜，由此推断小肠、脉、面、舌、汗、喜也皆属火；依此类推。

运用五行归类和推衍，纷繁复杂的自然界可以划分为五大类别，人体的组织结构和各种心身活动也可以归结为五大系统（表1-2）。以五行为中心，古人把自然界和人体联系起来，从而构建了天人相应的五行藏象系统，大大拓展了中医学整体观念的内涵。

表 1-2　事物或现象五行属性归类表

自然界							五行	人体								
五音	五味	五色	五化	五气	五方	五季		五脏	五腑	五体	五志	五官	五液	五华	五脉	五声	五声
角	酸	青	生	风	东	春	木	肝	胆	筋	怒	目	泪	爪	弦	呼	握
徵	苦	赤	长	暑	南	夏	火	心	小肠	脉	喜	舌	汗	面	洪	笑	忧
宫	甘	黄	化	湿	中	长夏	土	脾	胃	肉	思	口	涎	唇	缓	歌	哕
商	辛	白	收	燥	西	秋	金	肺	大肠	皮	悲	鼻	涕	毛	浮	哭	咳
羽	咸	黑	藏	寒	北	冬	水	肾	膀胱	骨	恐	耳	唾	发	沉	呻	栗

三、五行学说的基本内容

（一）五行正常关系——生克制化

1. 五行相生

生，有资生、助长之义。五行相生指木、火、土、金、水五行中的一行对另一行具有资生、助长和促进的作用。五行相生的次序为：木生火，火生土，土生金，金生水，水生木，依次资生，循环不休（图1-3）。

在五行的关系中，任何一行都存在"生我"和"我生"的两种相生关系，《难经》将其喻为"母子"。"生我"者为"母"，"我生"者为"子"。如水生木，水是木的"生我"，故水为木之"母"。木生火，火是木的"我生"，故火为木之"子"。

对五行相生及其次序的最初认识，可能源于古人对季节气候变化顺序分析而得出的结论。如《春秋繁露·五行之义》言："木，五行之始也；水，五行之终也；土，五行之中也。此其天次次序也。木生火，火生土，土生金，金生水，水生木。"这里的天次次序即为季节气候的正常更替。

五行间的正常关系——相生

2. 五行相克

克，有克制、制约之义。五行相克是指木、火、土、金、水五行中的一行对另一行具有克制、制约等作用。五行相克的次序为：木克土，土克水，水克火，火克金，金克木，依次制约，循环不休（图1-3）。

在五行关系中，任何一行都有"克我"和"我克"的两种关系，《内经》将其表述为"所胜"和"所不胜"，"克我"者为"所不胜"，"我克"者为"所胜"。如水克火，对水而言，火为"我克"，故火为水之"所胜"。对火而言，水是"克我"，故水为火之"所不胜"。

对五行相克及其次序的最初认识，可能源于古人对木火土金水五种自然物质相互作用的直接观察，如《左传·昭公》提到的"火胜金，故弗克"，《左传·哀公》中所述的"水胜火，伐姜则可"。《素问·宝命全形论》曰："木得金而伐，火得水而灭，土得木而达，金得火而缺，水得土而绝。万物尽然，不可胜竭。"也可能源于对季节气候相胜现象的观察，如《素问·金匮真言论》曰："春胜长夏，长夏胜冬，冬胜夏，夏胜秋，秋胜春。"

对于五行生克的次序，《春秋繁露·五行相生》曾概括为："五行者……比相生而间相胜也……"比，即为挨着，亦即五行依次相生；间，即为间隔一位，亦即五行隔一而克。

3. 五行制化

指五行之间既相互资生，又相互制约，生中有克，克中有生，以维持事物之间的协调平衡的状态（图 1-3）。

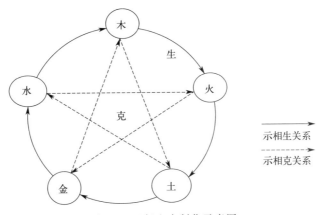

图 1-3　五行生克制化示意图

五行制化，源于《素问·六微旨大论》中所述的"亢则害，承乃制，制则生化"，是事物通过自我调节来维持整体协调平衡的内在机制。五行相生和相克是不可分割的两个方面。没有"生"，就没有事物的发生与发展；没有"克"，事物就会过亢而失去协调。惟有生中有克，克中有生，才能维持事物间的整体协调平衡，推动事物稳定有序发展。

以木为例，水能生木，木生火，火生土，而土克水，生中有克，可防止水对木的过度资生而导致木旺；金能克木，但木能生火，火又能克金，克中有生，可防止金对木的过度制约而造成木衰。可见，五行制化，是维护事物整体协调平衡的必要条件。故《类经图翼·运气上》说："盖造化之机，不可无生，亦不可无制。无生则发育无由，无制则亢而无害。"

通过五行制化，五行中的任一行均可与其他四行发生联系。以木为例，木为火之母，木能克土，金能克木，水能生木。这样五行之间就构建了较为紧密的整体联系。

五行间的正常关系
——相克及五行制化

五行间的正常
关系之五行制化

（二）五行生克异常——母子相及、相乘、相侮

五行中任何一行太过或不及，导致五行间正常生克关系遭到破坏，可出现母子相及或相乘相侮的异常情况。

1. 母子相及

母子相及包括母病及子和子病及母，属五行相生关系异常。

母病及子：指五行中某一行异常，累及子行，导致母子两行皆异常的变化。一般规律是：①母行虚弱，累及子行，导致母子俱虚，即所谓"母能令子虚"。如水虚不能生木则水竭木枯。临床上肾阴虚不能滋养肝阴导致肝肾阴虚，甚或肝阳上亢的病变，正是其例。②母行过亢，引起子行亦盛，导致母子皆亢。如木过亢，引起火过旺，致木火俱盛。临床上常见肝火亢盛引动心火，出现心肝火旺，即属此类。

子病及母：指五行中某一行异常，累及母行，导致母子两行皆异常的变化。一般规律是：①子行亢盛，引起母行亦盛，终致子母皆亢，即所谓"子能令母实"，一般称为"子病犯母"。临床可见心火过亢引起肝火亦旺，而见心肝火旺的病理变化。②子行虚弱，引起母行亦不足，一般称为"子盗母气"。如临床上心血虚引起肝血亦不足，终致心肝血虚的病理变化。

2. 相乘相侮

相乘相侮是指五行间平衡关系遭到破坏而表现出的异常克制现象。

相乘：乘，凌也，以强凌弱之义。相乘指五行中的一行对其所胜一行的过度克制。相乘的方向与相克相同，即木乘土，土乘水，水乘火，火乘金，金乘木。

五行间的异常关系之——母子相及

导致五行相乘的原因有三种：①五行中某一行过于亢盛，对其所胜一行的过度克制。如木气过盛，对土制约太过，导致土的不足，称为"木旺乘土"。②五行中某一行过于虚弱，使得所不胜一行对其制约相对太过。如土本不足，使木原本正常的制约显得太过，称为"土虚木乘"。③上述两种情况并存。

相侮：侮，有欺负、欺侮之义。相侮指五行中的一行对其所不胜一行的反向克制。相侮的方向与相克相反，即木侮金，金侮火，火侮水，水侮土，土侮木。

五行间的异常关系之——相乘

导致五行相侮的原因有三种：①五行中某一行过于强盛，不仅不受其所不胜一行克制，反过来制约它。如木本受金克，但木过于强盛时，不仅不受金的克制，反而对其进行制约，称作"木旺侮金"。②五行中某一行过于虚弱，不仅不能制约其所胜一行，反而受到其反向克制。如金过度虚弱，不仅不能对木进行克制，反而受到木的反克，称为"金虚木侮"。③上述两种情况并存。

五行间的异常关系之——相侮

相乘与相侮，都是五行相克关系的异常，形成的原因均有"太过"和"不及"两种情况，故相乘与相侮可同时出现。当发生相乘时，可同时发生相侮；反之亦然。如木过旺，既可以乘土，又可以侮金；木不足时，则既可受土的反侮，又可受到金乘。可见，五行中任何一行出现"太过"或"不及"时，均可能对其他四行产生影响。故《素问·五运行大论》说："气有余，则制己所胜而侮所不胜；其不及，则己所不胜侮而乘之，己所

胜轻而侮之。"以"木"为例示意如下（图 1-4）。

当五行中的任何一行出现异常而影响到其他四行时
均可通过母病及子、子病犯母、相乘、相侮进行解释。
如木有病，传至火，即为母病及子；传至土，即为相乘；
传至金，即为相侮；传至水，即为子病及母。

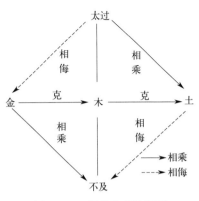

图 1-4　五行乘侮规律图例

（三）五行常胜与五行无常胜

对于五行生克机制，古代即有"五行常胜"和"五
行无常胜"两派观念。五行常胜主张五行之间的生克制
化关系是绝对的、机械的。如邹衍在此基础上提出了五
德终始说。五行无常胜主张五行之间的生克制化关系是
相对的、辩证的。《孙子兵法·虚实》曰："夫兵形象水，
水之形避高而趋下，兵之形避实而击虚；水因地而制流，兵因敌而制胜。故兵无常势，水无
常形。能因敌变化而取胜者，谓之神。故五行无常胜，四时无常位，日有短长，月有死生。"
《墨子·经下》："五行无常胜，说在宜"。《墨子·经说下》发挥道："火烁金，火多也。金靡
炭，金多也。"可见五行之间固然存在生克顺序，然而是否发生生克，还取决于双方的力量
对比。如杯水车薪，"犹以一杯水救一车薪之火也，不熄，则谓之水不胜火。"

四、五行学说在中医学中的应用

五行学说在中医学中的应用，主要是构建了天人相应的五行藏象系统。通过五行特性及
其推演，自然界和人体统属于五行之中。通过类比五行某一行内部的关联或者五行之间的关
系，中医学借此来认识和解释五脏的生理功能及其相互关系。借助五行学说亦可阐释五脏的
病变机制，指导疾病的诊断与防治。因此，五行学说也成为中医学的理论工具和方法论，影
响中医学的思维模式，指导临床实践活动。

（一）构建天人相应的五行藏象系统

中医学运用五行归类方法，将人体脏腑组织、心身活动及自然界事物与现象分别归属五
行，并以五行为桥梁，将人体的五脏系统与自然界五方、五时、五气、五化、五色、五味等
相互关联，构建了天人相应的五行藏象系统。以肝为例，肝属木，自然界中春季、东方、风
气、酸味、青色等也属木；人体中的筋、目、怒等也同属于木。这样，以木为桥梁，就把人
体肝系统与自然界联系起来，形成"肝应春""肝味酸""肝色青""风气通于肝""肝开窍于
目""肝在体合筋""肝在志为怒"等认识。《素问·阴阳应象大论》曰："东方生风，风生
木，木生酸，酸生肝，肝生筋……神在天为风，在地为木，在体为筋，在藏为肝，在色为
苍，在音为角，在声为呼，在变动为握，在窍为目，在味为酸，在志为怒。"

（二）阐述五脏生理

1. 类比说明五脏的生理特性

运用五行学说可将人体五脏归属五行，并用五行的特性来类比说明五脏的生理特性。
如木性"曲直"，具有升发、舒畅之性。肝喜条达而恶抑郁，其性主升，故肝属木。火性
"炎上"，具有温热、升腾之性。心搏动不息，温暖全身，故心属火。土性"稼穑"，具有
生化、受纳之性。脾运化水谷，为后天之本，故脾属土。金性"从革"，具有沉降、肃杀

之性。肺气清肃，故肺属金。水性"润下"，具有滋润、闭藏之性。肾藏精，为封藏之本，故肾属水。

2. 解释五脏的生理关系

运用五行生克制化理论，可解释、说明五脏之间生理上的联系。

可用五行之间的相生关系说明五脏之间的相互资生。如《素问·阴阳应象大论》所说的"肝生筋，筋生心"，可理解为木生火，后世医家解释为肝藏血以济心；"心生血，血生脾"，可理解为火生土，后世医家解释为心阳温煦脾土；"脾生肉，肉生肺"，可理解为土生金，后世医家解释为脾气布精于肺；"肺生皮毛，皮毛生肾"，可理解为金生水，后世医家解释为肺气清肃下行有助于肾之纳气；"肾生骨髓，骨髓生肝"，可理解为水生木，后世医家解释为肾精化生肝血。

也可用五行之间的相克关系说明五脏之间的相互制约。如《素问·五脏生成》指出："心之合脉也，其荣面也，其主肾也；肺之合皮也，其荣毛也，其主心也；肝之合筋也，其荣爪也，其主肺也；脾之合肉也，其荣唇也，其主肝也；肾之合骨也，其荣发也，其主脾也。"主，即为制约之义。肾水克心火，亦即肾阴可以制约心阳，勿使过亢；心火克制肺金，亦即心阳的温煦可以制约肺气，勿使肃降过度；肺金克肝木，亦即肺气的肃降可制约肝气，勿令升发太过；肝木克脾土，亦即肝的疏泄可疏畅脾土，勿使壅滞；脾土克肾水，亦即脾的运化水湿功能可阻止肾水，勿使泛滥。

古代医学家在用五行生克理论解释五脏关系时，并不机械套用五行，而是根据实际情况进行了调整。如根据五行与五脏的配属关系，火生土应解释为心阳温煦脾阳。但由于肾阳为一身阳气之本，人体五脏六腑之阳气皆赖其温煦，故根据实际情况，将火生土解释为肾阳温煦脾阳。此外，由于肾阴是一身阴液之本，可滋养五脏六腑阴液，故将原本的金生水改良为金水相生。

五行生克制化模式揭示了五脏在生理状态下的普遍联系，为认识人体生命活动的整体性与联系性提供了系统模式。

（三）阐述五脏病理

五脏处于普遍联系之中，一脏通过"我生""生我""我克""克我"四个途径与其他四脏相关。当一脏异常，其病理可波及其他四脏，造成多脏腑病变。对五脏病理状态下的相互影响，可运用母子相及、相乘相侮理论加以阐释。

1. 相生关系的传变

脏腑病变若沿着具有相生关系的两脏传变，可用母病及子和子病及母解释。

病变若由母脏累及子脏，是为母病及子。如肾阴虚不能滋养肝阴，可发展为肝肾阴虚，甚或肝阳上亢。这种病理变化称为水不涵木。再如，脾气虚不能资生肺气，则在脾气虚基础上进一步引起肺气虚，可称为土不生金。

病变若由子脏累及母脏，则为子病及母。如心火旺引动肝火，致心肝火旺；心血虚致肝血不足而引起心肝血虚等。

2. 相克关系的传变

脏腑病变若沿着具有相克关系的两脏传变，可用相乘、相侮解释。

某脏病变传至其所胜之脏，是为相乘。如用木乘土来解释肝病传脾，常由肝气过旺，乘克脾胃，致脾胃纳运失司；亦可由脾胃虚弱，使肝对其制约相对太过。前者称"木旺乘土"，后者称"土虚木乘"。

病变若由某脏传变至所不胜之脏，则为相侮。如用木侮金来解释肝病及肺，可由肝木过旺，反侮肺金所致。如肝火旺灼伤肺阴，致肺失清肃，肺气上逆，称"木火刑金"；亦可由肺金不足，不能制约肝木，致肝木过旺，反侮肺金，称"金虚木侮"。

五行的母子相及、相乘相侮，仅是用于说明五脏病变相互影响的解释性模型。在具体应用中，还需结合病证实际情况，客观把握疾病的传变规律，不能盲目照搬五行的生克乘侮。

（四）指导疾病诊断

疾病的病理信息，可通过色泽、声息、形态、脉象等反映出来。通过分析四诊所收集资料，依据事物属性的五行归类与五行生克乘侮规律，可指导疾病的病位诊断，推测疾病传变趋势和预后转归。

1. 确定疾病的脏腑病位

运用五行归类方法，可对四诊收集的病变资料，如面色、口味、情志、脉象等，进行五行归类，并结合五脏的五行属性，做出病位判断。如面见青色，喜食酸味，情志易怒，脉弦，常提示病位在肝。

2. 推测疾病传变和预后转归

对疾病传变，可根据五行生克理论，从面色、脉象等的五行属性来进行推断。如脾虚患者，面见青色，脉见弦象，说明肝木乘脾土，即土虚木乘；肺阴不足患者，若面见赤色，脉现洪象，为金虚火乘。

根据五行生克乘侮理论，通过分析病证与病色、病色与病脉之间的关系，还可推测病情轻重及预后。一般而言，脏病出现所不胜之色，如肝病面见白色（金乘木），肾病面见黄色（土乘水）等，常提示病情严重。脏腑病变，若出现与本脏相应的色、脉，为色脉相符，提示病情单纯，预后较好，如肝病色青而见弦脉，脾病色黄而见濡脉等，为色脉相符；若色脉不符，则以色脉间的相生、相克来判断顺逆。如肝病不得弦脉而反见浮（肺）脉，为见其所不胜之脉，是为克色之脉（金克木），为逆，提示病重。肝病若见沉（肾）脉，虽色脉不符，但属生色之脉（水生木），为顺，提示病轻。但在具体应用时，亦不能完全拘泥于此，要结合病证实际，全面诊察，综合分析，才能做出可靠的判断。

（五）指导疾病防治

五行学说用以指导疾病的防治，主要体现在控制疾病传变、确定治则治法、指导脏腑用药等方面。

1. 控制疾病传变

疾病的传变，多见于一脏有病，波及他脏。这种传变可以依相生次序传变，也可以按照相克次序发生传变。故在治疗时，除对所患病之本脏进行治疗外，还应根据五行生克乘侮的传变规律，调整各脏之间的相互关系以控制疾病传变。如肝气太过，易乘克脾胃，故在平抑肝气的同时，预先强健脾胃。脾胃健旺，则不易传变，肝病也容易痊愈。这种方法的确立具有既病防变的积极意义，正如《难经·七十七难》说："所谓治未病者，见肝之病，则知肝当传之于脾，故先实其脾气，无令得肝之邪，故曰治未病焉。中工者，见肝之病，不晓相传，但一心治肝，故曰治已病也。"当然，影响疾病传变的因素是多方面的，其中主要取决于脏腑的功能状态，虚者易传，健者不传。《金匮要略·脏腑经络先后病脉证》言："见肝之病，知肝传脾，当先实脾，四季脾旺不受邪，即勿补之。"说明在脾旺之时，或脾胃本无虚衰，就无须用补脾的方法去阻止疾病的传变。

2. 确定治则、治法

对五脏病证，可在五行相生和相克规律指导下确定治则治法。

（1）根据相生规律确定治则、治法

临床上运用五行相生规律指导治疗，其基本原则是补母和泻子，即"虚则补其母，实则泻其子"（《难经·六十九难》）。

虚则补其母，即在治疗五脏虚证时，除可直接补益该脏外，还可采取补其母脏以实子脏的方法。如肝血不足病证，除可直接采用补肝血药物（如当归等）外，还可采用补肾益精药物（如熟地等），通过"水生木"来促进肝血恢复。

实则泻其子，即在治疗五脏实证时，除可直接清泻该脏外，还可采取泻其子脏的方法以达到泻除母脏实邪的目的。如肝火炽盛，除可直接使用清泻肝火药物（如龙胆草等）外，还可采用清泻心火的药物（如竹叶等），以达到清肝火的效果。

根据五行相生规律确定的治法，常用的有滋水涵木法、益火补土法、培土生金法、金水相生法等。

滋水涵木法：通过滋补肾阴以涵养肝阴的治法，又称滋肾养肝法、滋补肝肾法，适用于肾阴亏损不能滋养肝阴而肝阳上亢证者。

益火补土法：温肾阳以暖脾阳的治法，又称温肾健脾法、温补脾肾法，适用于肾阳虚致脾阳不振之证者。需要说明的是，就五行生克关系而言，心属火，脾属土。火不生土本应指心火不生脾土，但自明代命门学说兴起以来，此"火"多变通为肾阳（命门之火），因肾阳为一身阳气之本。

培土生金法：通过补益脾气以养肺气的治法，又称补脾益肺法、补益肺脾法，适用于脾气亏虚，生气乏源，以致肺气虚弱证者，肺气虚衰，兼见脾运不健者，亦可应用。

金水相生法：是滋养肺肾之阴的治疗方法，又称滋养肺肾法、补肺滋肾法，适用于肺阴亏虚，不能滋养肾阴，或肾阴亏虚，不能滋养肺阴的肺肾阴虚证者。

（2）根据相克规律确定治则、治法

五行相克关系异常出现的相乘、相侮，不外乎"太过""不及"两种原因，因而以五行相克为指导，对五脏病证，可采取抑强、扶弱的原则。

抑强，适用于相克太过引起的相乘或相侮。如肝气横逆，影响脾胃，出现肝脾不调、肝胃不和证，称为木旺乘土，治疗应以疏肝平肝为主；若系脾胃湿热或寒湿困脾，壅滞气机，致土壅侮木，影响肝气条达，形成"土壅木郁"之证，其治疗应以健脾除湿为主。

扶弱，适用于相克不及引起的相乘或相侮。如脾胃虚弱，肝气乘虚横逆，导致肝脾不和、肝胃不和之证，称为土虚木乘，治疗当以健脾益气为主。又如脾气虚弱，不能制水，反遭肾水反侮，出现水湿泛滥之证，称为土虚水侮，治疗应以健脾为主。

根据五行相克规律确定的治法，主要有抑木扶土法、培土制水法、佐金平木法、泻南补北法。

抑木扶土法：是通过疏肝健脾或疏肝和胃以治疗木旺乘土的方法，又称疏肝健脾法、疏肝和胃法，适用于肝旺脾虚或肝气犯胃等证者。

培土制水法：是通过温运脾阳，促进其运化水湿功能，以治疗水湿停聚病证的方法，又称为敦土利水法、健脾利水法、健脾祛湿法等，适用于脾虚不运，水湿泛滥而致的水湿胀满之证者。

佐金平木法：是通过平抑肝木以助肺气清肃，或者清肃肺气以抑制肝木的治疗方法，又称为泻肝清肺法，适用于肝火犯肺证者。

泻南补北法：是泻心火补肾水以治疗心肾不交病证的方法，又称为泻火补水法、滋阴降火法、交通心肾法。因心在五行属火，在五方属南方；肾在五行属水，在五方属北方而得名，适用于心火旺、肾水亏的心肾不交病证者。

3. 指导脏腑用药

药物各有其不同的颜色和气味。根据药物颜色、气味的五行归属可指导药物归经，进而指导脏腑用药。如色青、味酸在五行属木，故酸味、青色的药物入肝经，如青皮、白芍等；色赤、味苦属火，故味苦、色赤的药物如黄连、丹参入心经；色黄、味甘属土，故色黄、味甘的药物如黄芪、甘草等入脾经；色白、味辛属金，故色白、味辛的药物如石膏、生姜入肺经；色黑、味咸属水，故玄参、地黄入肾经。这种归类是脏腑选择用药的参考依据之一，临床脏腑用药不能拘泥于色、味两个方面，还应结合药物的具体功效和病情特点综合分析，辨证选用。

4. 指导针刺选穴

在经络学说中，五俞穴作为特定穴位在临床工作中得到广泛应用，具有十分重要的地位。五俞穴也叫五输穴，即井、荥、输、经、合穴的总称，多分布在四肢的肘膝关节以下。五俞穴可配属五行，《灵枢·本输》指出"阴经井穴属木，阳经井穴属金"。《难经·六十四难》依照五行相生的顺序补全了阴阳各经脉五输穴的五行属性，即"阴井木，阳井金；阴荥火，阳荥水；阴俞土，阳俞木；阴经金，阳经火；阴合水，阳合土"。

针刺治疗时，可结合五行生克规律，根据"虚则补其母，实则泻其子"的原则选穴施治。如肺气虚证，取其"经穴"（金）经渠、"俞穴"（土）太渊刺治；肝虚证时，可取肾经的"合穴"（水）阴谷，或本经"合穴"（水）曲泉进行刺治；肝实之证，可取心经的"荥穴"（火）少府，或取本经"荥穴"（火）行间刺治；心实之证，可取心经的"俞穴"（土）神门进行刺治。

5. 指导情志病治疗

中医学认为情志化生于五脏精气，如《素问·阴阳应象大论》说："人有五脏化五气，以生喜怒悲忧恐。"五脏归属于五行，五志化于五脏，故情志之间也具有相互克制和相互制约的关系。

五行相克理论可指导"以情胜情"的情志疗法，治疗因情志内伤所致的病证，也称情志相胜法。如：悲为肺志，怒为肝志，金克木，故悲能胜怒；恐为肾志，喜为心志，水克火，故恐能胜喜；怒为肝志，思为脾志，木能克土，故怒能胜思；喜为心志，忧为肺志，火能克金，故喜能胜忧；思为脾志，恐为肾志，土能克水，故思能胜恐。

由上可知，临床上根据五行生克制化规律对疾病进行治疗，具有较好的应用价值。但临床使用时，既要正确掌握五行生克乘侮的规律，又要根据具体的病情进行辨证论治，切忌生搬硬套。

知识链接

情志疗法

中国最早记录的情志疗法实例见于《吕氏春秋》，战国时名医文挚在给齐王治病的过程中用到了"怒胜思"的方法。

《儒门事亲》是攻邪派医家张子和的传世之作，蕴含着张子和的学术思想精华，在"五行生克"理论的指导下，他结合《内经》理论和自己的经验，扩展了多种情志疗法。"故悲可以治怒，以怆恻苦楚之言感之；喜可以治悲，以谑浪亵狎之言娱之；恐可以治喜，以恐惧死亡之言怖之；怒可以治思，以污辱欺罔之言触之；思可以治恐，以虑彼志此之言夺之。"

《儒门事亲·卷三》还记载了部分情志疗法的医案："余又尝以巫跃妓抵，以治人之悲结者。余又尝以针下之时便杂舞，忽笛鼓应之，以治人之忧而心痛者。余尝击拍门窗，使其声不绝，以治因惊而畏响，魂气飞扬者。余又尝治一妇人，久思而不眠，余假醉而不问，妇果呵怒，是夜困睡。"

本章小结

气一元论、阴阳学说、五行学说属于中国古代哲学内容，也是中国传统文化的重要组成部分。在中医理论初创之际，这些哲学思想参与了中医理论的构建，从而成为中医理论的重要哲学基础。气一元论重在解释宇宙的本源。阴阳学说以"二分法"为核心，重在解释宇宙万物的对立统一。五行学说以"五"为基数，重在阐释事物之间的生克制化规律。气一元论、阴阳学说、五行学说渗透到医学之后，促进了中医学理论体系的确立和发展，并贯穿于整个中医学理论体系的各个方面。

复习思考题

1. 阴阳消长与对立制约、互根互用的关系如何？
2. 五行相乘与相侮之间有何区别与联系？
3. 如何依据五行相生规律确立的治则和治法？

中医学的古代哲学基础自测题

第二章

精、气、血、津液

学习目标

1. 熟悉人体之精的基本概念、生成与藏泄及功能。
2. 掌握气的概念、生成、运动、功能及分类。
3. 掌握血的概念、生成、运行及主要功能。
4. 掌握津液的概念、代谢及主要功能。
5. 熟悉精、气、血、津液之间的关系。

精、气、血、
津液 PPT

　　精、气、血、津液学说是研究人体精、气、血、津液的生成、运行、功能及其相互关系的学说。精、气、血、津液均是构成人体、维持人体生命活动的基本物质，是脏腑经络等组织器官进行生理活动的物质基础。精、气、血、津液的生成与代谢离不开脏腑经络的功能活动，为脏腑功能活动所化生，在脏腑功能活动中不断被消耗，又不断得到补充，维持着机体正常的生理活动。精、气、血、津液学说侧重于从构成人体基本物质的角度来阐述生命与健康的基本问题，是中医理论的重要组成部分。

● 第一节　精 ●

一、精的基本概念

　　精的概念滥觞于古代哲学精气学说。古代先哲提出精为宇宙万物的本原的观点，《老子》《庄子》《管子》等对此均从不同角度加以阐述。在哲学思想影响下，古代医者结合日常的观察与临床实践，引申出中医学特有的精理论。

　　中医学认为，精是生命的本原，是构成人体、维持生命活动的基本物质。人体之精有广义和狭义之分。广义之精是指人体所有与生命活动相关的精微物质，如精、气、血、津液等；狭义之精专指肾所藏的具有生殖功能的精，即生殖之精。它禀受于父母，先身而生。《灵枢·决气》云："两神相搏，合而成形，常先身生，是谓精。"

二、精的生成与藏泄

（一）精的生成

人体之精源于先天，充养于后天，诚如《景岳全书·脾胃》所云："人之始生，本乎精血之原；人之既生，由乎水谷之养。非精血，无以充形体之基；非水谷，无以成形体之壮。"

1. 来源于先天

先天之精是生命的本原，是胚胎赖以形成的初始物质。古人通过对生命现象的观察与体验，认识到男女生殖之精相合是新的生命个体产生的基础，故《灵枢·天年》说："以母为基，以父为楯"。胚胎产生后，则父母生殖之精转化为胚胎自身之精，并依赖母体摄入的水谷之精充养，不断充盛，推动、濡养胚胎发育，直至成熟。因此，先天之精实际上包括原始生命物质（即父母生殖之精），以及从母体获得的精微物质，主要秘藏在肾。

2. 充养于后天

后天之精主要来源于饮食，是人出生以后生命活动赖以存在的主要物质基础。《杏轩医案》说："精藏于肾，非精生于肾，譬诸钱粮，虽储库中，然非库中出，须补脾胃化源。"《存存斋医话稿》说："饮食增则津液旺，自能充血生精。"可见，精的生成离不开脾胃运化的水谷精微。此外，脏腑功能活动所赖以进行的精微物质（即脏腑之精）经自身利用后多余的部分，也是后天之精的来源之一。可见，人体之精，以先天之精为根本，又得到后天之精的不断补充，二者相互依存、相互促进，保证人体之精不断充盛。

（二）精的藏与泄

1. 精的贮藏

人体之精分藏于脏腑，但主要闭藏在肾。肾所藏的先天之精，作为生命的本原，在胚胎时期便贮藏在肾。待人出生后，肾还接受了脾胃化生的水谷精微以及脏腑功能活动中多余的精气。肾的闭藏作用使精藏于肾而不妄泄，为其在体内发挥作用创造了条件。

2. 精的施泄

主要有两种形式：其一，分藏于脏腑，形成脏腑之精，激发、推动脏腑功能活动，濡养脏腑组织器官；其二，生殖之精定期溢泻。男女肾精充盈则适时满溢于外，出现男子定期遗精、女子月经以时下，这是精满自溢的表现。

三、精的功能

精的主要生理功能如下：

（一）繁衍生殖

精是生命的始基，《灵枢·本神》说："故生之来谓之精，两精相搏谓之神。"《景岳全书·小儿补肾论》也说："精合而形始成，此形即精也，精即形也。"说明生命的原初物质是秉受于父母的生殖之精。新的生命个体产生以后，在藏于肾的先天之精和后天之精推动下，生殖功能逐步发育成熟，产生了自身的生殖之精，具备了生殖繁衍能力，如《素问·上古天真论》所说："二八，肾气盛，天癸至，精气溢泻，阴阳和，故能有子。"若先天不足，后天失于调养，或久病亏损，以致肾精亏虚，就会影响生殖功能。故临床上补肾填精是治疗不孕、不育等生殖功能低下的重要方法。

（二）生长发育

精是胚胎形成和发育的基础。至人出生以后，又依赖精的不断充养，才能维持机体正常生长发育状态。其中，肾精充盈与否直接影响齿、骨、发、脑的生长发育和生殖功能的成熟。人的生、长、壮、老、已生命规律是肾中精气盛衰的体现。肾精充足，则人在不同生命过程中呈现正常的生长发育状态；若肾精亏少，小儿则易出现生长发育迟缓或障碍，成人则易出现早衰，如须发早白、牙齿动摇等。临床治疗生长发育障碍以及防治早衰常从补肾入手。

（三）生髓化血

髓，有骨髓、脊髓、脑髓之分，三者均由肾精所化。由于肾精是髓化生的基础，故肾精充盛，则脑髓充盈而肢体行动灵活、耳目聪明、骨骼坚固有力。《灵枢·海论》谓："髓海有余，则轻劲多力。"肾精不足，脑髓空虚，骨骼失养，则出现思维迟钝、记忆衰退、头晕目眩、智力减退，或小儿囟门迟闭、骨软无力、佝偻鸡胸等骨骼发育异常，或老年骨质脆弱、易于骨折等症状。此外，精能化血。肾藏精，精生髓，髓能化血。精足则血旺，精亏则血虚。

（四）濡养脏腑

精具有濡养脏腑组织的作用。先天、后天之精充足，脏腑之精充盈，则功能活动正常，呈现出精力充沛、呼吸平稳、体温恒定、脉搏和缓有力、步态稳健等和谐有序的生命状态。若先天禀赋不足或后天化源匮乏致五脏六腑之精衰少，脏腑失去精气濡养，则功能减退乃至衰竭。《怡堂散记》云："五脏六腑之精，肾实藏而司其输泄，输泄以时，则五脏六腑之精相续不绝。"故中医有"久病必穷肾"之说，疾病末期常采用补肾益精的方法。

（五）化气化神

精可化气。先天之精化生先天之气，水谷之精化生宗气、营气、卫气。由先天之气和后天之气所组成的人体之气分布于脏腑经络则为脏腑经络之气，具有推动、调控各脏腑经络生理功能以及人体气化活动的作用。精气充盈，则五脏功能强健，抗病力强，不易遭受病邪侵袭。故《素问·金匮真言论》言："夫精者，身之本也。故藏于精者，春不病温。"

神是精神意识思维活动的总称。神依附于形而存在，故它的产生离不开精，精是化生神的物质基础。故《灵枢·平人绝谷》说："神者，水谷之精气也。"可见，惟有积精才能全神；反之，精亏则神疲，精亡则神散，生命休矣。

　◆　第二节　气　◆

中医学的气论脱胎于古代哲学元气论，在其形成发展过程中，古代先贤结合临床实践中的观察与感悟，丰富了气的学术内涵，使之发展成为富有中医学术特色的人体之气理论。

一、气的概念

气是构成人体、维持人体生命活动并具有很强活力、不断运动的精微物质。

气是构成人体的基本物质。人是自然界的产物，与宇宙万物一样，都是天地形气、阴阳相感的产物。故《素问·宝命全形论》说："天覆地载，万物悉备，莫贵于人。人以天地之气生，四时之法成。"又说："天地合气，命之曰人。"人体的基本物质如精、血、津液以及人体脏腑组织器官等无不以气为基础构成。

气也是维持人体生命活动的最基本物质。人体之气分布于各脏腑经络中，推动其发挥各项功能，维持人体生命活动的正常进行。水谷运化、血液运行、津液输布、呼吸、生殖等都依赖气的激发与推动，故气是人体生命活动的根本动力。气充足，运行调畅，是生命活动正常有序的必要保证。《医门法律·先哲格言》指出："人之所赖，惟此气耳。气聚则生，气散则死。"

二、气的生成

人体之气，源于先天之气、自然界清气和水谷精气，通过肾、肺、脾胃等脏腑的作用生成。

（一）生成来源

按来源不同划分，人体之气分为先天精气、水谷精气和自然界清气。

1. 先天精气

先天精气，禀受于父母，是胚胎形成和发育的初始物质，是人体之气生成的始基。先天精气闭藏于肾，在后天精气的充养下不断充盛，成为元气生成的物质基础。元气通过三焦分布全身，派生出脏腑和经络之气。

2. 水谷精气

水谷精气也称谷气，为饮食水谷经脾胃运化而生成，是后天之气的重要组成部分，是人体生命过程赖以存在的基本物质。《灵枢·营卫生会》说："人受气于谷。谷气入胃，以传于肺，五脏六腑皆以受气。"

3. 自然界清气

自然界清气是通过呼吸吸入的自然界新鲜空气，主要由肺吸入。自然界清气参与气的生成，特别是宗气生成，因而也是后天之气的重要来源。明代医家孙一奎指出："平人绝谷，七日而死者，以水谷俱尽，脏腑无所充养受气也。然必待七日而死，未若呼吸绝而即死之速也。"（《医旨绪余·原呼吸》）。

可见，气的生成有先天、后天两个途径。关于先天、后天对人体的影响，明代医家张介宾更强调后天。《景岳全书·杂证谟》指出："故人之自生至老，凡先天之有不足者，但得后天培养之力，则后天之功，亦可居其强半，此脾胃之气所关乎人生者不小。"

（二）相关脏腑

人体之气的生成，是肾、肺、脾胃等脏腑综合协调作用的结果。

1. 肾为气之根

肾藏精，先天之精是肾精的重要组成部分。先天之精化生的元气是生命的根基，是人体生命活动的原动力，具有激发和推动各脏腑组织生理功能活动，进而促进宗气、营气、卫气生成的作用。若先天禀赋不足或肾失封藏，则精亏而气衰，各项功能均可因之出现衰退。

2. 肺为气之主

肺主气，在气的生成过程中居重要地位。自然界清气必须依靠肺的呼吸功能，才能源源不断进入体内，与脾所转输的水谷精气相结合形成宗气。宗气积于胸中，上走息道行呼吸，贯心脉行血气，下蓄丹田以资元气。若肺主气功能失常，则清气吸入减少，宗气生成不足，从而导致一身之气衰少而脏腑功能低下。

3. 脾胃为气之源

水谷精气的生成主要依赖脾胃纳运功能。饮食物被摄入后，经过胃的腐熟、脾的运化，将饮食物化生为水谷精微，并通过脾的转输和散精功能，将其布散周身。脾胃化生的水谷之精是后天之气的重要来源，先天精气也必须依赖水谷精气不断充养。若脾胃功能失常，水谷精气生成不足，则一身之气衰少。故《灵枢·五味》说："故谷不入，半日则气衰，一日则气少矣。"

总之，先天精气来源于父母，藏之于肾；自然界清气，源于自然，吸之于肺；水谷精气，源于饮食，依赖脾胃化生。其中，肾与先天之气生成关系密切，脾胃和肺与后天之气生成关系密切。肾、脾胃和肺等脏腑功能失常或关系失调，皆可导致气的生成不足，以致于疾病丛生。

三、气的运动

气的运动称为气机。人体之气不断运动，流布全身，内至五脏六腑，外达筋骨皮毛。如《灵枢·脉度》云："气之不得无行也，如水之流，如日月之行不休……其流溢之气，内溉脏腑，外濡腠理。"气通过不断运动完成人体各项生命活动。气的运动一旦停止，就失去维持生命活动的作用，人的生命随之终止。

（一）气运动的基本形式

古人以升降出入概括气的运动规律。升，指气自下而上的运行；降，指气自上而下的运行；出，指气由内向外的运行；入，指气自外向内的运行。

升降出入是气运动的基本表现形式，它贯穿整个生命活动过程中，通过生命活动来体现。如人的呼吸运动，呼浊之中寓有气的升与出，吸清之中寓有气的降与入。再如饮食物消化吸收过程，水谷的摄入与传化、精微物质的转输、糟粕的排泄等，无不寓有气的升降出入运动。可见，升降出入是生命的本质，一旦停息则生命活动终止，故《素问·六微旨大论》说："出入废则神机化灭，升降息则气立孤危。故非出入，则无以生长壮老已；非升降，则无以生长化收藏。是以升降出入，无器不有。"

人体之气的升与降、出与入是对立统一的矛盾运动。从局部而言，各脏腑在气的升降出入运动方面是有所侧重的；但就整体生命活动而言，升与降、出与入之间又是相互依存、相互制约、彼此促进的，保持着协调平衡的关系。故《读医随笔·升降出入论》言："无升降则无以为出入，无出入则无以为升降，升降出入，互为其枢也。"惟有升降出入协调平衡，才能保证人体之气运行畅通、协调有序，为脏腑、经络、形体、官窍的正常生理活动创造条件。

（二）气的运动与脏腑

脏腑是气升降出入的场所。脏腑之气的升降出入，不仅促成各脏腑功能活动，同时在人体整体气机调节中起非常关键的作用。

脏腑之气的运动规律，一般而言，心肺居上，在上者宜降；肝肾居下，在下者宜升；脾胃居中州，通连上下，脾主升而胃主降，故为气机升降之枢纽。肝气升发，肺气肃降，肝左肺右，犹如两翼，为气机升降之道路。脏腑气机升降协调维持着全身气机的畅通有序，从而维持着脏腑功能的和谐。

（三）气机调畅与气机失调

气机调畅指气运行畅通、升降出入协调平衡的状态。当气运行不畅，升降出入之间失去协调平衡，则称为"气机失调"。气机失调有多种表现形式，如气在局部阻滞不畅，称为"气滞"，临床常见肝气郁滞、脾胃气滞、肺气郁滞等；气上升太过或下降不及、转而上行或横行逆乱，称为"气逆"，临床常见肝气上逆、肺气上逆、胃气上逆等；气上升不及或下降太过、气陷于下，称作"气陷"，临床多见脾气下陷；气散脱于外而不能内守，称作"气脱"；气闭阻于内而不能外达，称作"气闭"。《素问·举痛论》认为"百病生于气也"，说明气机失调为许多病证发生的内在机制，故调畅气机为治疗疾病的重要法则。

气的运动（上）

气的运动（中）

气的运动（下）

四、气的功能

气作为构成人体、维持人体生命活动的基本物质，对人体具有非常重要的作用。《难经·八难》说："气者，人之根本也。"《类经·摄生类》说："人有此生，全赖此气。"气的功能主要包括推动、温煦、防御、固摄、气化等方面。

（一）推动作用

气是一种活力很强的精微物质，对人体各项生命活动具有推动、激发作用，是人体生命活动的动力。气的推动作用具体体现在：推动人体生长、发育、生殖；推动各脏腑经络组织器官功能活动；推动血的生成与运行以及津液生成、输布、排泄等。

气的推动作用减退，可出现小儿生长发育迟缓或成人早衰、生殖功能衰退，或脏腑经络组织器官生理功能减退，血和津液生成不足或运行输布障碍等。

（二）温煦作用

气是人体热量的来源，具有温煦机体、维持体温恒定的作用。《难经·二十二难》认为"气主煦之"。气的温煦作用主要体现在：①维持体温正常恒定，保证机体具备抗寒能力；②温煦脏腑、经络等组织器官以维持正常生理功能；③温煦血和津液等液态物质，维持其正常运行、输布。

气的温煦作用是通过阳气的作用而体现的。《质疑录·论阳常有余》曰："人身通体之温者，阳气也。"维持人体生命活动的阳气被称为"少火"，是生命的根本。阳气不足，温煦功能减退，则易于畏寒喜暖、四肢不温、体温低下，此即所谓"气不足便是寒"；若机体阳热过亢，则易变生病理之火，被称为"壮火"，此即"气有余便是火"。此外，阳气不足，温煦功能减退，还可见脏腑功能低下，血和津液运行迟缓、停滞等。

（三）防御作用

气具有护卫肌表、抵御外邪入侵以及祛邪外出、促进机体康复的作用。气的防御功能健全，则机体抗病力强，不易感邪致病；或即便为邪气侵犯，因自身正气强盛，正能敌邪，故患病后，疾病易趋于好转或痊愈，可较快康复。

若气虚，防御功能减退，机体抗病力弱，不仅易于感邪致病，而且患病后正气不能祛邪外出，邪气更易深入，使病情加重，缠绵难愈。《素问·刺法论》所说"正气存内，邪不可干"，《素问·评热病论》所述"邪之所凑，其气必虚"，都强调了正气充足与否与发病之间的关系。临床上易于感冒、缠绵难愈者，多与气虚不能防御有关。

（四）固摄作用

气对精、血、津液等液态物质及汗液、尿液等分泌排泄物具有统摄、约束作用，可防止无故流失或过多排泄。气的固摄作用具体体现在：统摄血液，使血循脉中，不致溢出脉外；固摄唾液、汗液、涕液等，控制其分泌排泄量；固摄精液、带下等，防止异常排泄；固护胎元，防止堕坠；控制二便，使其适时、适量排泄。

若气的固摄作用减退，易导致体内液态物质不固或妄泄。如气不摄血，可引起各种出血；气不摄津，可引起自汗、流涎、涕泪自出等；气不固精，可引起遗精、早泄、带下频频、堕胎、早产等；二便失于固摄，则见多尿、泄泻、二便失禁等。

（五）气化作用

气化有广义、狭义之分。广义的气化是指通过气的运动所产生的各种变化，包括精、气、血、津液等物质的化生和转化，以及物质与功能之间的转化等。如饮食物的消化与吸收；精、气、血、津液的生成与转化；汗液、尿液的生成和排泄等，皆属气化的具体表现。《素问·阴阳应象大论》所说"味归形，形归气；气归精，精归化；精食气，形食味；化生精，气生形……精化为气"，就是对气化过程的简要概括。

狭义的气化，主要是指在气的蒸腾作用下，津液的输布、转化与排泄过程，亦即气对津液的代谢作用，与肾、三焦、膀胱等关系密切。当肾、三焦与膀胱气化不利时，常导致水湿痰饮等病理产物的生成。

气化是生命最基本的特征，是在人体之气作用下，多脏腑相互协作、彼此协调的结果。若脏腑功能失常，气化失司，则会影响人体物质与物质、物质与功能的转化以及汗液、尿液等物质的排泄，从而引起各种复杂的病变。若人体气化活动终止，则意味着生命的终结。

此外，气还具有营养作用。《灵枢·邪客》说："营气者，泌其津液，注之于脉，化以为血，以荣四末，内注五脏六腑。"即营气可注入血脉，随着血液循行到达全身，发挥营养作用。

气的气化作用

五、气的分类

人体之气，根据其生成、分布和功能的不同，可分为元气、宗气、营气、卫气。

（一）元气

元气，又名"原气""真气"，是人体本原之气，为人体生命活动的原动力。

1. 生成

元气为先天之气，主要由肾中所藏的先天之精所化生，又依赖后天水谷精气的不断培育。故元气的生成与盛衰，既与先天禀赋直接相关，也受到后天饮食，特别是脾胃运化功能的影响。故《脾胃论·脾胃虚实传变论》说："元气之充足，皆由脾胃之气无所伤，而后能滋养元气。"因先天之精不足而导致元气虚弱者，可通过后天的培育补充而使元气充实。

2. 分布

元气根于肾，出于下焦，并可通过三焦输布全身，内而脏腑经络，外达肌肤腠理，无处不到，推动、激发各脏腑、经络、组织器官的功能活动。

3. 功能

元气是人体最根本、最重要的气。元气的功能有二：其一，藏于肾中的元气，可激发、推动人体生长、发育、生殖；其二，输布于全身的元气，可激发、推动各脏腑经络组织器官功能活动。所以，元气是维持人体生命活动的最基本物质，为生命活动的原动力。元气充沛，则身体强健，各脏腑、经络等功能旺盛；若先天禀赋不足，后天失养，或久病耗损，导致元气生成不足以及耗损太过，就会形成元气虚衰，各脏腑经络功能减退，抗病力弱而产生各种虚衰病症。

气的分类—元气

（二）宗气

宗气为后天根本之气，是由自然界清气与水谷精气所化生而聚于胸中之气。在《灵枢·五味》中称其为"大气"，文中曰："大气之抟而不行者，积于胸中，命曰气海。"

1. 生成

宗气由脾胃化生的水谷精气与肺吸入的自然界清气相合而成，故属后天之气的范畴。脾胃运化功能、肺的呼吸功能是否健全，直接影响着宗气盛衰。

2. 分布

宗气积聚于胸中，其所居部位为膻中，又称为"上气海"。积于胸中的宗气，灌注心肺。其向上出于肺，循喉咙而走息道；向下注于丹田（下气海），并注入足阳明之气街（相当于气冲穴），而下行于足；其贯入心者，经心脏入脉，在脉中推动血气的运行。

3. 功能

宗气的生理功能主要体现在三个方面：

一是走息道以司呼吸。宗气上走息道，助肺气进行呼吸运动，故有司呼吸、促发音的作用。宗气的盛衰，直接影响呼吸、语言、声音的强弱。宗气充盛则呼吸调匀、语言清晰、声音洪亮；反之则呼吸微弱、语言不清、声音低微。《读医随笔·气血精神论》曰："宗气者，动气也。凡呼吸、言语、声音，以及肢体运动，筋力强弱者，宗气之功用也。虚则短促少气，实则喘喝胀满。"

二是贯心脉以行气血。凡气血的运行、心搏的强弱及节律等，皆与宗气盛衰有关。宗气充盛则脉搏徐缓，节律一致而有力；反之则脉来躁急，节律不整，或微弱无力。《素问·平人气象论》曰："胃之大络，名曰虚里，贯膈络肺。出于左乳下，其动应衣（手），脉宗气也。盛喘数绝者，则病在中；结而横，有积矣；绝不至曰死。乳之下其动应衣，宗气泄也。"虚里位于左乳下，可以依据此处搏动来测知宗气盛衰：若搏动正常，是宗气充盛之象；若搏动躁急，引衣而动，是宗气大虚；若搏动消失，则宗气亡绝。

三是下丹田而资元气。宗气自上而下分布，蓄积于脐下丹田，以资先天元气。先后天之气相合，则成一身之气。

由于先天之精化生的先天之气是一定的，故一身之气的盛衰，主要取决于宗气。宗气的生成又在乎脾胃的运化功能和肺的呼吸功能。因此，气虚在先天主要责之于肾，在后天主要责之于脾胃和肺。

（三）营气

营气是行于脉中而富含营养的气。作为血液的重要组成部分，营气与血关系密切，可分不可离，故常将"营血"并称。营气与卫气相对而言，性质属阴，故又称为"营阴"。

1. 生成

营气来源于脾胃化生的水谷精气，由水谷精气中的精华部分所化生。

2. 分布

营气分布于脉中，作为血液的组成部分，通过血脉循行全身，内入脏腑，外达肢节，终而复始，营周不休。如《素问·痹论》曰："荣者，水谷之精气也。和调于五脏，洒陈于六腑，乃能入于脉也。故循脉上下，贯五脏，络六腑也。"

3. 功能

（1）化生血液

营气是血液的基本成分，其与津液注入脉中，化而为血。《灵枢·邪客》有"荣气者，泌其津液，注之于脉，化以为血"之说。

（2）营养全身

营气循脉上下，内而分布于五脏六腑，外而布散于皮毛筋骨，对全身发挥营养作用，正如《灵枢·邪客》所言："营气者……以荣四末，内注五脏六腑。"

（四）卫气

卫气是行于脉外而具有防御作用的气。卫气与营气相对而言，属性为阳，故又称为"卫阳"。

1. 生成

卫气同营气一样，也来源于脾胃化生的水谷精气，其中慓悍滑利的部分化生为卫气。正如《素问·痹论》所说："卫者，水谷之悍气也，其气慓疾滑利。"

2. 分布

卫气运行于脉外，因为其"慓疾滑利"特性，故不受脉道约束，主要散布于皮肤肌腠之间（豁谷）、脏腑胸腹之中，进而布散全身。

3. 功能

（1）温养全身

卫气布达于全身，内而脏腑，外达肌肤，对脏腑、肌肉、皮毛发挥温养作用。如《读医随笔·气血精神论》所说："卫气者，热气也。凡肌肉之所以能温，水谷之所以能化者，卫气之功用也。虚则病寒，实则病热。"

（2）调节腠理

卫气能够调节控制腠理的开阖。一方面，通过调节汗液正常排泄，使机体维持相对恒定的体温，保证机体内外环境之间协调平衡；另一方面，腠理开阖适度，也可防御外邪入侵。

（3）防御外邪

肌肤腠理是机体抗御外邪的首要屏障。卫气温养肌肤腠理，司汗孔之开合，使皮肤柔润，肌肉壮实，腠理致密，构成一道抵抗外邪入侵的防线。所以《医旨绪余·宗气营气卫气》说："卫气者，为言护卫周身……不使外邪侵犯也。"如果卫气虚弱，外来之邪就会乘虚入侵而发病。

此外，卫气循行与睡眠也有密切关系。卫气行于体内，则入寐；卫气出于体表，则醒寤。若卫气循行异常，则可导致寤寐异常。

总之，营气与卫气均以脾胃所化生的水谷精气为物质基础，其中营气性质精粹而柔和，行于脉中，主内守而属于阴；卫气其性慓疾滑利，行于脉外，主卫外而属于阳。正常情况下，营气与卫气，一阴一阳，内守卫外，互为其根。营卫相互协调，不失其常，方能维持腠理的开阖、体温的恒定、睡眠的调节以及正常的防御外邪能力。若营卫不和，可出现恶寒发热、无汗或多汗、睡眠障碍、感冒等病症。因此，营卫失调是临床多种病症产生的重要机制。

气的分类，也有言脏腑之气和经络之气者。脏腑之气，即一身之气分布于脏腑者，乃脏腑生理功能的基础。经络之气，即气之运行于经络者，乃经络感传、针灸推拿等疗法的基础。

营气与卫气比较见表 2-1。

表 2-1　营气与卫气的比较

类型	相同点	不同点			
		性质	分布	功能	属性
营气	源于水谷	精纯柔和	行于脉中	化生血液、营养全身	阴
卫气		慓疾滑利	行于脉外	温养脏腑、调节腠理、护卫肌表	阳

◎ 第三节　血 ◎

一、血的基本概念

血，即血液，是运行于脉中富有营养和滋润作用的红色液态物质，是构成人体和维持人体生命活动的基本物质之一。人体血液只有在脉管中有序正常流动，才能对全身发挥营养和滋润作用。《素问·五脏生成》曰："肝受血则能视，足受血则能步，掌受血而能握，指受血而能摄。"

脉是血液循行的通道，具有约束血液运行的作用，故有"血府"之称。血液循脉运行周身，内至五脏六腑，外达四肢关节，周而复始。若在某些致病因素作用下，在脉中运行受阻而停滞，或逸出脉外形成"离经之血"，就不仅丧失血液的正常生理功能，而且会成为新的致病因素。

二、血的生成

（一）生成来源

水谷精微和肾精是化生血液的物质来源。

1. 水谷精微化血

血液主要由营气和津液所组成。营气和津液都由脾胃运化的水谷精气化生，经脾气升清到达上焦，通过心肺的作用，贯注于脉，化而为血。《灵枢·决气》说："中焦受气取汁，变化而赤，是谓血。"《灵枢·营卫生会》说："中焦亦并胃中，出上焦之后，此所受气者，泌糟粕，蒸津液，化其精微，上注于肺脉，乃化而为血。"可见，脾胃化生的水谷精微是后天血液生成的主要物质基础，同时也是血液生成的一个重要途径。

2. 肾精化血

肾精是血液化生的基本物质之一。《诸病源候论·虚劳精血出候》说："肾藏精，精者，血之所成也。"肾精化血，主要通过骨髓及肝的作用实现。肾主骨，肾精生髓，髓充于骨而化血；肾精输于肝，在肝的作用下化生成血，故曰："精不泄，归精于肝而化血。"（《张氏医通·诸血门》）。

总之，血液的化生是以水谷精微（营气、津液等）和肾精为其主要物质来源。

（二）相关脏腑

血的生成是在多个脏腑共同作用下完成，其中与脾胃、肾肝的关系尤为密切。

1. 脾胃

脾胃为后天之本，气血生化之源。中焦脾胃运化水谷，水谷精微化生的营气和津液是血液的基本成分。脾胃因其在血液生成中的重要作用，被称为"气血生化之源"。脾胃运化功能的强弱直接影响血液的化生。脾胃功能虚弱或失调，可导致血液化生不足，从而形成血虚的病理变化。临床上治疗血虚证，常常从调理脾胃着手。

2. 肾肝

《侣山堂类辨》说："肾为水脏，主藏精而化血。"肾藏精，精生髓，髓化血。肾精充足，血液化生有源。肾精亏少，可导致血液生成不足。此外，肝肾精血之间还存在互生互化关系。肾精充足，转化肝血，亦是血液化生的途径之一。若肾精不足，可致肝血亏虚；肝血亏损，可致肾精亏少，从而引起肝肾精血亏损的病变。故临床治疗血虚病变，可采用补益肝肾治法，促进血液化生。

此外，血液的化生还与心肺有关。水谷精微化生的营气和津液，由脾上输心肺，在心肺的作用下贯注血脉，化而为血。《侣山堂类辨·辨血》说："血乃中焦之汁……奉心化赤而为血。"《灵枢·营卫生会》说："此所受气者，泌糟粕，蒸津液，化其精微，上注于肺脉，乃化而为血。"即是说脾胃运化的水谷精微，向上输注心肺，经心肺的气化作用，才能化为血液。

三、血的运行

血液在脉中循环往复，周流不止，正如《素问·举痛论》所说"经脉流行不止，环周不休"，这一过程受到诸多因素影响，是在多脏腑调节下进行。

（一）影响因素

1. 气的作用

血液运行是在气的推动与固摄双重作用下进行的。气的推动作用是血液运行的基本动力；气的固摄作用，约束血液行于脉中而不外逸；气机调畅也是血行畅达的重要条件。故临床上治疗血瘀、出血等血行失常，常重视调气。

2. 脉道通利

脉是相对密闭的管道，是血液循行的场所，故有"血府"之称。只有脉道通利，血液才能无所阻碍，运行不息，从而敷布全身，发挥营养作用，故《灵枢·决气》曰："壅遏营气，令无所避，是谓脉。"若各种原因导致脉道不利，可致血行不畅而形成瘀血内阻的病证。因此，脉道畅通是维持血行正常的重要条件。

3. 寒温状态

血的运行还受机体寒温状态影响。《正体类要·扑伤之症治验》说："气血得温则行，得寒则凝。"若阳邪侵犯，或内生火热，可致机体阳热亢盛，迫血妄行，致血逸脉外而出血；热伤津液，津少血稠，则血行不畅而致瘀。若寒邪侵犯，或寒从中生，可致机体阴寒偏盛，寒凝血瘀，则使血行缓慢滞涩，甚至形成瘀血。

4. 血液状态

血液是否充盈、血液的清浊及黏稠与否等，都可以影响血液运行。津少而血稠，或血液中痰浊较多，可致血行不畅而瘀滞。血量不足则血脉空虚，不能保证血液正常运行，脏腑组织器官失其濡养而致功能失常。

（二）相关脏腑

血液的正常运行与心、肺、肝、脾等脏腑密切相关。

1. 心主血脉

心气是维持心正常搏动，推动血液循行的根本动力。

2. 肺朝百脉

血脉汇聚于肺，通过肺气宣发肃降，促进血液在脉中运行，起到助心行血作用。

3. 肝主疏泄

肝的疏泄功能可调畅气机，疏利血行。

4. 脾主统血

脾气健旺，固摄健全，能控摄血液循行脉中，不会逸出脉外。

5. 肝主藏血

肝贮藏血液，防止血液逸于脉外而致出血。

总之，血液正常运行依赖多脏腑共同调节，其中心气推动、肺气宣降、肝气疏泄是促进血液运行的关键因素；脾统血和肝藏血是防止出血的主要因素。心、肺、肝、脾等功能协调、密切配合，才能维持正常血行；任何一脏功能失调，都可引起血行失常的病变。

四、血的功能

血在人体生命活动中发挥重要作用。《景岳全书·血证》高度概括了血的功能及其重要性,"凡为七窍之灵,为四肢之用,为筋骨之和柔,为肌肉之丰盛,以至滋脏腑,安神魂,润颜色,充营卫,津液得以通行,二阴得以调畅,凡形质所在,无非血之用也。"血的主要生理功能如下所述:

(一)濡养作用

血在脉中循行,内至脏腑,外达皮肉筋骨,对全身各脏腑、组织、器官发挥濡养作用,保证了人体生命活动的正常进行,故《难经·二十二难》说:"血主濡之。"《素问·五藏生成》指出:"肝受血而能视,足受血而能步,掌受血而能握,指受血而能摄。"血的濡养作用较明显地反映在面色、肌肉、皮肤、毛发、感觉和运动等方面。血液充盈,濡养功能正常,则面色红润,肌肉壮实,皮肤和毛发润泽,感觉灵敏,运动自如;若血液亏少,濡养功能减弱,则可出现面色萎黄、肌肉瘦削、肌肤干涩、毛发不荣、肢体麻木或运动失灵等症状。

(二)血能养神

充足的血量和协调的血行是神志活动正常的必要保证。《灵枢·平人绝谷》曰:"血脉和利,精神乃居。"说明人的精神、情志、思维等活动依赖于血液荣养。故中医学认为,血是神志活动的主要物质基础。血液充盛,血脉和利,则精神充沛、神志清晰、思维敏捷、活动自如;若血虚、血热或血运失常,则可见精神衰退、失眠多梦、健忘、烦躁,甚至神志恍惚、惊悸不安、谵狂、昏迷等表现。

血的功能(一)　　　　　血的功能(二)　　　　　血的功能(三)

● 第四节　津　　液 ●

一、津液的基本概念

津液是人体一切正常水液的总称,包括各脏腑组织器官的内在液体及人体正常的分泌液,如胃液、肠液、涕、泪、唾等,是构成人体、维持人体生命活动的基本物质。

津和液虽同属于正常水液,但二者在性状、功能及其分布等方面又有所不同(表2-2)。《灵枢·决气》说:"腠理发泄,汗出溱溱,是谓津……谷入气满,淖泽注于骨,骨属屈伸,泄泽,补益脑髓,皮肤润泽,是谓液。"一般而言,性质清稀,流动性大,布散于体表皮肤、肌肉和孔窍,渗注于血脉,主要起滋润作用,易于耗散者,称为津;性质较稠厚,流动性小，灌注于骨节、脏腑、脑髓等组织，主要起濡养作用，不易耗散者，称为液。津和液在输布、代谢过程中相互补充、相互转化，二者一般不予严格区分，故津和液在实际应用中常并称。

表 2-2 津和液的区别

项目	津	液
成分	水液为主	水液和精气
质地	清稀	稠厚
流动性	较大	较小
分布	皮肤、肌肉、孔窍、血脉	骨节、脏腑、脑、髓
功能	滋润	濡养

二、津液的生成、输布与排泄

津液的生成、输布和排泄涉及多个脏腑的生理功能，是诸脏腑相互协调配合的结果。《素问·经脉别论》将这一重要的生理过程概括为："饮入于胃，游溢精气，上输于脾，脾气散精，上归于肺，通调水道，下输膀胱，水精四布，五经并行。"

（一）津液的生成

津液来源于饮食水谷，通过脾胃、小肠、大肠吸收饮食水谷中的水液和精气而生成。其中，脾主运化，胃主受纳腐熟，小肠主液，大肠主津。故津液化生取决于两个方面：一是充足的水饮类食物摄入；二是脾胃、小肠、大肠功能正常。

（二）津液的输布代谢

1. 脾气散精

津液生成之后，"脾主为胃行其津液"（《素问·太阴阳明论》），部分津液藉"脾气散精"以"灌溉四傍"（《素问·玉机真脏论》）；部分津液通过脾气升清的作用"上归于肺"，通过肺气宣发肃降将津液布散全身，下达于肾。若脾失健运，津液输布障碍，则水液停聚，或为痰饮，或为水肿，故《素问·至真要大论》云："诸湿肿满，皆属于脾。"

2. 肺主行水

肺接受脾转输的津液，一方面通过肺气宣发，将津液输布至人体上部和体表；另一方面通过肺气肃降，将津液向下、向内输布，输布至肾，通过肾阳的气化作用进行代谢。若肺气宣降失常，则水液运行输布障碍，可发为痰饮或水肿。

3. 肾阳蒸化

肾中阳气在水液代谢中起至关重要的作用：一方面通过激发其他脏腑阳气，对整个津液输布代谢过程发挥主宰作用；另一方面通过肾阳蒸化，将津液之清者上蒸，重新参与体内环流循行，浊者下输膀胱化为尿液。若肾阳虚，气化失司，可引起水肿、癃闭等症。

4. 肝主疏泄

肝调畅气机，气行则津行，从而促进津液输布。若肝失疏泄，气机郁结，可致水液停滞，产生痰饮、水肿，或痰气互结，形成梅核气、瘿瘤等病证。

5. 三焦决渎

三焦为水液运行的通路，三焦通利是津液正常输布的保证。若三焦水道不利，会导致水液停聚而发为多种病证。

总之，津液的输布代谢是多个脏腑功能密切协调、相互配合的结果。任何一个脏腑功能失调，都会导致津液输布代谢障碍，形成水液停聚的病理变化。

津液的代谢之
津液的输布

（三）津液的排泄

津液的排泄主要通过出汗和排尿来完成。此外，呼气和粪便也会带走部分水分。其排泄过程主要依赖于肺、肾、膀胱、大肠等脏腑。

1. 尿液

尿液为津液代谢的产物，也是人体水液排泄最主要的途径。尿液的排泄情况不仅关系到全身津液的动态平衡，也能反映各脏腑的功能状态。肾主水，司膀胱之开合，在尿液形成和排泄中发挥关键作用。若肾的气化作用失常，会引起尿少、尿闭、水肿等病证。

2. 汗液、呼气

肺气宣发，将津液外输于体表皮毛，在阳气蒸腾作用下形成汗液，由汗孔排出体外。若肺宣发失司，则会出现汗液排泄异常。同时，肺在呼气时也会带走部分水液。

3. 粪便

大肠传化水谷糟粕。肾司二阴之开合，加之肺气肃降，促进大肠传导，随粪便排出少量水分。当各种原因导致腹泻时，则可以引起体内津液大量丢失，甚至出现伤津或脱液等病理变化。

综上所述，津液代谢是由多脏腑共同参与并综合协调来完成的，其中以肺、脾、肾三脏的作用为主，尤其是肾的功能最为关键。如《景岳全书·肿胀》云："盖水为至阴，故其本在肾；水化于气，故其标在肺；水惟畏土，故其制在脾。"可见，若肺、脾、肾三脏中任何一脏功能失调，均可影响津液代谢失常，出现津液亏虚或水湿、痰饮等病变。

三、津液的功能

津液具有滋润濡养、参与血液生成、调节机体阴阳平衡、排泄代谢废物等功能。

（一）滋润濡养脏腑组织

津液具有滋润和濡养作用，全身脏腑组织无不赖于津液滋养。津液布散于体表，灌渗入孔窍，使肌肉丰润，毛发光泽，官窍滋润，功能灵敏；津液灌注于脏腑、骨节，充养骨髓、脑髓，使脏腑得养，关节滑利，屈伸自如，骨骼坚强，脑髓充盈。若津液不足，失去滋润和濡养作用，则会使皮毛、肌肤、孔窍、骨节、脏腑以及脑的功能活动受到影响，从而发生病变。

（二）参与血液生成

水谷精微化生的津液渗入脉中，充养血脉，成为血液的重要组成部分。《灵枢·痈疽》云："中焦出气如露，上注溪谷，而渗孙脉，津液和调，变化而赤为血。"由于津液和血液都是由脾胃运化的水谷精微所化生，二者之间又可以互相渗透转化，故有"津血同源"之说。

（三）调节机体阴阳平衡

津液的代谢对调节机体阴阳平衡起重要作用。津液充足，阴能制阳，可防止阳热亢盛，维持机体阴阳寒热的协调平衡。此外，津液的代谢产物汗液，可通过出汗发泄阳热，调节体温。如《灵枢·五癃津液别》说："天寒衣薄则为溺与气，天热衣厚则为汗。"指出津液代谢可随机体活动与外界环境的改变而做出适应性变化，并通过这种变化来调节阴阳，维持体温的稳定。

（四）排泄代谢废物

津液在代谢过程中能把各脏腑组织的代谢产物或废物通过汗、尿等方式排出体外，以保证各脏腑组织功能活动正常进行。若代谢失常，水湿潴留，就会导致代谢产物或废物蓄积体内，从而形成湿毒浊邪。

第五节　精、气、血、津液的关系

精、气、血、津液都是构成人体和维持人体生命活动的基本物质，均依赖于脾胃化生的水谷精微不断充养。虽然各自在性状、功能及分布上有所不同，但相互之间关系十分密切。在生理上相互依存，相互为用；在病理上相互影响。

一、气与血的关系

《血证论·血上干证治》说："气为血之帅，血随气而运行；血为气之守，气得之而静谧。"气与血同源于脾胃化生的水谷精微。二者相对而言，气无形而动属阳，具有温煦、推动、固摄、气化等作用；血有形而静属阴，具有滋润、濡养等作用。气血的关系，可概括为"气为血之帅""血为气之母"两个方面。

（一）气为血之帅

气为血之帅，是指气对血具有主宰、统率作用，具体体现在气能生血、气能行血、气能摄血三个方面。

1. 气能生血

血的生成有赖于气的运动变化。从饮食水谷经转化为水谷精微，到营气和津液的化生，继而化赤为血，整个血液生成过程，任何一个环节都离不开气的运动变化。血液生成是脾胃、肾肝、心肺等脏腑气化的结果，离开这些脏腑的气化作用，血液便无从化生，故《医论三十篇·气血不可偏胜》有"血不独生，赖气以生之"的说法。气虚常常导致血虚而见气短乏力、面色无华、头昏目眩、心悸怔忡等症状。因此，临床治疗血虚病证时，常配合补气药物。

2. 气能行血

血属阴而主静，赖气的推动才能在脉中运行。故气是血液运行的动力。《血证论·阴阳水火气血论》云："运血者，即是气。"气一方面可直接推动血行，如宗气贯注血脉，推动血液运行；另一方面又可通过促进脏腑功能活动来推动或促进血液运行。若气虚推动无力或气机郁滞，均可引起血行迟缓甚至滞涩而成瘀血；若气的升降出入失常，也可导致血行异常，如气逆则血随气升，气陷则血随气下，从而引起出血病证。故临床治疗血行失常的病变，如血瘀、出血，常配以调气（包括补气、行气、升提、降逆等）之品。

3. 气能摄血

气具有统摄血液在脉中运行，防止它逸出脉外的功能。这一功能主要依赖脾气的统摄作用来实现。明代张景岳在《景岳全书·血证》中指出："脾统血，脾气虚则不能收摄。"脾虚统摄失职，则见尿血、便血、崩漏等出血病证，常治以补气摄血之法。

气与血的关系
之气对血

（二）血为气之母

血为气之母，是指血对气的作用，包括血能养气、血能载气两个方面。

1. 血能养气

血能养气是指气的充盛及功能正常发挥离不开血的濡养，《王九峰医案》中有"气赖血补"之说。血在运行过程中，不断为气的生成和功能活动提供营养，同时，血濡养肺、脾胃、肾等相关脏腑，使之气化功能正常，从而不断化生机体所需之气，故血足则气旺，血虚则气少。临床血虚患者常兼有气虚表现，故治疗血虚所致气虚或气血两虚者，常需补气与养血兼顾。

2. 血能载气

血是气的载体。无形之气惟有依附于有形之血，方能内守而不致散脱。《张氏医通·诸血门》说："气不得血，则散而无统。"临床大出血患者，因气无所附，易出现涣散不收、漂浮无根的气脱病变，称为"气随血脱"。治疗应采取益气固脱和止血补血的方法，以达益气、固脱、止血之目的。

总之，血与气，一阴一阳，相互维系。气血平和，则能保证人体生命活动的正常进行；反之，血气不和则百病乃生。调整气血关系，使其恢复协调状态是治疗疾病的基本法则。

二、气与津液的关系

气与津液均源于脾胃化生的水谷精微。气无形而动，属阳；津液有形而静，属阴。气与津液的关系，类同于气血关系。

（一）气对津液的作用

气对津液的作用主要体现在气能生津、气能行津、气能摄津三个方面。

1. 气能生津

津液的生成依赖于气的推动和气化作用。津液来源于饮食水谷，依赖脾胃等脏腑的生理功能而化生。脾胃之气充沛，气化作用强健，则化生的津液充足；脾胃之气虚衰，气化作用减退，化生的津液则不足。临床上常因气虚日久而见津液亏乏之证，故有"气旺生津""气虚少津"等说法。

2. 气能行津

津液的输布、排泄依赖气的推动和升降出入运动。其中津液输布代谢依赖于肺、脾、肾、肝及三焦等脏腑之气的推动；津液的排泄主要通过肺、肾、膀胱等脏腑的气化作用化为汗、尿等排出，以保证机体水液代谢平衡。若气虚推动减弱，气化无力，或气机郁滞，气化受阻，均可引起津液输布、排泄障碍，形成水湿痰饮等病理产物，称为"气不行（化）水"；反之，津液停聚又可致气机不利，则称为"水停气滞"，二者常互为因果。临床上治疗水肿等病变，行气与利水之法常并用，是气能行津理论的具体应用。

3. 气能摄津

气的固摄作用可防止体内津液无故流失，并通过对津液排泄的有效控制，维持体内津液量的相对恒定，如卫气可固密肌腠，收摄汗液；肾与膀胱之气固摄尿液；脾胃之气固摄口涎等。气虚固摄无力，可致多汗、尿频、小便失禁或口角流涎等病证。此类病证临床常用补气摄津之法治疗。

（二）津液对气的作用

1. 津能载气

津液是气的载体。气必须依附于有形之津液，才能存在于体内，随津液输布全身。若津液流失过多，必定导致气的损耗。如夏季暑热伤人，致大汗出，不仅伤津耗液，而且气随汗液外泄，出现少气懒言、体倦乏力等气虚症状；当大汗、大吐、大泻导致津液大量丢失时，气亦随之大量外脱，形成"气随津脱"之候。故清代尤在泾在《金匮要略心典》中云："吐下之余，定无完气。"

2. 津能化气

津液在运行过程中，通过气化作用而化气，以促进脏腑功能活动。因此，津液亏耗不足，也会引起气的衰少。

三、血与津液之间的关系

血和津液均为液态物质。二者生理上具有互生互化的关系。一方面，血和津液都来源于脾胃化生的水谷精微；另一方面，津液可渗入脉中，与营气相合，化为血液；脉内血液中的液态成分，也可渗出脉外成为津液，故有"津血同源"之说。

血和津液在病理上常互损而为病。如失血过多，脉外津液会大量渗入脉内，以补充血容量的不足，由此造成脉外津液短少；在血虚的同时，常出现口干、咽燥、尿少、皮肤干燥等津液不足之症。因此，对失血患者，治疗上不宜妄用汗法，所谓"夺血者无汗"（《灵枢·营卫生会》）、"衄家不可发汗""亡血家不可发汗"（《伤寒论·辨太阳病脉证并治中第六》），即是此意。若津液大量损耗，脉内液态成分会较多渗出于脉外，使血容量减少，血液浓缩而黏稠，从而形成津枯血燥、津亏血瘀等病变。对汗吐下太过导致津液亏损者，不可轻用放血疗法及破血逐瘀之峻剂，此即"夺汗者无血"（《灵枢·营卫生会》）。

四、精与气血的关系

（一）精与气的关系

精与气之间存在着相互依存、相互为用的关系，具体表现为气能生精、气能摄精、精能化气三个方面。

1. 气能生精

精的化生离不开气的气化作用。精源于先天，在后天生命过程中又需要水谷精微和脏腑之精的不断充养。只有脾胃之气充足，纳运功能正常，才能化生足够的水谷精微以补充肾精及充养其他脏腑之精。故气盛则精足，气虚则精亏。临床治疗精亏证常配合补气之法。

2. 气能摄精

气对精具有固摄作用，使精聚而充盈，不致耗损、外泄过多。气聚则精盈，气弱则精走。若肾气亏损，封藏失职，则可致男子遗精、滑精；女子带下频频、堕胎、早产等病证。临床对此类病证，常采用补气固精之法治疗。

3. 精能化气

五脏之精化生五脏之气，尤其是藏于肾中的肾精所化生的元气，通过三焦布散全身，可分布于诸脏腑经络，派生出脏腑之气和经络之气，推动、激发、调节各脏腑组织器官的功能活动。若肾精亏损，化气不足，则可见少气不足以息，动则气喘，肢倦神疲，少气懒言等多脏腑气虚表现。

（二）精与血的关系

精与血化源相同，都由水谷精微化生及充养。二者之间还具有相互资生、相互转化的关系。水谷精微和肾精是化生血液的物质基础，血液充养脏腑又可促进脏腑之精的化生。精与血互生互化的关系称为精血同源。因肾藏精，肝藏血，精能生血，血可化精，这种精血之间相互滋生、相互转化的关系也可称为"肝肾同源"。

 知识链接

张锡纯对"大气"生理功能的认识

"大气"之名，首见于《灵枢·五味》："其大气之抟而不行者，积于胸中，命曰气海，出于肺循喉咽，故呼则出，吸则入。"《金匮要略》也有"大气一转，其气乃散"一说。清代喻昌提出"大气论"的观点，指出"五脏六腑，大经小络，昼夜循环不息，必赖胸中大气干旋其间"。

中华民国张锡纯在前人基础上，明确提出大气乃胸中之气，即宗气。他引证《内经》"故宗气积于胸中，出于喉咙，以贯心脉而行呼吸焉"及"胃之大络名虚里，出于左乳下，其动应衣，脉宗气也"来说明宗气即积于胸中之"大气"。对大气的生成，提出"以元气为根本，以水谷之气为养料"的观点。并在《内经》"走息道以司呼吸，贯心脉而行血气"观点的基础上，进一步补充了大气的生理功能，"此气能撑持全身，振作精神，以及心思脑力，官骸动作，莫不赖乎此气，此气一虚，呼吸即觉不利，而且肢体酸懒，精神昏愦，脑力心思为之顿减。"他还指出《内经》所言"上气不足，脑为之不满"之"上气"是由胸中大气经任脉上注于脑所形成，故"胸中大气充足上升，而后脑气筋始能有所凭藉"。张氏所论强调了大气"撑持全身""干旋全身气化"的重要作用。

张锡纯还论证了大气与元气的关系。他指出："元气者，禀受先天，为胚胎之根基。大气肇始于先天，而培养于后天，为身体之桢干。"对二者孰轻孰重，张氏形象地作喻，"有如树上之果，元气乃其树之根也，大气乃其树之身也。根之关于果者至重，身之关于果者亦非轻也。"关于治疗，他认为"大气伤损可补助，以其为后天气也，药物饮食及呼吸之气，皆其补助培养之料也"，而元气"纯属先天，非后天一切有形迹之物所能补助也"。

本章小结

精、气、血、津液都是构成人体、维持人体生命活动的基本物质。精是生命的本原，源于先天，充养于后天，具有生殖繁衍、生长发育、生髓化血等功能。气是生命活动的动力，具有推动、温煦、防御、固摄、气化等功能，其生成与肾、脾胃、肺等脏腑关系密切。血是神志活动的主要物质基础，对全身各脏腑组织器官发挥濡养作用，以脾胃化生的水谷精微和肾精为主要生成来源。津液是人体一切正常水液的总称，具有滋润和濡养作用。津液的代谢以脾、肺、肾三脏为主进行调节，尤以肾的作用最为关键。精、气、血、津液之间在生成、运行、施泄等方面存在着交互影响。

复习思考题

1. 什么叫元气？其生成、分布和生理功能如何？
2. 血液的运行与哪些脏腑相关？各起何作用？
3. 试述肺、脾、肾在津液的生成、输布和排泄过程中的作用。
4. 为什么说"衄家不可发汗""亡血家不可发汗"？

精、气、血、津液自测题

第三章

藏　象

藏象的PPT

第一节　藏象学说概述

藏象学说，是中医基础理论的重要组成部分，是中医理论体系的核心，是研究人的脏腑形态结构、生理功能、病理变化以及脏腑与脏腑、脏腑与形体官窍、脏腑与自然环境等相互关系的一门学说。藏象学说借助司外揣内等方法以"象"测"藏"，进而研究人体正常功能活动的机制和特点及其与相应脏腑的关系，揭示脏腑功能变化与健康、疾病的内在联系，对中医诊断及养生治疗等具有重要指导意义。

一、脏腑与藏象的概念

脏腑为人体一切内脏的总称。包括五脏（肝、心、脾、肺、肾）、六腑（胆、胃、小肠、大肠、膀胱、三焦）、奇恒之腑（脑、髓、骨、脉、胆、女子胞），是人体结构与功能的基本单位。

藏象，亦写作"脏象"。"藏象"一词，首见于《素问·六节藏象论》："帝曰，藏象何如？歧伯曰：心者，生之本，神之变也，其华在面，其充在血脉，为阳中之太阳，通于夏气。"该书阐释了脏腑生理活动与心理活动、形体官窍、自然因素等的关系，揭示了人体结构与生命活动的内在规律。

"藏"，有双重涵义：一为"藏"（cáng），藏匿之意；一通"脏"（zàng），指藏于体内的脏腑。由于五脏为人体生命活动的中心，六腑、奇恒之腑及形体官窍等皆属于五脏功能范畴，故中医"藏"涵盖了以五脏为中心的五个生理病理系统。

　　"象"的涵义有二：一指征象，指表现于外的生理病理现象。如《素问·藏气法时论》云："肝病者，两胁下痛引少腹，令人善怒。"二指以五脏为中心的五个生理病理系统与自然界事物或现象相类比所获得的比象。如心气通于夏，《素问·金匮真言论》云："南方赤色，入通于心。"

　　"象"显露于外，是"藏"功能状态是否正常的客观标志。正如明代张介宾《类经·藏象类》所言："象，形象也。藏居于内，形见于外，故曰藏象。"因此，"藏"是"象"的内在本质，"象"是"藏"表现于外的客观征象。所谓"藏象"，指藏于体内的脏腑及其表现于外的生理病理现象及与自然界相通应的事物和现象。

　　"藏象"一词把脏腑的"体"与"象"有机结合，揭示了中医对脏腑的观察不仅关注其本体，同样关注显现于外的各种征象，并把"象"作为研究的重要内容。脏腑居于体内，难以直接目测观察，正如《灵枢·胀论》所云："脏腑之在胸胁腹里之内也，若匣匮之藏禁器也。"故唯有通过"视其外应，以知其内脏"（《灵枢·本藏》），即通过观察外在的征象来推测内在脏腑功能状态，才能探寻脏腑生理病理变化的规律。

　　正是基于藏与象的密切关系，中医学从宏观、动态视角观察人体的生命现象，进而分析机体在不同环境和外界刺激下做出的反应，从而认识并研究人体脏腑的生理特性及功能、病理改变及其相互关系。中医学认识人体脏腑的思维方法可总结为"以象测藏"，又叫"以表知里""司外揣内"，是古人认识未知事物时采用的基本方法。

　　藏象学说中的脏腑名称，虽与现代人体解剖学中脏器名称相同，但二者的内涵与外延是有区别的。中医以象测藏的思维方法决定了其"藏"的概念从范畴来看远大于实体性脏器，是以实体性脏器为形态学基础，功能上涉及多系统、多器官的形态功能合一性结构。

脏腑和藏象的概念

二、藏象学说的形成

　　藏象学说的形成，与古代解剖活动开展、源于生活和医疗实践的经验积累、古代文化渗透影响等有关。

（一）古代解剖知识为藏象学说形成奠定形态学基础

　　《史记·扁鹊仓公列传》记载上古名医俞跗运用"割皮解肌，决脉结筋，搦髓脑，揲荒爪幕，湔浣肠胃，漱涤五脏"等治疗疾病，说明早在春秋战国时期人们已具备一定的解剖知识，并已将其应用于医疗活动中。《内经》首次提出"解剖"一词，认为"其死，可解剖而视之。其脏之坚脆，腑之大小，谷之多少，脉之长短，血之清浊……皆有大数"（《灵枢·经水》）。《灵枢·肠胃》记载了人的消化道长度。"咽门……至胃长一尺六寸。胃纡曲屈，伸之长二尺六寸，大一尺五寸，径五寸，大容三斗五升……肠胃所入至所出，长六丈四寸四分。"

　　《难经》详细描述各脏腑的形态、重量、容量、色泽等，如"肠胃凡长五丈八尺四寸""肾有两枚""胆在肝之短叶间，重三两三铢，盛精汁三合"，且提出"七冲门"的名称。说明在中医理论创生早期，解剖知识已有一定积累。这些知识不仅为脏腑命名及形态部位的确认提供了形态学基础，而且可能对脏腑某些功能的认知起到一定作用，如心主血脉、肺司呼吸、膀胱贮尿、胆贮藏胆汁等，这些知识可能就源于解剖的直观观察。

（二）对人体生理病理的观察是藏象学说形成的主要认识来源

受古代科技条件限制及封建礼教影响，解剖虽在藏象学说形成中起到一定作用，但并未占据主导地位。为了对人体复杂的生命现象做出阐释，古人主要采用"视其外应，以知其内脏""取象类比"等思维方法，基于生活和医疗实践中对人体生理病理现象的观察，分析人体对不同环境、条件、刺激所做出的反应，进而总结人体生命规律，这是藏象学说形成的主要认识来源。

1. 生活观察

医学的起源与人类的生活和生产中的观察密切相关。如观察到饮食过饱，可出现脘腹胀满；饮食减少则身体消瘦；几天不进食出现乏力甚至死亡。在这些日常观察的基础上，结合解剖所见，逐渐形成"胃主受纳""胃为水谷之海""人以胃气为本"等认识。再如，受到突然惊吓，易出现心跳加速、心慌意乱；处在悲伤状态，常感心胸憋闷不适，于是认为精神活动由心所主，"心藏神"的观念自然而然萌发。

2. 医疗实践

人类从有生活体验开始，就有了医疗行为。在长期反复的医疗实践中，人们观察到众多疾病现象，从病理现象或治疗反馈中加以推导，逐渐认识人体正常状态下的生理活动规律。如观察受凉感寒后出现恶寒、发热、咳嗽、鼻塞、流清涕等症状，从而推断：肺主皮毛，开窍于鼻，变动为咳。又如，数天不进食或食量不足，会出现消瘦、四肢乏力等现象，从而推断"脾主四肢肌肉"。在医疗实践中积累的大量感性或理性经验，最终升华为医学理论。同时，古人通过治疗中的反证，推导脏腑生理病理，使藏象理论不断充实丰富、修正完善。如食用动物肝脏可治夜盲，佐证了"肝开窍于目"理论。又如，用养血安神药可治疗心悸、失眠等心神不宁之症，从而验证了"心主神明"理论。某些对临床欠缺指导意义的理论，经实践检验或被淘汰或被修正。如脏与脏的关系，如果按照五行递相资生次序，火生土应指心火温煦脾土。但自明代命门学说兴起，临床多用温肾阳以助脾阳的方法治疗脾肾阳虚之证，因此火之所指有所变化，多指命门之火而非心火。

（三）古代文化为藏象学说形成提供了思维方法和理论框架

春秋战国时期，政治、经济、文化显著发展，学术思想空前活跃。"诸子蜂起，百家争鸣"，元气论、阴阳五行学说等哲学思想在战国末年臻于成熟。这些为医学经验总结、医学体系建构提供了思辨的依据和方法。

在思维方法上，受古代农耕文化影响形成的司外揣内、援物比类思维方法等成为中医学常用的思维方法。五脏与自然相应，与道家天人一体观一脉相承。儒家"身体发肤，父母所赐，不敢毁伤"的身体观渗透到医学伦理中，一定程度限制了中医解剖学发展，使藏象学说未沿着以解剖为基础的认知路径发展。

以元气论、阴阳学说、五行学说为代表的古代哲学思想渗透到中医学中，对藏象理论形成及其系统化起到至关重要的作用。

元气论认为"气为宇宙万物的本原"。《庄子》云："气变而有形，形变而有生。"这种朴素的观念被引入医学领域，与医学实践中获得的知识相结合，赋予"气"更为深入、具体的内涵，由此逐渐形成中医学"气"的一系列理论。

阴阳学说把阴阳作为一切现象发生、发展、变化的动因，将阴阳间对立制约、消长平衡的原则视为宇宙的基本规律。阴阳学说渗透入中医学，用于分类人体结构、分析脏腑生理病理并阐释其相互依存、相互制约、相互转化的关系，成为指导中医学研究和实践的方法论。《素问·金匮真言论》云："夫言人之阴阳，则外为阳，内为阴。言人身之阴阳，则背为阳，腹为阴。言人身之藏府中阴阳，则藏者为阴，府者为阳。肝心脾肺肾五藏皆为阴，胆胃大肠小肠膀胱三焦六府皆为阳。"说明人体一切组织结构均可用阴阳来概括和分类。《素问·阴阳应象大论》言："清阳出上窍，浊阴出下窍，清阳发腠理，浊阴走五藏，清阳实四支，浊阴归六府。"用阴阳来阐释脏腑功能活动特点。机体内部物质代谢亦离不开"阳化气，阴成形"的规律，因此，阴阳的对立统一、平衡协调，是脏腑生理功能正常发挥的前提与基础。

五行学说把五行生克制化视为宇宙的普遍规律，用以说明客观世界多元事物间的联系，并将之提炼、概括为包含生克乘侮关系的五行模式图。古代医家在长期实践中认识到脏腑组织器官间的活动并不是各自为政，而是相互联系、休戚相关。因此，藏象学说采用五行学说中的生克等概念，分析和归纳脏腑间的相互关系。当然，把五脏配属五行，并不是简单地强行配对，而是根据五脏功能或特性与五行特性的相类关系进行归类。如木性曲直，枝叶条达，有升发的特性；人体之肝喜条达而恶抑郁，有疏泄之功能，故肝五行属木，在此基础上进一步推衍，与肝有关的筋、目、爪等皆归属木。根据"天人相应"的观念，进而延展到自然界中的方位、季节、气候、物候等亦与五行相应，从而建立以五脏为中心的五行藏象系统。五行藏象系统的建立，标志着中医学脏腑概念由解剖实体演变为系统功能模型。

《周易》以象数为精髓，由于《周易》对中华文化影响深刻，因此，象数成为中华传统文化的"基因"。春秋之"天六地五"说，对藏象学说相关理论的形成起到一定作用，如《灵枢·经别》有关五脏六腑应天地五色五时五味，合十二时辰、十二经水、经脉等；《素问》更把五脏六腑的生理特性与天地属性相类比，六腑象天，泻而不藏，五藏象地，藏而不泻。在脏腑关系中，心肾的关系为水火既济，阴阳相交，源于《易经》的既济卦。《黄帝内经》不仅法《周易》之象，创造了脏腑经络学说，且在《周易》太极阴阳气化理论的影响下，确立了中医的气机升降学说。后世历代医家，应用易理发挥医理，颇有成就。如朱震亨以"易理"发"相火"之幽微；赵献可藉"易学"阐"命门"之玄妙。

综上所述，藏象学说是古代医家在长期医疗实践中，以解剖学知识为基础，运用司外揣内、取象类比、整体观察等方法，观察藏于体内的脏腑表现于外的各种征象，经过概括、抽象、推理而逐步归纳出的医学理论，是古人将客观所见的形态与主观推理的认识相结合构建的独特理论体系。

中医藏象理论形成与发展（一）

中医藏象理论形成与发展（二）

三、藏象学说的主要特点

藏象学说的主要特点是以五脏为中心的整体观。以五脏为中心的整体观是整体观念在藏象学说中的体现，它强调在观察、分析、研究人体生理病理时，须注重五脏系统的统一性、整体性及与外界环境的联系性。

（一）以五脏为中心的人体自身整体性（表 3-1）

藏象学说以五脏为中心，借助经络系统"内属于脏腑，外络于肢节"的桥梁作用及精、气、血、津液循行灌注于脏腑的沟通中介作用，将五脏与六腑、五脏与形体官窍、五脏与四肢百骸等联系起来，形成以五脏为中心的功能系统。每个系统由"一脏、一腑、一体、一窍、一华"等构成，如心系统，以心为中心，配以小肠，在体合脉，开窍于舌，其华在面。系统内各组织器官在结构上不可分割，在功能上相互为用，在病理上互为影响，体现了结构与功能的统一、局部与整体的统一。

表 3-1   以五脏为中心的整体观

人体系统	脏	腑	形体	外华	官窍	体液	精神	情志
心系统	心	小肠	脉	面	舌	汗	神	喜
肺系统	肺	大肠	皮	毛	鼻	涕	魄	悲(忧)
脾系统	脾	胃	肉	唇	口	涎	意	思
肝系统	肝	胆	筋	爪	目	泪	魂	怒
肾系统	肾	膀胱	骨	发	耳、二阴	唾	志	恐

五大系统的功能既相对独立，又有所侧重，且彼此关联，构成功能上高度依赖的有机整体。如肝主疏泄功能正常，须脾气运化的协助、肺气肃降的制约以及心肾阴阳的协调配合。若一脏失调，则易于累及他脏。《素问·玉机真藏论》说："五脏相通，移皆有次，五脏有病，则各传其所不胜。"五脏之中，又以心为主导，以心为五脏六腑之大主。明代以后，随着命门学说兴盛，对肾精气阴阳有了较为深刻的认识，于是又有了"肾为各脏阴阳之本"之说。

五脏的生理活动与精神情志密切相关。藏象学说认为，人的精神活动是整体生命功能的体现，与五脏功能密切相关。《灵枢·本神》云："肝藏血，血舍魂……脾藏营，营舍意……心藏脉，脉舍神……肺藏气，气舍魄……肾藏精，精舍志。"表明精神活动由五脏精气化生和充养，故《素问·宣明五气》将人的精神活动分属五脏，而有"心藏神，肺藏魄，肝藏魂，脾藏意，肾藏志"之说。情志活动也由五脏精气所化生，《素问·阴阳应象大论》曰："人有五脏化五气，以生喜怒悲忧恐。"故情志活动分别由五脏统管，"心在志为喜""肝在志为怒""脾在志为思""肺在志为忧""肾在志为恐"。若情志过激，则易于损伤五脏精气，如"怒伤肝""喜伤心""思伤脾""忧伤肺""恐伤肾"。

（二）五脏与自然环境的统一性

以五脏为中心的整体观强调人与自然的统一性。人生活在自然界，赖自然环境以生存，其生命活动规律不可避免受到自然环境制约与影响；人体对这些影响，必然会做出相应反应，故《灵枢·岁露》说："人与天地相参也，与日月相应也。"藏象学说将人与天地置于同一体系中研究、考察，强调人体内外环境的统一性，这是整体观的重要体现。

藏象学说应用五行理论将自然界五季、五方、五气、五化等与人体五大功能系统相联系，构建了天人相应的宏观整体调控模式（表 3-2）。如以季节气候而言，《素问·金匮真言论》言："五藏应四时，各有收受。"《素问·六节藏象论》论及五脏与五时之气相适应的关系，如心通于夏气，肺通于秋气，肾通于冬气，肝通于春气，脾通于土气。故养生应遵循

"春以养肝，夏以养心，长夏以养脾，秋以养肺，冬以养肾"的原则。

表 3-2　天人相应的五行藏象系统图表

五脏	五季	五气	五化	五色	五味	五方	五音
肝	春	风	生	青	酸	东	角
心	夏	暑	长	赤	苦	南	徵
脾	长夏	湿	化	黄	甘	中	宫
肺	秋	燥	收	白	辛	西	商
肾	冬	寒	藏	黑	咸	北	羽

　　五脏之气的虚实强弱与四季气候变化也有密切关系。例如，春季肝气旺，冬季肾气旺。故春季肝病多发，冬季肾病多发。养生调摄和治疗用药也当顺应四季，春季应利于肝气疏泄，冬季宜有利于肾精闭藏。此外，根据五行学说，五脏之间存在生克制化关系。故五脏之气在不同季节可呈现旺衰变化，五脏病症亦表现出不同的转归规律。如相对而言，肺气在春季较旺，夏季较弱，长夏转强，冬季也较旺，故病情预后转归也有所不同，《素问·藏气法时论》说："病在肺，愈在冬，冬不愈，甚于夏，夏不死，持于长夏。"

　　从地方区域而言，藏象学说根据五行特性将五方与五脏相类比，如东方属木，主生发，与肝气相通应；南方属火，主生长，与心气相通应。地域不同，气候、水土、饮食、居处及生活习惯等有差异，往往使人的脏腑强弱不同，体质和发病倾向也有一定区别。如江南多湿热，人体腠理多疏松；北方多燥寒，人体腠理多致密等。

　　由于整体观察和类比思辨等思维方法的应用，以及古代"重道轻器"等思想的影响，藏象学说把研究对象——人置于广阔的自然天地中，从宏观的角度去发现、观察、把握脏腑的生理病理特点，探索机体内外环境的整体变化规律。随着现代科学的不断发展，这种从整体上把握人的认识方法越来越被学术界所珍视。它与现代控制论的"黑箱方法"有着本质的类同。亚里士多德说："整体大于它的各部分的总和。"因此，我们要科学地理解和把握藏象理论的内涵，并结合临床实践不断体会、运用。

四、五脏、六腑与奇恒之腑的生理特点

　　中医学主要以生理功能特点的不同作为区分脏和腑的依据。五脏共同的生理功能是化生和贮藏精气，六腑共同的生理功能是受盛和传化水谷。《素问·五藏别论》说："所谓五脏者，藏精气而不泻也，故满而不能实；六腑者，传化物而不藏，故实而不能满也。"简明概括了五脏六腑的生理特点，阐明二者的主要区别。所谓"满而不实"是强调五脏中精气宜充满，但精气不应呆滞壅实，应该灵动流通。所谓"实而不满"是指六腑中水谷宜充实，但水谷不应在局部停滞壅满，而应不断传输变化。唐代王冰注曰："精气为满，水谷为实。五脏但藏精气，故满而不实；六腑则不藏精气，但受水谷，故实而不能满也。"

　　奇恒之腑，"奇"，异，不同之意；"恒"，常，一般之意，它不同于一般的腑，包括脑、髓、骨、脉、胆、女子胞，形态多中空与六腑相类，功能为贮藏精气，则类似五脏，故称为"奇恒之腑"。《素问·五藏别论》云："脑、髓、骨、脉、胆、女子胞，此六者，地气之所生也，皆藏于阴而象于地，故藏而不泻，名曰奇恒之府。"

　　五脏六腑的生理功能特点，对脏腑病证的辨证施治有重要的指导意义。一般而言，五脏以藏为主，所以五脏病证多为精气不足的虚证，治疗上宜补，然补中需配合灵动流通药物，使补而不滞；六腑多以通为用，因此六腑病证多为传化障碍的实证，治疗上重在通泻。

第二节　五　　脏

一、心

［病案导入］

孙文垣治吴某，以绩学劳心，有星士决其发解，适以疟作，不能终场，遂抑郁而成颠狂。或悲或歌，或鼓掌或顿足，甚则骂詈不避亲疏。诊之，面白而青，两寸短涩，左关弦，右关滑，两尺平。此心肺之神不足，志愿高而不遂，郁结不舒，津液生痰而不生血，又攻痰克伐太过，心神不得养，故昏乱无所摄持。经云：主不明，则十二经危。按此则宜补养，收敛精神，兼之清痰，可万全也。

《续名医类案·卷二十一·颠狂》

心，位于胸中，横膈以上，两肺之间，形如倒垂的莲蕊，外有心包护卫。

心的主要生理功能为主血脉和主藏神。其系统联系为在体合脉，开窍于舌，在志为喜，在液为汗，其华在面，通于夏气。

（一）心的生理特性

1. 心为火脏

心位于胸中，五行属火，与六气中暑气相通应，故有"心为火脏"一说，亦称心为阳脏。《素问·五运行大论》说："在天为热……在脏为心，其性为暑。"金·刘完素提出"五脏本气说"："肺本清，虚则温；心本热，虚则寒；肝本温，虚则清；脾本湿，虚则燥；肾本寒，虚则热。"（《儒门事亲·刘河间先生三消论》）。他认为五脏各有本气，心的本气为热。

心的阳气是藏神与主血脉的生理基础。心阳气充足，则能振奋精神、温通血脉；若阳气不足，则易致神疲嗜睡、情绪悲观、消沉、抑郁。血液失于阳气鼓动与温煦，亦可出现血行迟缓、不畅，形成瘀血。

由于心气热，故心恶热。《素问·宣明五气》谓："五脏所恶，心恶热。"临床所见，不论是外感还是内生之火，均易扰动心神，轻者心烦、失眠、多梦，重者狂躁不安，或神昏谵语。

（二）心的生理功能

1. 心主血脉

心主血脉，首见于《素问·痿论》（"心主身之血脉"）。其涵义，合而言之，是指心具有推动血液在脉中运行的作用。分而论之，包括心主一身之血和心主一身之脉。前者言全身之血行于脉中，皆赖心气推动；后者指全身之脉与心相连，网络周身，是血液运行的通道。

心、血、脉三者构成循环全身的密闭结构。血液在脉中依靠心气推动而运行不息，周流全身，如环无端。血液在脉中正常运行需具备三个条件：其一，心气充沛；其二，血液充盈；其三，脉道通利。三者中任何一个异常，都会影响血液运行，导致疾病发生。其中以心气充沛为血液运行的必要条件。

心主血脉功能正常与否，可通过脉象、体表皮肤黏膜色泽（如面色、舌色、唇色等）、心胸部位感觉等征象判断。心主血脉功能正常，则脉象和缓有力，面色红润，唇色、舌色淡红荣润，心胸部位无异常感觉。若心气不足，或血液亏虚、脉道不利，则见脉象、面色、唇色、舌象、心胸部位等的异常改变。如见面色无华，舌质淡胖，脉象无力，心悸怔忡，胸闷气短者，多为心气虚损；面色萎黄，舌色、唇色淡白，脉象细弱，心悸失眠者，多为心血不足；面色晦滞，唇色紫暗，舌黯或有瘀斑、瘀点，脉象沉涩或结代，心前区憋闷或疼痛者，多为心血瘀阻。

2. 心藏神

心藏神，出自《素问·宣明五气》，又称心主神明。《素问·灵兰秘典论》曰："心者，君主之官，神明出焉。"

广义的心藏神，指心主宰人体一切生命活动，包括生理和心理活动。《灵枢·邪客》说："心者，五脏六腑之大主也。"说明五脏六腑功能活动在心的调控下进行。心藏神功能正常，则脏腑各司其职，彼此配合，生命活动协调有序，故《素问·灵兰秘典论》说："心者，君主之官也，神明出焉。""主明则下安"。若各种因素扰乱心藏神功能，则"主不明则十二官危"（《素问·灵兰秘典论》）"心动则五藏六府皆摇"（《灵枢·口问》），从而引发其他脏腑病变。诸如心肾不交之失眠、梦遗；心肝火旺，内风卒中之舌强语謇、肢体偏瘫等。若心主神明功能受到严重损伤，还会威胁生命。《灵枢·邪客》说："心伤则神去，神去则死矣。"说明心在人体生命活动中起主导作用。

狭义的心藏神，又叫心主神志，是指人的精神、意识、思维活动由心主管。《孟子·告子上》说："心之官则思"，说明思维活动与心有关。《灵枢·本神》说："所以任物者谓之心。"可见心能接受外界信息并做出思考、反应。明·张景岳在《景岳全书·疾病类》中指出"心为五脏六腑之大主，而总统魂魄，并赅意志，故忧动于心则肺应，思动于心则脾应，怒动于心则肝应……所以五志惟心所使也。"说明心能主宰人的情感活动，情志对五脏的损伤往往以心为介导。

心主神志功能是否正常，主要表现在精神、意识、思维、睡眠四个方面。心主神志功能正常，则精神振奋，意识清晰，思维敏捷，睡眠安稳。若心主神志功能失常，可出现失眠多梦，精神亢奋，神志不宁，躁狂谵语，或反应迟钝，神志昏糊，健忘痴呆，心悸怔忡等症。因此，临床上精神、意识、思维和睡眠等方面的病症往往从心论治。

心主血脉功能与心主神志功能密切相关。血是神志活动的主要物质基础，心神正常与否和心血是否充足及血液运行是否协调有关。若心血不足、心神失养，或阴虚火旺、痰火扰心等致心神受扰，都会引起失眠、多梦、心烦、癫狂等神志病证。此外，心主血脉功能也受心神调节，若心神紧张、愤怒、焦虑等，均可影响心主血脉功能，引起面色、脉象、心胸部位感觉等异常。

心藏神

（三）心的系统联系

1. 心在体合脉，其华在面

脉，即血脉，是血液运行的通道，有"血府"之称。由于全身血脉统属于心，由心主管，故称心在体合脉。

华，有光彩之意。心其华在面，指心生理功能正常与否，可通过面部色泽反映。面部血脉分布极其丰富，《灵枢·邪气脏腑病形》说："十二经脉，三百六十五络，其血气皆上于面而走空窍。"故心气旺盛，血脉充盈，则面部红润有泽。心气不足，可见面色㿠白；心血亏少，可见面色淡白；气血瘀滞，血行不畅，可见面色晦暗、青紫。

2. 心开窍于舌

心开窍于舌，是指舌为心之外候，又称舌为"心之苗"。《灵枢·经脉》云："手少阴之别……循经入心中，系舌本。"说明心与舌以经脉相连。心之气血可循经上荣舌本，维持舌的色泽及味觉等功能。故《灵枢·脉度》云："心气通于舌，心和则舌能知五味矣。"

舌的表面无表皮覆盖，血管非常丰富，因此，从舌质色泽可察知心主血脉功能是否正常。若心阳不足，则舌质淡白胖嫩；心血不足，则舌质淡白或苍白；心火上炎，则舌质红或有芒刺；心血瘀阻，则舌质淡紫或有瘀斑、瘀点。

舌的味觉及语言表达功能依赖心藏神功能控制与调节，心藏神功能失常，可出现舌强、语謇、舌卷、失语等。故通过舌体运动及舌的味觉、语言功能，可推断心藏神功能情况。

3. 心在志为喜

心在志为喜，是指心的生理功能与情志活动中的"喜"有关。中医学认为人的情绪活动由五脏功能所派生。《素问·天元纪大论》说："人有五脏化五气，以生喜、怒、思、忧、恐。"喜是一种良性情绪，适度的喜有利于心气血调和。《素问·举痛论》说："喜则气和志达，营卫通利。"但暴喜或喜乐过度，则可使心气涣散，耗伤心神。

4. 心在液为汗

汗为津液代谢的产物，是津液经阳气蒸化后由汗孔排出的液体，《素问·阴阳别论》说："阳加于阴谓之汗。"由于津液与血同源互化，心主血，故有汗血同源一说，亦称汗为心之液。《医宗必读·汗》说："心之所藏，在内者为血，发于外者为汗，汗者心之液也。"在病理上，汗出过多易耗伤心阳心气，引发心悸怔忡；心阳心气亏虚，失于固摄，易引起汗出淋漓。此外，由于紧张、焦虑、惊恐等心理状态引发的出汗，亦与心藏神调节失常有关。

5. 心通于夏气

《内经》从"五脏应四时，各有收受"的天人观出发，认为五脏各有主时，和季节之气相通应，其中心通于夏气。夏季天气炎热，阳气隆盛，有利于补助心阳，故心阳虚多在夏季缓解。但气候炎热汗出易耗气伤阴，故心气虚阴虚多在夏季加重。夏季火热也易扰动心神，致失眠、心烦、躁扰不宁。

〔附〕 心包络

心包络，简称心包，亦名膻中，是包在心脏外面的包膜，具有保护心脏的作用。心包的形态和部位，古人早有记载。《医学正传》说："心包络，实乃裹心之包膜也，包于心外，故曰心包络也。"《类经图翼》说："心外有赤黄裹脂，是为心包络。"心居包络之中，包络在心之外，所以《内经》比之为心之宫城，如《灵枢·胀论》所云："膻中者，心主之宫城也。"当外邪侵犯心脏时，心包络首先受病，故有"心包代心受邪"之说。《灵枢·邪客》曰："心者，五脏六腑之大主，精神之所舍也，其脏坚固，邪弗能容也。容之则心伤，心伤则神去，神去则死矣。故诸邪之在于心者，皆在于心之包络。"因此，在温病学说中，外感热病过程中出现的神昏、谵语等症，常被称之为"热入心包"或"热邪蒙蔽心包"。

二、肺

〔病案导入〕

汪石山治一妇，年三十。因夫买妾，过于忧郁，患咳嗽，甚则吐食呕血，兼发热、恶寒、自汗。医用葛氏保和汤，不效。汪诊其脉，皆浮濡而弱，按之无力，晨则近数，午后则缓（午后则缓，故可治）。曰：此忧思伤脾病也。脾伤则气结，而肺失所养，故嗽。遂用麦门冬、片芩以清肺，陈皮、香附以散郁，人参、黄芪、芍药、甘草以安脾，归身、阿胶以和血，数服病少宽，后每贴渐加参至五六钱，月余而愈。

《名医类案·卷三·咳嗽》

　　肺位于胸中，左右各一，呈分叶状。因其在脏腑中位置最高，故有"华盖"之称。

　　肺的主要生理功能为主气、司呼吸，主通调水道，朝百脉，肺在人体生命活动中发挥的作用可统称"治节"。肺的系统联系是：在体合皮，其华在毛；开窍于鼻，在液为涕；在志为悲（忧），通于秋气。

（一）肺的生理特性

1. 肺气宣发肃降

　　宣发和肃降是肺气运动的两种方式。宣发是肺气向上、向外的运动；肃降是肺气向下、向内的运动。通过肺气向上的升宣和向外周的布散，以及向下、向内的通降，可对人体发挥以下作用：通过肺气宣发，呼出浊气，布散津液至人体上部及皮毛肌腠，将血液由肺敷布全身，宣发卫气至体表。通过肺气肃降，吸入自然界清气，将津液向下输送，使外周血液回流到肺，促进大肠传导。

　　肺气宣发与肃降是相反相成的运动。肺的主气、司呼吸、通调水道、朝百脉等功能以及肺与皮毛、鼻窍、大肠等的联系都通过宣发肃降来实现。因此，宣发肃降协调，是维护肺各项生理功能的基础。若宣发肃降失常，可引起咳嗽、咯痰、气喘、胸闷、鼻塞、嗅觉减退、尿少、水肿、无汗等症。在病理上，肺失宣发和肺失肃降互为因果、交互影响。没有正常的宣发，就没有正常的肃降，反之亦然。

2. 肺为娇脏，喜润恶燥

　　肺外合皮毛，开窍于鼻，与自然界息息相通，故外感邪气从皮毛、口鼻而入，往往首先犯肺。因肺不耐寒热，易被邪气侵袭发病，故有"娇脏"之称。

　　肺喜清润恶燥。外感燥邪或体内津液亏损，津伤化燥，均易伤及肺津，引起肺燥，出现干咳少痰、口鼻干燥、咽干音哑等症。

肺的生理特性

（二）肺的生理功能

1. 肺主气，司呼吸

　　肺主气，见于《素问·六节藏象论》（"肺者气之本"）、《素问·五脏生成》（"诸气者，皆属于肺"）。肺主气的生理功能，包括肺主呼吸之气和肺主一身之气两个方面。

（1）肺主呼吸之气

　　肺主呼吸之气又称肺司呼吸，是指肺有主司呼吸运动的作用。肺司呼吸，实际上是肺气宣发肃降在呼吸运动中的体现。肺气宣发则呼出浊气，肺气肃降则吸入清气。肺气宣发肃降正常，呼吸调匀有序。凡影响肺气宣发、肃降的因素，都可致呼吸失调，见咳嗽、气喘、气短等病症。

（2）肺主一身之气

肺主一身之气是指肺有主司一身之气生成和运行的作用。

其一，主管气的生成。肺吸入的自然界清气是人体之气，特别是宗气的重要来源，决定着一身之气的生成。

其二，调节全身气机。肺气的宣发肃降，是气的升降出入运动在肺脏的具体体现。通过肺气宣发肃降，可带动全身气机升降出入，从而对全身气机发挥调节作用。

2. 肺主通调水道

"通调水道"，语出《素问·经脉别论》，是指肺气宣发肃降对水液输布代谢具有疏通、调节作用。通过肺气宣发，津液布散于体表和上部，发挥滋润濡养作用，代谢后的水液主要以汗液形式排出；通过肺气肃降，津液不断向下输送，经过代谢后，多余的水液经过肾阳蒸腾气化转化为尿液，由膀胱排出。肺气宣发肃降正常有序，则水液运行道路畅通和调，故有"肺主行水"一说。由于肺在脏腑中位置最高，肺气肃降下输水液，为尿液的生成提供了来源，故有"肺为水之上源"之称。如果肺通调水道功能失职，就可出现汗、尿排泄障碍，或致水液停聚生痰成饮，或形成水肿。

3. 肺朝百脉

《素问·经脉别论》曰："食气入胃，浊气归心，淫精于脉，脉气流经，经气归于肺，肺朝百脉，输精于皮毛。"朝，有朝向、朝会之意。百脉，意指全身很多血脉。肺朝百脉，指全身血液借助血脉汇聚于肺，通过肺气宣发肃降，对血液运行发挥调节作用。

有形之血的运行，必赖于无形之气的推动。肺主一身之气，肺气宣发肃降通过调节气机升降出入，对血液运行发挥促进作用。肺气宣发，血液由肺输送全身；肺气肃降，全身血液汇聚到肺。故肺朝百脉起到了助心行血的作用。临床上，肺失宣肃或呼吸不利，可导致血液运行障碍，形成血瘀的病理状态。

可见，肺的功能可总结为以下几方面：其一，影响人体之气的生成与运行；其二，对人体水液代谢发挥调节作用；其三，对血液运行发挥促进作用。这些功能可统称为"肺主治节"，即肺通过调节气、血、津液，对全身发挥治理调节作用，《素问·灵兰秘典论》称肺"主治节"而为"相傅之官"。

（三）肺的系统联系

1. 肺在体合皮，其华在毛

皮毛，包括皮肤、汗孔、毫毛等，为一身之表，依赖肺气宣发至体表的卫气和津液的温煦、滋润，是人体抵御外邪入侵的第一道屏障。汗孔，又称玄府、气门，是津液渗泄的门户。中医学另有"腠理"之名，意指皮肤、肌肉的纹理间隙，是气与津液流通的窍隧。中医学常用腠理闭塞或疏松来说明汗孔启闭情况，表征人体抵御外邪能力的强弱。肺精气充沛，宣发正常，精气外达皮毛，则皮毛致密光泽，抵御外邪能力强。若肺气虚，宣发卫气、输精于皮毛功能减退，则卫表不固，抵御外邪能力降低，可出现多汗，易感冒，或皮毛憔悴枯槁等现象。若肺气壅滞，卫表郁阻，则腠理闭塞而无汗。由于肺合皮毛，故外邪侵犯体表，致腠理闭塞，常影响肺，造成肺气不宣，出现咳喘等病变。

2. 肺开窍于鼻

鼻是呼吸道的最外端，是呼吸之气出入之门户，通过肺系（喉、气管等）与肺相连，故为肺之窍。鼻的通气和嗅觉功能，皆赖肺气调节。《灵枢·脉度》云："肺气通于鼻，肺和则鼻能知香臭。"肺气充沛，宣降得宜，则气道通利，鼻窍畅通，呼吸自如，嗅觉灵敏。若肺气虚弱或肺气失宣，则鼻窍阻塞，呼吸不利，嗅觉减退。肺卫不固，易感外邪，致感冒鼻塞流涕。

3. 肺在志为悲（忧）

《素问·阴阳应象大论》曰："在脏为肺……在志为忧。"《素问·宣明五气》曰："精气……并于肺则悲。"说明悲忧均和肺的功能活动密切相关，故同属肺志。悲和忧虽为正常的情绪变化或情感活动，如果过度的话，也易于损伤人体功能，造成气的消耗，故《素问·举痛论》说："悲则气消。"因肺主气，悲忧过度最易伤肺；而肺气虚弱时，机体对外来刺激耐受力减退，也易产生忧愁悲伤的情志变化。

4. 肺在液为涕

涕由鼻黏膜分泌，有润泽鼻窍作用。涕为肺津所化，赖肺气所摄。肺津充、肺气足，则鼻窍润泽、涕不外流。若寒邪袭肺，肺气失宣，则鼻流清涕；风热犯肺，则鼻流黄涕；风燥犯肺，灼伤肺津，则鼻窍干燥。

5. 肺通于秋气

肺五行属金，其气清肃，与自然界秋季清凉敛降之性同气相求，故与秋气相通应。秋季气候干燥，肺为清虚之脏，喜润而恶燥，故秋季易见肺燥之证，常见干咳少痰、口鼻干燥、皮肤干裂等表现。

三、脾

[病案导入]

薛立斋治府庠沈姬文母，患脾虚中满，痰嗽发热，又食湿面冷茶，吞酸呕吐，绝食。误服芩、连、青皮等药，益加寒热，口干流涎不收，闻食则呕，数日矣。迎治，曰：脾主涎，以脾虚不能约制也。欲用人参安胃散，惑于众论，以为胃经实火宿食，治之病日增剧。忽思冬瓜，食如指甲一块，顿发呕吐酸水不止，仍服前药愈剧。复邀视之，则神脱脉绝濒死矣。惟目睛尚动，曰：寒淫于内，治以辛热。然药不能下矣，急用盐、艾、附子炒热熨脐腹，以散寒回阳。又令沈以口气补接母口之气，又以附子作饼热贴脐间（救急妙法）。时许，神气少苏，以参、术、附子为末，仍以是药加陈皮，煎膏为丸如粟米大，纳五七粒于口，随津液咽下即不呕。二日后，加至十粒，诸病少退，口涎不止。五日后，渐服前剂一二匙，胃气少复，乃思粥饮，复投以参、术等药，温补脾胃，五十余剂而后愈。

《续名医类案·卷六·呕吐》

脾位于上腹，膈膜下，左季胁部，胃的左上方。

脾的生理功能主要包括主运化、主升和主统血三个方面。其系统联系是：在体合肉、主四肢，开窍于口、其华在唇，在志为思，在液为涎，通于长夏之气。

脾的概述

（一）脾的生理特性

1. 脾以升为健

脾以升为健，出自《临证指南医案·脾胃门》（"脾宜升则健，胃宜降则和"）。强调脾气的运动特点以上升为主。通过脾气上升，可升发清阳至头面部，也可升托内脏，防止下垂。脾气升清、胃气降浊概括了饮食物消化吸收过程各种功能活动。二者相互为用，相反相成，共同完成饮食物的消化、水谷精微的吸收和转输。若脾气不能升清，则浊气亦不得下降，可见升降失序表现。《素问·阴阳应象大论》说："清气在下，则生飧泄；浊气在上，则生䐜胀。"

2. 脾喜燥而恶湿

"脾恶湿"最早见于《素问·宣明五气》。金·刘完素认为五脏各有本气，"脾本湿"。喜燥恶湿，指脾具有喜干燥、恶湿浊的特性。这一特性与脾主运化水液有关。脾职司水液输送，若水液过多，超出其运化能力，则水液易于留滞而为痰湿。痰湿困遏，脾阳不振，清气不升，则妨碍脾气健运。故脾的病证多表现为脾为湿困，脾失健运，临床上健脾、运脾多选用燥药。

（二）脾的生理功能

1. 脾主运化

脾主运化功能，明确提出于《济生方》。该书《呕吐论治篇》说："盖胃受水谷，脾主运化，生血生气，以充四体也。"运，即运送、转输；化，即变化。脾主运化，是指脾气具有将饮食水谷转化为水谷精微，并将其吸收、转输全身的作用。脾主运化是整个饮食物代谢过程的中心环节，也是维持后天生命活动的根本。脾主运化可分为运化谷食、运化水液两方面。

（1）运化谷食

运化谷食指脾气将食物消化为水谷精微，并将其吸收、转输至全身的作用。食物被人体摄入后，消化吸收主要在胃与小肠内完成，但脾主运化对这一过程发挥主导作用。食物在胃中初步消化，在小肠中彻底消化吸收，均在脾气推动下进行。

水谷化生的精微物质，依赖脾气的运化转输至全身。具体转输方式有二：其一是脾气散精，将精微物质直接灌溉四旁。《素问·玉机真藏论》说："脾为孤脏，中央土以灌四傍。"其二是上输心肺，化生气血，通过心肺布散全身。《医权初编》说："饮食先入于胃，俟脾胃运化，其精微上输于肺，肺气传布各所当入之脏。"

脾的运化功能正常，称为"脾气健运"。脾气充沛，运化强健，则食物消化吸收正常，气血化源充足，故脾被称为"气血生化之源"。水谷精气是后天生命活动的根本，故脾又有"后天之本"之称。脾气健运，则食欲正常、精神充沛、面色红润、形体健壮。

脾的运化功能减退，称"脾失健运"，可出现纳呆、食后腹胀、便溏等饮食物消化吸收障碍症状。日久，气血生化乏源，则全身气血不足，可见面色无华、形体消瘦、神疲倦怠、气短乏力等。

（2）运化水液

运化水液是指脾对水液有吸收、转输与布散作用，是脾主运化的一个方面。《济生方·口论治》说："盖五味入口，藏于脾胃，为之运化津液。"饮食物中的水液，在脾气推动下，由小肠、大肠吸收，输送至脾；通过脾气运化，以脾气散精、上归于肺两种形式输布全身。大多数水液由脾转输至肺肾进行代谢。脾的运化功能健旺，能防止水液在体内不正常滞留，从而防止湿、痰、水、饮等病理产物形成。若脾运化水液功能减退，水液就会滞留成痰、生湿、停饮，甚至导致水肿。故《素问·至真要大论》说："诸湿肿满，皆属于脾"。临床治疗此类病症，多采用健脾燥湿、健脾化痰、健脾利水等方法。

2. 脾主升

升，指脾气的运动特点以上升为主。脾主升包括升清、升举两个方面。

（1）升清

清，指水谷精微、气血等精微物质。脾主升清，是指通过脾气上升，将脾胃化生的水谷精微上输心肺，通过心肺作用化生气血；并将精、气、血、津液等精微物质输送至头面部，以发挥滋润、濡养作用。脾气上升保证了人体上部的精气供养，是维护脑、耳、目等器官功能正常的保障。若脾不升清，头面失养，可见头晕、健忘、思维呆钝、耳鸣、目涩等"上气不足"的病症。《灵枢·口问》说："上气不足，脑为之不满，耳为之苦倾，目为之眩。"脾主升清，以脾气充沛为前提。若脾气虚，上升不及，不仅引起上气不足，而且会造成清气下陷，出现便意频频、久泻久痢等。

（2）升举

升举是指脾气具有升托内脏，维护恒定位置，防止内脏下垂的作用。脾气上升是防止内脏下垂的重要保证。若脾气虚，升举无力，气机下陷，则可见脱肛、胃下垂、肾下垂、子宫脱垂等病证。内脏下垂与清气下陷均属"中气下陷"，临床上常采用补益脾气、升清托举的方法治疗。

3. 脾主统血

统，统摄、控制。脾主统血是指脾气具有统摄血液运行脉中，防止逸出脉外的功能。《薛氏医案》指出："心主血，肝藏血，脾能统摄于血。"

脾统血实际上是气能摄血的具体体现。脾气健旺，水谷精气充足，则气旺摄血，约束血液运行脉中。若脾气虚，健运失司，气的生成不足，统摄无力，则血易逸出脉外，引起出血，一般称脾不统血，临床上多表现为皮下出血、便血、尿血、崩漏等，以下部出血为多见，伴有倦怠乏力等气虚表现。

（三）脾的系统联系

1. 脾在体合肉，主四肢，其华在唇

肉，主要指肌肉。全身的肌肉赖脾胃化生的水谷精微充养，才能丰满结实，强壮有力。清·张志聪注《素问·五脏生成》："脾主运化水谷之精，以生养肌肉，故主肉。"人的肌肉是否强壮、丰满，与脾的运化功能密切相关。若脾胃健旺，气血充足，肌肉得以充养，则健壮有力；若脾胃虚弱，气血不足，则肌肉瘦削，软弱无力，甚至痿废不用。临床治疗肌肉痿废不用等疾患，多从脾胃论治。《素问·痿论》云："治痿独取阳明。"

四肢为人体之末，故有"四末"之称。四肢需要脾胃化生的水谷精微充养，才能发达健壮、灵活有力，故有脾主四肢之说。脾胃虚弱，水谷精微生成不足，气血亏虚，则四肢易于倦怠乏力，甚或痿废不用。《素问·太阴阳明论》云："今脾病不能为胃行其津液，四肢不得禀水谷气，气日以衰，脉道不利，肌肉筋骨皆无气以生，故不用焉。"

口唇的色泽，与全身气血状态密切相关。由于脾胃为气血生化之源，故口唇色泽是否红润，不但是全身气血状况的反映，而且也间接反映脾胃纳运功能是否正常。此外，脾津对口唇具有润泽作用，脾津不足则口唇易于干燥、开裂。

2. 脾开窍于口

口是消化道的最外端，具有咀嚼食物、辅助消化、辨析五味等作用。人的食欲和口味均反映脾的功能状态，故脾开窍于口。脾气健运，则食欲旺盛，口味正常，如《灵枢·脉度》所云："脾气通于口，脾和则口能知五谷矣。"若脾失健运，湿浊内生，则见食欲不振，口味异常，如口淡无味、口甘口黏等。

3. 脾在志为思

思，即思虑、思考，属精神、意识、思维活动范畴。《灵枢·本神》说："因志而存变谓之思。"正常思维活动依赖气血推动与濡养，脾为气血生化之源，故在志为思。一般思维活动对人体并无不良影响，但思虑过度会造成"思则气结"，导致脾气壅滞，从而影响脾气健运，常见不思饮食、脘腹胀闷；久则气血生化乏源，出现面色萎黄、头目眩晕、健忘等症，故《素问·阴阳应象大论》说："思伤脾。"

4. 脾在液为涎

涎为口津，指唾液中较为清稀的部分，一般在进食时分泌较多，具有润泽、保护口腔，帮助食物吞咽和消化的作用。涎由脾津所化，赖脾气所摄，因脾经连舌本，散舌下，开窍于口。若脾气虚弱，气不摄津，可见口涎自出；若脾津不足，口涎减少，则见口干。

5. 脾通于长夏之气

脾五行属土，与长夏之气相通应。长夏气候炎热，雨水较多，有利农作物生长，合于土生化万物之象。脾主运化，化生气血以奉生身，与"土爱稼穑"相类，故脾与长夏同气相求。然脾喜燥恶湿，长夏之湿太过，易于困遏脾阳，使脾运不展，引起腹满、食少、体倦、便溏、口甘、苔腻等症。脾本虚者，此时常易加重。故长夏调养，当重视化湿运脾。

 知识链接

脾应长夏

土与时间相配有两种配法：一配长夏；二配辰、未、戌、丑月。十二地支中，寅、卯、辰月属春，巳、午、未月属夏，申、酉、戌月属秋，亥、子、丑月属冬。则辰、未、戌、丑月分别是春、夏、秋、冬季的最后一个月，即农历三、六、九、十二月，习称季月，属土。表明土载四行，四时之中皆有土气。季月之配，尚有一变，因辰、未、戌、丑月属土，则土有四个月，其余四行每行才两个月，有五行不平衡之嫌，因此，又有以季月最后十八天属土之配，则四个季月各十八天，共七十二天属土，而其余四脏每脏亦各主七十二天。《素问·太阴阳明论》所云"脾者，土也，治中央，常以四时长四脏，各以十八日寄治"即为此配。

四、肝

[病案导入]

恼郁动肝致病，久则延及脾胃，中伤不纳，不知味，火风变动，气横为痛为胀，疏泄失职，便秘忽泻，情志之郁，药难霍然，数年久病，而兼形瘦液枯，若再香燥劫夺，必变格拒中满，与辛润少佐和阳。

柏子仁（二钱），归须（二钱），桃仁（三钱），生白芍（一钱），小川连（三分），川楝子

（一钱）。

《临证指南医案·卷六·郁》

肝位于腹部，横膈以下，右胁之内，呈分叶状。

肝的主要生理功能为主疏泄和主藏血。其系统联系是：与胆相表里，在志为怒，在液为泪，在体为筋，其华在爪，开窍于目，通于春气。

（一）肝的生理特性

1. 肝为刚脏

肝为刚脏，指肝具有刚强躁急的特性，肝之阳气在病理上易亢、易逆。"刚脏"一说出自《临证指南医案·肝风》（"肝为风木之脏，因有相火内寄，体阴用阳，其性刚，主动，主升。"）肝五行属木，内寄相火，其气主升、主动，故生理上刚强躁急，喜条达而恶抑郁。肝之阳气的病变多表现为易亢、易逆，易于升动太过的特点，如肝气上逆、肝火上炎、肝阳上亢、肝风内动等，出现眩晕、面红、目赤、头痛、烦躁易怒、筋脉拘挛甚则抽搐等症状。肝气升动太过还可干犯他脏，导致五脏六腑病变，故有"肝为万病之贼""肝病贼五脏"之说。

2. 肝体阴而用阳

肝体阴而用阳，语出《临证指南医案·肝风》。体，指肝之本体；用，指肝的功能活动。肝藏血，血属阴，故其体为阴；肝气疏泄，主升、主动，故其用为阳。"肝体阴而用阳"概括了肝以血为体、以气为用的生理特性，揭示出藏血与疏泄之间相互依存、相互为用的内在联系。肝藏血充足，可涵敛肝气，维护肝气疏泄的冲和条达。若肝血不足，肝体失养，则肝气易郁、易逆、易化火伤阴。故《质疑录》说："肝之所赖以养者，血也。肝血虚，则肝火旺；肝火旺者，肝气逆也。"故临床治疗肝疏泄失调的病证，多配以养血柔肝药物。

3. 肝气升发

肝气升发，是指肝气具有向上升动、发散的特性。《读医随笔·平肝者舒肝也非伐肝也》说："肝之性，喜升而恶降，喜散而恶敛。"肝五行属木，通于春气。春为四季之始，阳气始发，内蕴生生之机。春气内应于肝。肝气升发可启迪诸脏，使诸脏之气生升，则气血冲和，五脏安定，故《张氏医通》说："肝脏升发之气，生气旺则五脏环周，生气阻则五脏留著。"肝气升发是肝主疏泄的内在因素。升发不及或升动障碍，则肝失疏泄，气机郁结；升发太过，则疏泄太过，气机亢逆，形成肝气上逆、肝火上炎、肝阳上亢、肝风内动等病理改变。

4. 肝喜条达而恶抑郁

肝主疏泄，其气宜畅达不宜被郁遏，郁则为病，故言肝喜条达而恶抑郁。若情怀不畅、郁怒不解或其他因素影响肝条达之性，易于造成肝疏泄失职，肝气郁结，从而引起胸胁脘腹胀满、情绪悒郁不乐、食欲不振、瘿瘤乳癖等。《问斋医案·妇人杂病》云："木失条舒，土为木克，化源不健，运纳无常，以故饮食迟于运化。""木不条达，气滞血凝，经闭少腹常疼。"临床上根据"肝喜条达恶抑郁"的特性，治疗常因势利导，采用疏肝之法遂其性，慎用苦寒清降之品伐肝，以免加重肝气郁滞。民国张锡纯在《医学衷中参西录·论肝病治法》中说："木性原善条达，所以治肝之法当以散为补，散者即升发条达之也。"

（二）肝的主要生理功能

1. 肝主疏泄

疏，即疏通、疏导；泄，发泄。肝主疏泄，是指肝气具有疏调、调畅全身气机，维护气机畅达协调的作用。肝的疏泄功能反映了肝为刚脏、主升主动的生理特点，是调畅全身气机，推动血和津液运行，维护脏腑经络功能协调的重要环节。肝主疏泄，最早见于《格致余论·阳有余阴不足论》（"主闭藏者肾也，司疏泄者肝也。"）目前对"肝主疏泄"功能的认识，是在临床实践中逐步发展和完善起来的。肝的疏泄功能主要表现在以下几方面。

(1) 调畅气机

肝主疏泄的中心环节是调畅气机。肝气主升、主动，对气机的疏通、畅达、升发是一个重要的因素。肝气正常疏泄，则气机调畅，气血和调，经络通利，脏腑形体官窍功能正常有序。

若肝的疏泄功能失常，则易于形成两种病理：一是肝失疏泄。多因情志抑郁，郁怒伤肝，疏泄不及，致气机疏通、畅达受阻，形成气机不畅的病理变化，一般称"肝气郁"或"肝气郁结"。常见喜太息，胸胁、乳房或少腹等部位胀满闷痛等症。此外，肝气虚弱，升发无力，疏泄不及，亦可因虚而致气郁，表现出忧郁胆怯、倦怠乏力、两胁虚闷、常喜太息、脉虚弦等。二是疏泄太过。多因暴怒伤肝，或气郁化火，或肝阳偏亢所致。肝疏泄太过，气机升动太过，下降不及，则形成肝气亢逆的病理变化，称为"肝气逆"。常见头胀头痛、面红目赤、胸胁胀满、烦躁易怒，或血随气逆而致吐血、咯血，甚则突然昏厥等。《素问·调经论》说："血之与气并走于上，则为大厥，厥则暴死，气复反则生，不反则死。"

(2) 促进血和津液运行输布

血液正常循行和津液输布代谢，均有赖于气的推动和调控。肝气疏泄，畅达气机，气行则血行。若肝疏泄失常，气机失调，则常见血行异常。如肝疏泄失职，肝气郁结，易致血行不畅，甚则停滞为瘀，出现月经后期、痛经、闭经、癥积痞块等。若肝疏泄太过，肝气亢逆，易致血随气逆，血不循经，出现吐血、咯血、月经先期、崩漏等。临床上，调理肝气，协调疏泄之职，在瘀血内阻及出血性病证中广为应用。

肝气疏泄，还可促进津液的运行输布，气行则津行。《济生方·痰饮论治》说："人之气道贵乎顺，顺则津液流通，绝无痰饮之患。"若肝气郁结，疏泄失职，气滞则津停，可滋生痰饮水湿等病理产物，引起瘰疬、瘿瘤、乳癖、水肿、臌胀等病证。临床上，疏肝理气亦为治疗痰饮水湿之常法。

(3) 促进脾胃纳运功能

肝与脾胃共处中焦，肝气疏泄，畅达气机，可促进、协调脾胃之气的升降，为脾胃纳运正常创造条件，促进饮食物的消化、水谷精微的吸收和糟粕的排泄。若肝疏泄功能失常，既可影响脾气升清，致脾失健运、清气下陷，见腹胀、腹泻等症；又可影响胃气降浊，致胃失通降、胃气上逆，见纳呆、脘胀、嗳气、呕吐、便秘等。前者称"肝脾不和"或"肝气犯脾"，后者称"肝胃不和"或"肝气犯胃"。以上病理变化，在五行学说中称为"木乘土"。正如《血证论·脏腑病机论》所说："木之性主于疏泄，食气入胃，全赖肝木以疏泄之，而水谷乃化；设肝之清阳不升，则不能疏泄水谷，渗泄中满之症，在所不免。"

(4) 调畅情志

情志活动是脏腑精气对外界刺激的应答。情志反应适度以气机调畅、气血调和为前提条件。《灵枢·平人绝谷》说："血脉和利，精神乃居。"肝气疏泄，畅达气机，和调气血，故可调畅情志，使人心情开朗，心境平和，情志活动有度。若肝气郁结或亢逆，疏泄失职或太过，则易致情志活动异常。前者常见情志抑郁、闷闷不乐；后者多见性情急躁、易怒等。另一方面，情志异常也可影响肝的疏泄功能，造成肝气郁结或肝气亢逆。鉴于肝与情志关系密切，临床治疗情志病证多注重调肝。《医贯·郁病论》说："予以一方治其木郁，而诸郁皆因而愈。一方曰何？逍遥散是也。"

（5）促进胆汁分泌排泄

胆汁，又称"精汁"，由肝之精气汇聚而成。《东医宝鉴》说："肝之余气泄于胆，聚而成精。"胆汁贮存于胆囊，排泄入小肠，参与饮食物消化。胆汁的分泌、排泄是在肝气疏泄作用下完成。肝气疏泄，胆气通利，则胆汁分泌正常，排泄通畅。若肝气郁结，疏泄失职，胆汁分泌排泄障碍，不仅会影响脾胃纳运功能，致厌食、腹胀，而且会导致胆汁郁积，进而形成结石，见胁痛、黄疸等症。若肝胆火旺，疏泄太过，肝气亢逆，则可致胆汁上溢，出现口苦、泛吐苦水等。

（6）促进排精、排卵、行经

男子排精、女子排卵与月经来潮，皆与肝气的疏泄密切相关。《格致余论·阳有余阴不足论》说："主闭藏者肾也，司疏泄者肝也。"男子精液的贮藏与施泄，是肝肾二脏疏泄与闭藏相互协调的结果。肝气疏泄，畅达气机，与肾气闭藏作用协调，则精液排泄通畅有度。若肝气郁结，肝失疏泄，则排精不畅而致精瘀；若肝火亢盛，或湿热内扰，疏泄太过，则精室被扰而见梦遗等。

女子月经来潮也是肝气疏泄和肾气闭藏相互协调的体现。若肝气郁结，疏泄失职，常致月经后期、量少、经行不畅，甚或痛经等；若肝火亢盛，疏泄太过，血不循经，常致月经先期、量多、崩漏等。临床治疗此类病症，常注重调肝。此外，女子按时排卵，也受肝气疏泄的调节。相对于男子而言，肝的疏泄功能对女子生殖尤为重要，故有"女子以肝为先天"之说。

2. 肝主藏血

肝主藏血，指肝具有贮藏血液、调节血量和防止出血的功能。

（1）贮藏血液

肝藏血，始见于《灵枢·本神》（"肝藏血，血舍魂"）。意为肝内藏有一定量的血液，故肝有"血海"之称。肝内贮藏的血液，即肝血。其意义概括起来有如下四方面：

① 濡养肝及其形体官窍。肝血除濡养肝本脏外，还可输布外周，濡养相关形体官窍如筋、目、爪等。《素问·五脏生成》说："肝受血而能视，足受血而能步，掌受血而能握，指受血而能摄。"若肝血不足，濡养减退，则见筋、目、爪等异常。如血不荣筋则肢体麻木、筋脉拘挛、肌肉颤动、手足痿疭等；血不养目则目涩、目花、目珠刺痛等；血不荣爪则见爪甲脆薄、干枯、易于折断等。

② 为月经生成之源。女子月经来潮，与冲任二脉密切相关。肝藏血，冲任二脉隶属于肝。肝血充足，肝气畅达，则肝血下注冲任，形成月经，故肝中贮藏的血液为经血生成之源。若肝血不足，常致月经量少，甚或闭经。

③ 维护肝气条达。肝内藏血充足，能涵敛肝气，维护肝气的冲和条达，以利正常疏泄。若肝血不足，则肝气易郁、易逆。故临床治疗肝疏泄失常的病证，常配以养血柔肝药物。

④ 维持正常神志及睡眠。《灵枢·本神》说："肝藏血，血舍魂"，意为肝血有养魂作

用。魂属精神、意识、思维活动范畴，与睡眠、梦境等有关。《类经·脏象类》说："魂之为言，如梦寐恍惚、变幻游行之境，皆是也。"肝血充足，魂得其养而有所舍。若肝血不足，血不养魂，则魂不守舍，见失眠、多梦、梦魇、梦游、梦呓或幻觉等。

（2）调节血量

人体各部血液流量会随机体活动、情绪、气候等因素的变化而变化，剧烈运动或情绪激动时，外周血流量会增多；而安静或休息时，外周血流量会减少。《素问·五藏生成》曾说："人卧则血归于肝。"唐代王冰注曰："肝藏血，心行之，人动则血运于诸经，人静则血归于肝脏。何者？肝主血海故也。"肝血随着人的不同状态而发生重新分配，是通过肝主疏泄与肝藏血的协同作用完成的。

肝调节血量以贮藏血液为基础和前提。只有藏血充足，才能有效地调节。而肝血输布到外周及回流到肝，则受肝气疏泄的控制与调节。

（3）防止出血

肝为藏血之脏，具有防止出血的功能。其机制主要为：肝气疏泄得宜，则气行血行，气顺血调，使血循脉中，不致离经而为出血。若肝气亢逆，疏泄太过，则血液妄行，不循经脉，逸于脉外。如《景岳全书·吐血论治》所说："怒气伤肝，动肝火则火载血，上动肝气，则气逆血奔，所以皆能呕血。"肝藏血失职所致出血，一般称肝不藏血。其病机大致有两种：一是肝火旺，灼伤脉络，迫血妄行；二是肝阴不足，虚火内扰，常见吐、衄、咯血，或月经先期、崩漏等。

肝的生理功能

（三）肝的系统联系

1. 肝在体合筋，其华在爪

筋，即筋膜，附着于骨而聚于关节，具有连接关节、肌肉，主司关节运动的功能。筋赖肝之气血充养，则筋膜柔和，筋力强健，运动灵活有力，可耐受疲劳，故《素问·六节藏象论》说："肝者，罢极之本。"若肝的气血不足，筋失其养，可出现肢体麻木、抽筋、屈伸不利，手足震颤、抽搐，或关节无力、四肢懈怠等症。

爪，指爪甲，包括指甲和趾甲，乃筋之延续，故有"爪为筋之余"之说。爪甲赖肝血和肝气荣养，故《素问·五脏生成》说："肝之合筋也，其荣爪也。"肝血、肝气的盛衰，可从爪甲的色泽与形态上表现出来，故称肝其华在爪。肝的气血盈亏可影响爪甲荣枯。观察爪甲荣枯，又可测知肝的气血是否充足。若肝血不足，可见爪甲痿软而薄，枯而色夭，甚则变形、脆裂。

2. 肝开窍于目

目又称"精明"，为视觉器官，依赖肝血濡养和肝气疏泄，以维持视物功能，故称肝在窍为目。《灵枢·经脉》说："肝足厥阴之脉……连目系。"《素问·五脏生成》说："肝受血而能视。"《灵枢·脉度》说："肝气通于目，肝和则目能辨五色矣。"可见，肝气调和，肝血充足，循经上注眼目，则目能视物辨色。若肝阴血不足，易致目涩、目花、视物模糊等症；肝经风热则目赤痒痛；肝风内动则目睛上视、两目斜视等。故临床上目疾多从调肝入手。

除肝以外，目的视物功能还依赖五脏六腑精气濡养。《灵枢·大惑论》说："五脏六腑之精气，皆上注于目而为之精，精之窠为眼，骨之精为瞳子，筋之精为黑眼，血之精为络，其窠气之精为白眼，肌肉之精为约束。"后世在其基础上发展出"五轮"学说，为眼科疾病辨治奠定理论基础。

3. 肝在志为怒

怒是人在情绪激动时所出现的正常情感反应，由肝功能活动所派生，故为肝之志。怒的情绪人皆有之，一定限度内正常的发泄不仅无害，反而有利于肝气条达舒畅。但大怒或郁怒不解则易于伤肝，造成肝疏泄失调。前者致肝气升发太过，疏泄过亢；后者致肝气郁结，肝失疏泄，故有"怒伤肝"之说。

怒以肝之气血为生理基础，气血失调易引起怒志的改变。《素问·调经论》说："血有余则怒。"《灵枢·本神》说："肝气虚则恐，实则怒。"当肝气过亢，或肝阴不足，肝阳偏亢时，常可表现为性情急躁易怒，情绪失控；当肝气郁时，则情绪易于抑郁、闷闷不乐。临床上，治怒当调肝。大怒治以平肝，郁怒治以疏肝。

4. 肝在液为泪

泪从目出，由肝阴肝血经肝气疏泄于目而化生，有濡润眼球、保护眼睛的功能。正常情况下，泪液分泌适量，既能濡润眼球，又不致外溢。但当异物入眼，泪液即大量分泌，以排除异物、清洁眼球。此外，当人极度悲哀时，泪液也可大量分泌。肝的功能失调常可致泪液分泌排泄异常。如肝血不足，可见两目干涩；肝经风热或湿热，则见目眵增多、迎风流泪等。

5. 肝通于春气

春季，阳气始生，生机萌发，万物欣欣向荣。人体之肝气升发，疏泄，喜条达而恶抑郁，故与春气相通应。肝气随春而盛，升发而畅达，人体气血亦随春生之气而生生不息，故养生家主张春三月"夜卧早起，广步于庭"（《素问·阴阳应象大论》），保持心情开朗舒畅，戒暴怒忧郁，以顺应春气生发和肝气畅达之性。若素体肝气偏旺、肝阳偏亢、肝阴血不足或脾胃虚弱之人在春季易于发病，见眩晕、烦躁易怒、中风昏厥，或情志抑郁、焦虑，或两胁肋部疼痛、胃脘痞闷、嗳气泛恶、腹痛腹泻等症。

五、肾

[病案导入]

肾本空虚，闭藏不固，冬令气不收摄，燥气外袭，干咳无痰。去冬阳气升动，由咳而喘，不过行动气逆，片时即定，初未当太甚也。乃春分节令，阳气发泄已甚，肾气不能藏纳，气喘大剧。耳聋作胀，咽中如阻，二便不利，口渴咽干，形神消夺，偶有微痰咯吐，色带灰黑。脉细少情，舌红苔白干毛。冲阳挟龙相上逆，遂令肺气不能下通于肾，肾气不能仰吸肺气下行，所谓在肾为虚也。恐阳气泄越，再加汗出。勉拟交通肺肾，参以丸药入下，以免腻药壅滞胃口，即请商裁。磁石（五钱），淡秋石（二钱），天麦冬（各二钱），紫蛤壳（七钱），茯苓（三钱），怀牛膝（三钱），车前子（三钱），粉丹皮（三钱），肥知母（一钱五分），都气丸（五钱分二次服）。

《张聿青医案·卷五·喘》

肾左右各一，位于腰部，脊柱两旁。《素问·脉要精微论》说："腰者，肾之府也。"

肾的主要生理功能为藏精、主水、主纳气。其系统联系是：与膀胱相表里，在志为恐，在液为唾，在体为骨，其华在发，开窍于耳及前后二阴，通于冬气。

（一）肾的生理特性

1. 肾主蛰守位

主蛰，喻指肾具有潜藏、封藏的生理特性，见于《素问·六节藏象论》（"肾者，主蛰，封藏之本。"）主蛰是肾藏精和主纳气的基础，以肾中精气充沛为必要条件。肾中精气充足，肾气封藏，则精气盈满而内守，排泄有度。若肾气不足，封藏失职，易出现滑精、动辄气喘、呼吸浅促、遗尿或小便失禁、大便滑脱不禁及女子带下、崩漏、滑胎等症，临床上多治以补肾固涩方法。守位，指肾中相火（肾阳）潜藏不露的生理特性。相火是与君火相对而言。君火，即心之生理之火，亦即心阳。其他脏腑生理之火均可称相火。其中，肝之相火称为"雷火"，肾之相火称为"龙火"。君火与相火的关系是："君火以明，相火以位。"（《素问·天元纪大论》）。即君火在心，主神明，以明著为要；相火在肝肾，以潜藏守位为要，即所谓"龙潜海底，雷寄泽中"。肾中阳气潜藏内守，则为微微"少火"，温煦、激发全身。若肾阴不足，阴不制阳，则易于相火妄动，形成病理性的"壮火"。

2. 肾为水火之脏

肾内寓真阴真阳，为一身阴阳之本。《类经附翼·三焦包络命门辨》说："命门者，为水火之府，为阴阳之宅，为精气之海，为生死之窦……此谓性命之大本。"又提出"五脏之阴气非此不能滋，五脏之阳气非此不能发。"命门之火即真阳，命门之水即真阴。真阴、真阳闭藏于肾，是五脏六腑阴液和阳气的发源地。肾阴阳亏虚，可累及他脏；他脏阴虚、阳虚日久也可"穷必及肾"。如肾阳虚衰不能温运脾土，可致脾阳不振，出现下利清谷、五更泄泻等症；反之脾阳不足，久则累及肾阳，可致脾肾阳虚之证。因此，对全身阴阳失调的病变，应以调肾之阴阳为根本大法。

（二）肾的生理功能

1. 肾藏精

肾藏精，指肾具有贮存、封藏精气的功能。《素问·六节藏象论》说："肾者主蛰，封藏之本，精之处也。"精气闭藏在肾，防止其无故流失，为精气在体内发挥效应创造了条件。

精，中医学认为是构成人体、维持人体生命活动的基本物质。精有广义、狭义之分：广义的精，泛指人体一切精微物质，如水谷之精、先天之精和气、血、津液等；狭义的精，专指生殖之精，包括禀受于父母的生殖之精及自身发育成熟后形成的生殖之精。肾中所藏精气，一般称"肾中精气"，简称"肾精"。既非仅指生殖之精，又非泛指气、血、津液等精微物质，而是有着特定的内涵。

肾中精气，从形成来看：一是源于父母的生殖之精以及胚胎发育期间从母体获得的水谷之精，它们是推动和滋养胚胎孕育成长的物质基础，称为"先天之精"。先天之精充盛与否决定了新的生命个体禀赋的强弱，故肾被称为"先天之本"。《医宗必读·肾为先天本脾为后天本论》说："肾为脏腑之本，十二经之根，呼吸之本，三焦之源，而人资之以为始也，故曰先天之本在肾。"二是源于后天之精。人出生以后从饮食物中获取的精微物质，以及脏腑生理活动中化生的精气经自身利用后多余的部分，如《素问·上古天真论》所说："（肾）受五脏六腑之精而藏之。故五脏盛，乃能泻。"先天、后天之精相互补助，后天之精赖先天之精激发，先天之精赖后天之精充养，二者相互结合形成肾中精气。因为它与生俱来，故称先天之精。

肾中精气的生理效应主要体现在以下两方面:

(1) 主管生长发育、生殖

《素问·上古天真论》讨论了人一生中不同阶段的生长壮老已变化与肾中精气的关系,揭示人的生长发育生殖与肾中精气盛衰密切相关。"女子七岁肾气盛,齿更发长。二七而天癸至,任脉通,太冲脉盛,月事以时下,故有子。三七肾气平均,故真牙生而长极。四七筋骨坚,发长极,身体盛壮。五七阳明脉衰,面始焦,发始堕。六七三阳脉衰于上,面皆焦,发始白。七七任脉虚,太冲脉衰少,天癸竭,地道不通,故形坏而无子也。丈夫八岁肾气实,发长齿更。二八肾气盛,天癸至,精气溢泻,阴阳和,故能有子。三八肾气平均,筋骨劲强,故真牙生而长极。四八筋骨隆盛,肌肉满壮。五八肾气衰,发堕齿槁。六八阳气衰竭于上,面焦,发鬓颁白。七八肝气衰,筋不能动。天癸竭,精少,肾脏衰,形体皆极,八八则齿发去。"当人出生后,随着肾中精气不断充盛,出现了齿更发长等快速生长现象。当肾中精气充盛到一定阶段,促生一种叫"天癸"的物质。所谓天癸,是肾中精气充盈到一定阶段的产物,对生殖功能具有促进作用。在天癸的作用下,男女生殖功能逐步成熟,出现精液溢泻、月事来潮等现象。人到中年,随着肾中精气衰少,天癸随之衰少乃至耗竭,出现生殖功能逐步丧失,形体也日趋衰弱而至老年。

可见齿、骨、发等的生长状况以及生殖功能状态,是判断人生长发育状况以及衰老的客观标志,同时也是观察肾中精气盛衰的外候。这些内容至今仍有较高的实用价值和临床指导意义。如成年人过早出现牙齿松动或脱落、头发枯萎或变白、骨骼疏松或痿弱、性功能及生殖功能衰退,都是早衰的征兆,提示肾中精气不足。如果婴幼儿生长发育不良,出现"五迟"(迟立、迟行、迟齿、迟发、迟语)和"五软"(头项软、口软、手软、足软、肌肉软),也是肾中精气亏虚的表现。临床上对于成人早衰、性功能障碍或小儿生长发育异常等病证,往往以补肾填精为重要手段。

(2) 调节人体阴阳

肾中精气根据其生理效应的不同,可区分肾阴、肾阳。其中对人体各脏腑组织器官起滋润、濡养作用,能够制约阳热的,命名为肾阴;对各脏腑组织器官起推动、温煦、气化作用的,命名为肾阳。

肾阴肾阳又称元阴元阳、真阴真阳。"五脏之阴液,非此不能滋""五脏之阳气,非此不能发",故肾阴肾阳为一身阴液和阳气的根本。肾阴肾阳互制互用,共同调节人体阴阳的协调平衡。若肾阴虚或肾阳虚,会出现虚热、虚寒的病理变化。如肾阳虚,可见形寒肢冷、精神萎靡、腰膝冷痛、小便清长或不利或失禁等症;肾阴虚,可见手足心热、潮热盗汗、眩晕耳鸣、腰膝酸软、遗精等症。

肾的阴阳失调还会引起其他脏腑的阴阳失调。如肾阴虚不能上济心火,致心火旺,可引起失眠、多梦、心烦等心肾不交的症状。其他脏腑阴虚或阳虚,日久也会累及于肾。故临床治疗五脏六腑阴虚、阳虚,多配合补肾阴或补肾阳之品。

由于肾阴、肾阳均以肾中精气为基础,故无论肾阴虚还是肾阳虚,本质上都属于肾中精气不足。因此,肾阴虚发展到一定程度,必然累及肾阳;肾阳虚损到一定阶段,必然累及肾阴,最终发展为阴阳两虚,这就是"阴阳互损"。

肾中精气亏损除表现为肾阴虚、肾阳虚外,还有阴阳失调不明显的情况,可称为肾中精气亏损,或分别称肾精不足和肾气虚,前者主要表现为

肾的生理功能(一)

生长发育障碍和生殖功能异常，后者以肾气不固为主要表现。

2. 肾主水

肾主水，也称肾主水液，是指肾具有主持和调节人体水液代谢的功能。《素问·逆调论》说："肾者水脏，主津液。"人体的水液代谢包含水液生成、输布、排泄，是由多脏腑参与完成的复杂过程，其中肾阳的作用最为重要，具体体现在三方面：一是温煦和推动参与水液代谢的诸脏腑，如肺、脾、肾、三焦、膀胱等，保证其功能正常发挥；二是将脏腑组织利用后归于肾的水液，通过蒸腾气化重新利用，多余的水液形成尿液，下输膀胱；三是控制膀胱开合，排出尿液，以调节人体水液平衡。若肾阳不足，气化失司，则可见水肿、少尿，或尿频、遗尿等。

3. 肾主纳气

肾主纳气，是指肾气摄纳肺吸入的自然界清气，维持呼吸深度以防止呼吸表浅的作用。人体呼吸运动，虽为肺所主，但须依赖肾气的摄纳，才能维持一定深度，保证呼吸运动协调正常。《类证治裁·喘症》说："肺为气之主，肾为气之根。肺主出气，肾主纳气，阴阳相交，呼吸乃和。"

肾的纳气功能，实际上是肾封藏之性在呼吸运动中的体现。肾中精气充足，摄纳有权，则呼吸均匀和调，气息深长。若肾中精气不足，摄纳无力，肺吸入的清气不能下纳于肾，则会出现呼吸表浅，或呼多吸少，动辄气喘等病理表现，称为"肾不纳气"。

（三）肾的系统联系

1. 肾在体合骨，主骨生髓，其华在发

骨，即骨骼，为躯体的支架，由肾精充养。肾藏精，精化髓，髓养骨，故肾在体合骨。《素问·痿论》说："肾主身之骨髓。"肾精充足，骨髓充盈，骨骼得养则坚韧有力，不易折损，耐久立而强劳作。肾精亏虚，骨髓不充，则骨易酸软无力，不耐久立劳作，或腰膝酸软，或小儿囟门迟闭，老人骨质脆弱，易于骨折。

髓分骨髓、脑髓、脊髓，皆由肾精化生。脊髓上通于脑，脑由髓聚而成，故《灵枢·海论》说："脑为髓之海。"肾精充足，髓海得养，则精神健旺，思维敏捷，记忆力佳；若肾精不足，髓海空虚，则易出现头晕、健忘、智能呆钝。

"齿为骨之余"，赖肾精充养。《杂病源流犀烛·口齿唇舌病源流》说："齿者，肾之标，骨之本也。"肾精不充，则牙齿易松动、脱落，或见小儿齿迟。

发，即头发，赖血以养，故有"发为血之余"之称。因肾藏精，精化血，精血充旺，则毛发粗壮、浓密、润泽，故《素问·六节藏象论》说："肾……其华在发。"青壮年时期，肾精充沛，精血旺盛，则毛发光泽油润；老年人随着肾精虚衰，毛发变白，枯槁易落。若青壮年肾精虚损，也可出现头发早白稀疏、干枯无泽。

2. 肾开窍于耳及前后二阴

耳为听觉器官。听觉灵敏与否，与肾中精气盈亏有密切关系。肾中精气充盛，脑髓盈满，则听觉灵敏，分辨力高，故《灵枢·脉度》说："肾气通于耳，肾和则耳能闻五音矣。"若肾精虚衰，髓海空虚，则可见听力减退，或耳鸣、耳聋。人到老年，每多听力减退，即与肾中精气衰退有关。

二阴，即前阴（外生殖器尿道口）和后阴（肛门）。前阴是排尿和生殖器官，后阴为排

泄粪便的通道。前阴的排尿和生殖功能与肾的关系,前已叙述。粪便的排泄,虽主要和大肠、脾胃有关,但与肾的气化也不无关系。肾阴不足,可致肠液枯涸而便秘。肾阳虚损,既可因阳虚不能化津,津亏液乏,而致大便秘结;又可因脾失温煦,水湿不运而致大便溏泻。肾封藏失司,则可见久泄滑脱,故说肾开窍于二阴。

3. 肾在志为恐

恐,是对事物恐惧、害怕的一种心理状态,为肾之志。《素问·阴阳应象大论》说:"在脏为肾……在志为恐。"恐是肾中精气对外界环境刺激应答所产生的情绪反应,故《素问·宣明五气》说:"(精气)并于肾则恐。"过度的恐惧容易伤肾,使肾失封藏,气泄于下,致遗精、二便失禁、堕胎等,故《素问·举痛论》说:"恐则气下。"

4. 肾在液为唾

唾为口津,是唾液中比较稠厚的部分,有润泽口腔、溶解食物、利于吞咽等作用。唾由肾精所化,咽而不吐,有滋养肾精作用。如果多唾、久唾,则易耗损肾精。故古代导引家主张以舌抵上腭,待唾液满口后,咽之以养肾精。

唾与涎同为口津,但同中有异。涎较清稀,为脾津所化,出自两腮,可自口角流出;唾较稠厚,为肾精所化,出自舌下,可从口中吐出。故临床口角流涎多从脾治,唾多频出多从肾治。

5. 肾通于冬气

冬季气候寒冷,万物宁谧闭藏。人体之肾藏精,为封藏之本,与冬季同气相求,故肾应冬。《素问·诊要经终论》说:"十一月十二月,冰复,地气合,人气在肾。"时至冬日,人体气血随冬藏之气潜藏,故冬季养生当早睡晚起,日出而作,保持心志静谧内守,避寒就温,以利"养藏"。冬季阳气闭藏,若素体阳虚,或久病阳虚,多在冬季发病,即所谓"能夏不能冬"。

[附] 命门

"命门"最早见于《灵枢·根结》:"太阳根于至阴,结于命门。命门者,目也。"此处命门系指眼睛。将命门作为脏腑论述首见于《难经》,至明清,有关命门的认识逐渐深入,出现不同见解。

1. 右肾命门说

肾有两枚,左者为肾,右者为命门,其说始于《难经》。《难经·三十九难》说:"左为肾,右为命门。命门者,诸精神之所舍也,男子以藏精,女子以系胞,其气与肾通。"这段话意义有三:其一,命门为"精神之所舍",是生命的门户。其二,命门主生殖,"男子以藏精,女子以系胞"。其三,命门与肾相通,功能上难以分割。《难经》以降,晋代王叔和、明代李梴等都宗"右肾为命门"说。《医学入门·命门赋》说:"命门下寄肾右,而丝系曲透膀胱之间,上为心包,隔膜横连脂漫之外,配左肾以藏真精,男女阴阳攸分,相君火以系元气,疾病生死是赖。"

2. 两肾俱命门说

两肾俱命门说为元·滑寿首倡,他认为"命门,其气与肾通,是肾之两者,其实一耳"。《医学正传·医学或问》说:"夫两肾固为真原之根本,性命之所关,虽有水脏,而实有相火寓乎其中,象水中之龙火,因其动而发也。寓意当以两肾总号为命门。"不仅提出"两肾总号为命门"，而且指出命门是"元气之根本，性命之所关"。明代张景岳虽将命门解释为"在女子则为产门，在男子则为精关"，但他认为"两肾皆属命门"。《类经附翼·三焦包络命门辨》说："是命门总乎两肾，而两肾皆属命门。"张景岳还强调了命门的重要性。《景岳全书·传忠录》说："命门为元气之根，为水火之宅。五脏之阴气，非此不能滋；五脏之阳气，非此不能发。"

3. 两肾之间为命门说

明代赵献可在《素问·灵兰秘典论》所述"主不明，则十二官危"观点启示下，认为人体十二官之外，还存在一个身之主，即命门。《医贯·内经十二官论》说："命门即在两肾各一寸五分之间，当一身之中，《内经》曰'七节之旁，中有小心'是也，名曰命门，是真君真主，乃一身之太极，无形可见，而两肾之中，是其安宅也。"赵氏之说对明清两代影响很大，清代医家陈士铎、陈修园、林珮琴等皆认为命门部位在两肾之间。

4. 命门为肾间动气说

此说为明代孙一奎所倡。他认为命门虽在两肾之间，但非水非火，而是原气发动之机。如《医旨绪余·命门图说》曰："命门乃肾间之动气，非水非火，乃造化之枢纽，阴阳之根蒂，即先天之太极，五行由此而生，脏腑以继而成。"

综合以上认识，分歧主要在于：形态方面，有无形、有形之论；部位方面，有右肾、两肾、两肾之间之辨；功能方面，有主火（赵献可、张景岳）、水火共主（张景岳）及非水非火，乃肾间动气（孙一奎）之别。但总体而言，诸医家对命门生理功能的认识较为一致，都认为命门是生命根本，功能与肾相通。命门之火即肾阳，命门之水即肾阴。

第三节　六　　腑

六腑是胆、胃、小肠、大肠、膀胱、三焦的合称，其形态结构中空有腔，功能上主受盛传化水谷，生理特点为"泻而不藏""实而不满"。

六腑主传化饮食物，《素问·五脏别论》说："水谷入口，则胃实而肠虚；食下，则肠实而胃虚。"即每一腑都需要适时排空，才能保证六腑的畅通及功能协调，故"六腑以通为用""以降为顺"。临床上治疗六腑病证应重视恢复其"通""降"。

饮食物在六腑中传化须经过七道关隘，《难经·四十四难》称其为"七冲门""唇为飞门，齿为户门，会厌为吸门，胃为贲门，太仓下口为幽门，大肠小肠会为阑门，下极为魄门，故曰七冲门也。""七冲门"为消化道狭窄的部位，发生病变时，常引起食物受纳、传输和排泄异常。

一、胆

胆位于右胁下，附着于肝之短叶间，为六腑之一，又为奇恒之腑，内盛胆汁。胆汁是精纯、清净的精微物质，被称为"精汁""清汁"，故胆有"中精之府""清净之府""中清之府"等称谓。胆与肝通过经脉相互络属，互为表里。

胆的生理功能如下所述：

1. 贮藏和排泄胆汁

胆汁由肝中精气所化。生成后，贮存于胆，在肝主疏泄功能的促进和调节下排泄入小肠，参与食物消化。若肝失疏泄，则胆汁分泌、排泄不畅，影响脾胃纳运功能，可出现胁下胀满或痛、厌食、腹胀等。若湿热蕴结肝胆，胆汁外溢，可发为黄疸，出现目黄、身黄、小便黄等症状。胆气以下降为顺，若胆气不利，气机上逆，胆汁随之上溢，可出现口苦、呕吐黄绿苦水等症。

2. 胆主决断

胆主决断，指胆具有对事物进行判断、作出决定的能力。《素问·灵兰秘典论》说："胆者，中正之官，决断出焉。"胆的决断能力取决于胆气强弱。胆气强者勇敢果断，胆气弱者则数谋虑不决。由于肝胆互为表里，肝主谋虑，胆主决断，二者相成互济，谋虑定而决断出。故《类经·藏象类》说："胆附于肝，相为表里，肝气虽强，非胆不断，肝胆相济，勇敢乃成。"临床上，肝胆气虚或心胆气虚者多见善惊易恐、胆怯等症状。

二、胃

胃居于膈下，上接食道，下通小肠。胃体称胃脘，分上、中、下三部：上部为上脘（包括贲门）；下部为下脘（包括幽门）；上下脘之间为中脘。胃主受纳、腐熟水谷，是水谷汇集之所，故有"太仓""水谷之海"之称。胃与脾同居中焦，以膜相连，经脉相互络属，构成表里关系。

胃的生理功能如下所述：

1. 主受纳和腐熟水谷

受纳腐熟指胃接受、容纳饮食物，进而初步消化，使之形成食糜的作用。饮食物入口，经食道入胃，由胃接受并容纳一定时间，为食物的初步消化创造条件。胃的受纳功能正常，则食后能纳，食欲正常；受纳功能减退，则出现纳差、食少、多食易吐等症。胃的腐熟功能正常，则食入能化；腐熟功能减弱，则可见不思饮食、食后不化等症；若胃火亢盛，腐熟亢进，则易见多食善饥。胃的受纳和腐熟相辅相成，受纳是腐熟的前提，腐熟是进一步受纳的条件。

2. 胃主通降

胃主通降指胃气向下运动维持胃肠道畅通的作用。饮食物在消化道中的传化是一个自上而下的过程，胃气通降对维护整个饮食物消化及糟粕排泄至关重要。其作用体现在：饮食物由食道入胃而容纳之；经胃腐熟后形成的食糜由胃下传入小肠以进一步消化；经小肠彻底消化后形成的食物残渣下移大肠，形成粪便排出。若胃失通降，不仅可致胃肠道失于畅通，而见脘腹胀满、大便秘结等症，而且致胃气上逆，引起反胃、恶心、呕吐、嗳气、呃逆等。

三、小肠

小肠位于腹中，上端与胃接于幽门，下端在阑门与大肠连接。小肠与心经脉上相互络属，构成表里关系。

小肠的生理功能如下所述：

1. 主受盛化物

受盛指接受和容纳饮食物；化物，指对饮食物进行彻底消化。小肠接受胃初步消化后形成的食糜，将其彻底消化后形成水谷精微和食物残渣。小肠受盛化物功能失调，可出现消化不良或腹痛、腹胀等症。

2. 主泌别清浊

该功能指经过小肠化物作用，将食物消化后分成清、浊两部分。"清"即水谷精微和津液，由小肠吸收，经脾气转输布散全身；"浊"即食物残渣和多余水液，通过胃气降浊传送至大肠。小肠泌别清浊功能正常，则水液、糟粕各走其道，二便正常。若泌别清浊失司，清浊不分，水液并于糟粕，可见便溏、泄泻、少尿等症，临床常采用"利小便即所以实大便"的方法进行治疗。

藏象学说中脾胃的纳运和升清降浊涵盖了小肠的功能，其中受盛和别浊为胃受纳和通降的延续；化物和泌清是脾运化和升清的组成部分，因此小肠功能失调，既可引起浊气在上所致的腹胀、腹痛等症，又可导致清气在下而致的便溏、泄泻等，故临床小肠病变多从脾胃论治。

四、大肠

大肠居于腹中，其上口在阑门处接小肠，回环腹腔，下端连肛门。大肠与肺经脉上相互络属，构成表里关系。

大肠的生理功能如下所述：

1. 主传化糟粕

大肠主传化糟粕是指大肠接受小肠传输的食物残渣，吸收其中多余水液，形成粪便，并将之传导，经肛门排出的作用。《素问·灵兰秘典论》曰："大肠者，传道之官，变化出焉。"大肠主传化糟粕，与肺气肃降、胃气通降、脾气运化、肾气推动和固摄作用相关。大肠传化糟粕功能异常可表现为排便异常，如脾肾阳虚，大肠虚寒，无力吸收水分，则见肠鸣、泄泻等症；肺胃实热移írl致大肠有热或胃阴、肾阴亏损致肠道津亏失润，可见大便干结，排出困难；湿热蕴结大肠，可见腹痛、里急后重、下痢脓血等症。

五、膀胱

膀胱位于小腹部，是中空的囊状器官。上通于肾，下连尿道，开口于前阴。膀胱与肾经脉相互络属，构成表里关系。

膀胱的生理功能如下所述：

1. 主贮存和排泄尿液

津液经肺、脾、肾等脏腑的作用布散全身，代谢后的浊液在肾阳蒸腾气化下，清者上升，重新参与水液代谢，浊者形成尿液，贮存于膀胱。当膀胱中尿液达到一定量时，通过肾与膀胱气化作用，适时、有控地排出，故《素问·灵兰秘典论》说："膀胱者，州都之官，津液藏焉，气化则能出矣。"

膀胱的贮尿、排尿功能，依赖肾的气化作用调控。肾气化正常，封藏有权，则膀胱开合有度，贮尿、排尿正常。肾气化失司，合多开少，可见小便不利、癃闭、水肿等症。肾气不固，膀胱不约，开多合少，可见夜尿多、尿频、遗尿、小便余沥，甚或小便失禁等症。膀胱湿热，可见小便赤涩疼痛、尿急、尿频等症。

六、三焦

三焦是上焦、中焦、下焦的合称。历代医家对三焦的部位和形态认识不同，主要有以下认识：

① 三焦是分布于胸腹腔的一个大腑。因其无相表里的脏，故被称为"孤府"。

② 三焦是对人体部位的划分，膈以上为上焦，膈至脐为中焦，脐以下为下焦。

（一）三焦的生理功能

1. 通行元气

元气由肾中精气化生，要运行全身，布达各脏腑经络，须以三焦为通道，故《难经·三十八难》说："三焦者，原气之别使也。"三焦既是人体之气升降出入的道路，又是全身气化活动的场所。故三焦有主持诸气、总司全身气机和气化的作用。

2. 运行水液

人体水液的输布代谢是在肺、脾、肾等脏腑调节下进行，但须以三焦为通道，以三焦通行的元气为动力。故《素问·灵兰秘典论》说："三焦者，决渎之官，水道出焉。"若三焦气化失常，水道不利，可造成津液代谢失调，如《类经·藏象类》所说："上焦不治则水泛高原，中焦不治则水留中脘，下焦不治则水乱二便。三焦气治，则脉络通而水道利。"

（二）三焦的部位划分及生理特点

1. 上焦

上焦指膈以上的部位，主要包括心、肺。位于上焦的心肺具有宣发卫气、敷布水谷精微、血和津液的作用，其状"若雾露之溉"。故《灵枢·营卫生会》将其形象喻为"上焦如雾"。根据此特点，治疗上焦病证，用药宜轻清上扬，使药力直达病所，如《温病条辨》所说："治上焦如羽，非轻不举。"

2. 中焦

中焦指膈至脐之间的部位，主要包括脾、胃、肝、胆。《灵枢·营卫生会》指出"中焦如沤"，形象地概括了位于中焦的脾胃等脏腑腐熟、化物功能。治疗中焦病证，须注重调节脏腑功能的协调平衡，故《温病条辨》说："治中焦如衡，非平不安。"

3. 下焦

下焦指脐以下的部位，主要包括小肠、大肠、肾、膀胱等。《灵枢·营卫生会》指出"下焦如渎"，形象地比喻位于下焦的肾、膀胱和小肠、大肠像沟渠一样排泄二便的作用。治疗下焦病证，可选择气味厚重或质重下行药物，以沉降达于病所，故《温病条辨》说："治下焦如权，非重不沉。"

六腑（一）

六腑（二）

第四节　奇恒之腑

奇恒之腑，为脑、髓、骨、脉、胆、女子胞的总称。其概念出自《素问·五脏别论》，"脑、髓、骨、脉、胆、女子胞，此六者，地气之所生也，皆藏于阴而象于地，故藏而不泻，名曰奇恒之腑。"奇，异也；恒，常也。奇恒之腑形态上类似六腑，多为中空器官；功能上类似五脏，贮藏精气，与六腑传化水谷有别，故称为奇恒之腑。其中除胆为六腑外，余者皆无表里配合，也无五行配属，但与奇经八脉有关。

奇恒之腑中胆、骨、髓、脉的相关内容前已述及，此处仅专论脑和女子胞。

一、脑

脑，位于颅内，为髓聚之所，故名"髓海"。《灵枢·海论》说："脑为髓之海。"《素问·五脏生成篇》也指出："诸髓者，皆属于脑。"

（一）脑的生理功能

1. 主宰生命活动

脑是生命的枢机，主宰人体的生命活动。《素问·刺禁论》："刺头中脑户，入脑立死。"精是构成脑髓的物质基础，《灵枢·经脉》："人始生，先成精，精成而脑髓生。"而《灵枢·本神》言："两精相搏谓之神。"两精相搏随形具而生成的神为元神。元神旺盛，则人体精力充沛，思维敏捷，脏腑气血安和；反之，人体脏腑功能则失其调控。李时珍在《本草纲目》中记载："脑为元神之府。"

2. 主精神活动

脑为髓海，为元神之所在，主志意，是意识思维活动的中心。《灵枢·本脏》言："志意者，所以御精神，收魂魄，适寒温，和喜怒者也。"清代汪昂说"人之记性，皆在脑中"；《医林改错》提出"灵机记性不在心在脑"等，皆表明脑与精神活动关系密切。脑主精神活动的功能正常，则精神饱满，意识清楚，思维灵敏，记忆力强，语言清晰，情志正常；反之，可出现各种精神意识思维及情志异常。

3. 主感觉运动

人的视、听、言、动等感觉运动，皆与脑有密切关系。《灵枢·海论》说："髓海不足，则脑转耳鸣，胫酸眩冒，目无所见，懈怠安卧。"《医林改错·脑髓说》明确指出脑与听、视、言、嗅的关系："两耳通于脑，所听之声归于脑；两目系如线长于脑，所见之物归于脑；鼻通于脑，所闻香臭归于脑；小儿周岁脑渐生，舌能言一二字。"脑的功能正常，则感觉敏锐、耳聪目明、嗅觉灵敏、语言流畅达意。脑功能失常，则可出现感觉迟钝、视物不明、听觉失聪、嗅觉不灵、语言艰涩等病症。此外，脑主元神，统领肢体运动。髓海充盈，则肢体灵活，动作准确；若髓海不足，则动作失调，肢体懈怠。

（二）脑与五脏的关系

中医学基于以五脏为中心的整体观，它把脑主精神情志、感觉运动功能分属五脏，构建了"五神脏"及"五脏主五志"的脏腑神志相关体系。《素问·宣明五气》说："心藏神，肺藏魄，肝藏魂，脾藏意，肾藏志。"心为君主之官、五脏六腑之大主，是神明之所出、精神之所舍，故把精神活动统归于心，称"心藏神"。神的各种表现如魂、魄、意、志等分别归属肝、肺、脾、肾，而有"五神脏"之说。五脏精气充盈，功能正常，则能化养五神，维持五神协调正常。人的情志活动亦由五脏精气及功能活动派生，故《素问·阴阳应象大论》说："人有五脏化五气，以生喜怒悲忧恐。"五脏功能太过与不及，均可致情志失调。

此外，脑为髓海，赖肾精充养。肾精充盈，脑髓得养，脑的发育及功能健全，则思维灵敏，耳目聪明，记忆力好；反之，则可出现智力呆钝、健忘、头晕、耳鸣等症。脑的功能还依赖气血推动与充养，若脾胃运化失职，气血亏虚或脾不升清，则可导致脑失所养，出现头晕、耳鸣、健忘等症。可见，脑的功能与五脏密切相关，故临床上脑的病变多从五脏论治。

二、女子胞

女子胞又称胞宫，位于小腹正中。女子胞的主要生理功能是主持月经和孕育胎儿。

（一）女子胞的生理功能

1. 主持月经

女性随着生长发育，肾中精气不断充盛，在天癸作用下，任脉通，太冲脉盛，月经来潮，故女子胞是女性发育成熟后发生月经的主要器官。《素问·上古天真论》说："二七而天癸至，任脉通，太冲脉盛，月事以时下，故有子……七七，任脉虚，太冲脉衰少，天癸竭，地道不通，故形坏而无子也。"月经的产生是脏腑经脉气血及天癸作用于胞宫的结果。

2. 孕育胎儿

胞宫是女性孕育胎儿的器官。女性发育成熟后，月经按期来潮，经后便要排卵，因而具有受孕生殖的能力。此时，男女媾精，可形成胎孕。受孕之后，月经停止来潮，脏腑经络血气皆下注于冲任，到达胞宫以养胎，培育胎儿直至成熟而分娩。

（二）女子胞与脏腑经络的关系

女子胞发生月经和孕育胎儿与以下三个方面关系密切。

1. 肾中精气

生殖器官的发育及生殖功能维持，与肾中精气的盛衰，以及在其影响下"天癸"的产生与盛衰直接相关。当肾中精气充盈到一定阶段，促进天癸产生，并在天癸促进下，生殖器官发育成熟，出现月经来潮，具备生殖能力；而随着人体的衰老，肾中精气不充，天癸亦随之耗竭，女子进入绝经期，生殖功能丧失。

2. 冲任二脉

冲任二脉，同起于胞宫。冲脉调节十二经脉气血，有"血海"之称。任脉调节全身阴经，有"阴脉之海"的说法。十二经脉气血充盈，才能溢入冲任二脉，注入胞宫，形成月经。冲任二脉盛衰受天癸调节。幼年时期，"天癸"未至，故任脉未通，冲脉未盛，月经未行；人到老年，"天癸"逐渐耗竭，冲任气血也逐渐衰少，而进入绝经期，出现月经紊乱，以至绝经。临床上，由于某些原因引起冲任二脉失调，可出现月经不调、闭经以及不孕等症。

3. 心、肝、脾三脏

月经的来潮和胎儿孕育，均依赖于血的充养。心主血，肝藏血而主疏泄，脾为气血生化之源而统血。若这些脏腑功能失调，均可引起女子胞功能失常。如情志内伤，致肝失疏泄，气机不利，可出现月经不调、痛经等；若肝血亏虚或脾虚气血生化不足，胞宫失养，可出现经少、经闭、不孕等症；若脾不统血或肝不藏血，可引起月经过多，甚则崩漏等。

总之，奇恒之腑虽与五脏无表里配合关系，但其功能上隶属五脏，且与奇经八脉关系密切，故奇恒之腑的病变须结合五脏及经脉治疗。

［附］精室

精室是男性生殖器官，是男子生殖之精产生、贮藏、施泄之处，其主要功能是贮藏精液，生育繁衍。《中西医汇通医经精义·下卷》说："女子之胞，男子为精室，乃血气交会，化精

成胎之所。"精室的功能与肾、肝关系最为密切。肾精充足，肾气固密，肝气疏泄，则精室功能协调，生殖功能正常。若肾精亏虚，肾气不足，可出现遗精、早泄、精少不育等症。若情志忧郁，肝疏泄不及，或肾阳虚衰，常出现阳痿或射精困难；肾阴亏虚，相火偏旺，又可出现阳强、遗精等症。此外，精室的功能还与冲脉、任脉、督脉等经脉相关。

奇恒之腑

● 第五节　脏腑之间的关系 ●

藏象学说以五脏为中心，以精、气、血、津液为物质基础，通过经络系统，与脏腑之间沟通联络，成为有机的整体。脏腑之间相互联通、相互作用，共同维持着机体生命活动的正常运行。脏腑之间的关系主要有：脏与脏的关系，脏与腑的关系，腑与腑的关系。

一、脏与脏的关系

五脏之间的关系非常密切，《侣山堂类辩·草木不凋论》说："五脏之气，皆相贯通。"对五脏之间的关系，应从五脏精、气、血、阴阳和功能上的内在联系及病理影响等方面认识，不应局限在五行生克乘侮的机械类推。

（一）心与肺的关系

《素问·五脏生成》说："诸血者皆属于心，诸气者皆属于肺。"心与肺的关系，主要体现在气与血相互为用，即心主行血与肺主气、司呼吸之间协同调节的关系。

心主血，肺主气而朝百脉。肺气宣发肃降促进心行血，心行血正常亦有利于肺主气、司呼吸功能的发挥，故有"呼出心与肺"（《难经·四难》）之说。明·张介宾注《类经·藏象类》说："肺与心，皆居膈上，位高近君，犹之宰辅。"将心肺功能相贯通的中心环节为宗气。宗气积于胸中，贯心脉而行血气，走息道而司呼吸，加强了血液循环和呼吸运动之间的内在联系。

病理上，肺气不足可影响心行血，导致血液运行失常，出现胸闷、心悸、面唇青紫、舌紫暗等瘀血征象；心气不足、心阳不振、心血瘀阻等也会影响肺气宣发肃降，引起咳嗽、气喘等。

（二）心与脾的关系

心与脾的关系，主要体现在血液生成与运行方面。

血液生成方面，脾主运化，为气血生化之源，脾所化生的水谷精气经由脾气上升奉于心脉，变化而赤以为血。脾的运化功能健全，血液生成有源；血液充盈，心得所养而有所主。

血液运行方面，心主行血，脾主统血。血液既赖心气推动，又须脾气统摄。二者相辅相成，维持着血液在脉中的正常循行。心气充足，行血有力则血行流畅，不致停滞凝聚，形成瘀血；脾气健旺，统血有权则血循脉道，不致逸出脉外，形成离经之血。

病理上，心脾病变常互为影响。如思虑过度，耗伤脾气，脾虚运化无权，气血生化乏源，可致血虚而心失所养；抑或脾气虚，脾不能统血而致出血，继则引起心血亏虚。以上皆可形成以心悸、失眠、多梦、食少、腹胀、便溏、体倦、面色少华等为表现的心脾两虚病证。

（三）心与肝的关系

心与肝的关系，主要体现在血液运行与精神神志方面。

血液运行方面，心主血，肝藏血而主疏泄。心气充沛，推动血行，则肝有所藏；肝气疏泄，疏利血行，血液得以调节分配，亦有利于心行血正常。故唐·王冰注《素问·五脏生成》："肝藏血，心行之，人动则血运于诸经，人静则血归于肝脏。"肝藏血还可约束血液，防止出血。故心肝二脏相互配合，共同维持血液正常循行。心肝之血还可相互滋生。心血充盈，藏受于肝，则肝血得养；肝血充足，滋养心血，则心血亦充足。

精神神志方面，心藏神，主管精神、意识、思维活动；肝主疏泄，调畅情志。心神正常，有利于肝气疏泄，情志舒畅；肝气条达，亦有助于心神安宁。心肝相互为用，保持精神情志活动正常。

病理上，心肝病变常相互影响。如心血不足，可致肝血不足；肝血不足，亦致心血亏虚，二者常互为因果，引起心肝血虚病证，常见面白无华、头晕目眩、心悸、失眠、多梦、恍惚健忘、目涩、手足麻木、爪甲色淡、妇女月经量少等。心肝火旺或心肝阴虚所致心神不宁、肝失疏泄，亦常表现为心烦、失眠、多梦、急躁易怒等。

（四）心与肾的关系

心与肾的关系，主要体现在心肾阴阳升降互制方面。

心五行属火而居上，肾五行属水而居下。生理上，心火（即心之阳气）必须下降于肾，以温煦肾阳；肾阴必须上济于心，以制约心火，防止过亢。惟有如此，心肾功能才能协调平衡。心肾之间这种阴阳相互交济的关系，称"心肾相交""水火既济"。如《慎斋遗书》所说："心肾相交，全凭升降。而心气之降，由于肾气之升；肾气之升，又因心气之降。"

心肾阴阳相互滋养，病理上亦互为因果。若肾阴不足，不能上济于心，或心火亢盛，下劫肾阴，则形成心火旺与肾阴虚共见的"心肾不交"证，表现为心烦、失眠、心悸、眩晕耳鸣、腰膝酸软，五心烦热，潮热盗汗或男子梦遗、女子梦交等症。若心火旺于上，不能下温肾水，或肾阳亏于下，不能蒸水上达以制约心火，亦可形成心火旺与肾阳虚共存的"心肾不交"证，表现为心烦、失眠、心悸、腰膝酸冷、夜尿频多等症。可见，心肾任何一方阴阳失调，都会导致心肾关系被破坏，出现相应的病证。

（五）肺与脾的关系

肺与脾的关系，主要体现在气的生成和津液代谢方面。

气的生成方面，肺主气、司呼吸，吸入自然界清气；脾主运化，化生水谷精气。清气与水谷精气是人体之气（特别是宗气）生成的主要物质来源。肺脾两脏相互协同，保证了气的生成与敷布，故有"肺为主气之枢，脾为生气之源"之说。脾肺之气还可相互资生、互为补充。脾为气血生化之源，脾气资生肺气；肺主一身之气，肺气对脾气也有促进作用。

津液输布代谢方面，《素问·经脉别论》说："脾气散精，上归于肺，通调水道，下输膀胱。"脾主运化，转输津液于肺，是肺通调水道的前提；肺气宣发肃降，维持津液正常输布排泄，防止水湿内停，亦有助于脾气健运。肺脾两脏协调配合，是保证津液正常输布和排泄的重要环节。

病理上，肺脾病变常相互影响。如脾气虚弱，生气乏源，常导致肺气虚（母病及子）；肺气虚日久，影响脾气运化，也可致脾气虚（子病及母），最终肺脾两虚，见体倦乏力、食少、腹胀、便溏、咳嗽、气喘、少气懒言等症。若脾气虚，水湿不运，聚成痰饮犯肺，可影响肺气宣降，出现咳嗽、咳痰等症，故有"脾为生痰之源，肺为贮痰之器"（《证治汇补·痰证》）之说。肺气虚弱，宣降失常，水液输布不利，困阻脾气，又可影响脾的运化功能而致肺脾同病。

（六）肺与肝的关系

肺与肝的关系，主要体现在气机升降调节互制互用方面。

"肝生于左，肺藏于右"（《素问·刺禁论》），是对肝肺气机升降特点的概括。肝气升发，肺气肃降，一升一降，协调平衡，是全身气机调畅的必要保证。肝气升发适度，有利于肺气正常肃降。肺气肃降正常，亦有助于抑制肝气，防止肝气升发太过。

病理上，肝肺病变常相互影响。如肝气郁而化火，升发太过，气火上逆犯肺，可致肺失宣降，出现咳嗽、咯血、面红、目赤、胸胁胀痛等肝肺同病症状，五行学说称之为"木火刑金"。若肺失清肃，燥热内盛，也可影响肝，使肝失条达。常在咳嗽同时，出现两胁胀痛、面红目赤等肝火旺症状。

（七）肺与肾的关系

肺与肾的关系，主要体现在津液代谢、呼吸运动、阴液互资方面。

津液代谢方面，肺为水之上源，主通调水道；肾为主水之脏，主持全身水液代谢。肾主水功能以肺气宣降、通调水道为先决条件；肺通调水道又依赖肾阳的温煦、激发，故肺肾失调，可致水肿、尿少。《素问·水热穴论》认为水肿"其本在肾，其末在肺，皆积水也"。

呼吸运动方面，肺主气、司呼吸，肾主纳气。肺气肃降，清气下行，有利于肾之纳气；肾气充足，摄纳有权，有助于肺气肃降。肺肾协同，保证了呼吸运动正常，使呼吸维持在一定深度，防止呼吸表浅。《类证治裁·喘症》说："肺为气之主，肾为气之根，肺主出气，肾主纳气，阴阳相交，呼吸乃和。"若肾气不足，摄纳无权，气浮于上；或肺气久虚，久病及肾，均可导致肾不纳气，出现呼吸表浅、动则气喘、咳嗽等症。

阴液互资方面，肺肾五行上属金水，金水相生。肺阴充足，输送阴液至肾，使肾阴充足；肾阴充足，上资于肺，使肺阴充盈。肺肾阴液，相互资生，维持两脏阴液的充足与协调平衡。病理上，肺阴不足与肾阴亏损既可同时出现，又常互为因果，表现出肺肾阴虚病证，见颧红、潮热、盗汗、音哑、干咳、痰中带血、腰膝酸软、遗精等症。

（八）肝与脾的关系

肝与脾的关系，主要体现在饮食物消化、疏泄与运化互用以及藏血与统血相互协调方面。

饮食物消化方面，肝主疏泄，疏利胆汁，协调脾胃升降，从而促进脾气运化。肝疏泄功能正常，木能疏土，则脾运健旺，气血生化有源，故肝主疏泄是脾气健运的保证。脾运化功能正常，防止水湿内停，或气血充足，肝体得养，也是肝疏泄功能正常的条件。

血液生成和运行方面，肝藏血，脾为气血生化之源而统血。脾气健运，生血有源，统血有权，使肝有所藏。肝藏血，脾统血，藏统协调，则血循脉中，不致外逸出血。

病理上，肝脾病变常相互影响。肝气郁结，失于疏泄，易致脾失健运，出现情志抑郁、胸闷太息、纳呆腹胀、肠鸣泄泻等肝脾不调之症。脾失健运，水湿内停，也可影响肝气疏泄，称为"土壅木郁"。或脾胃湿热，熏蒸肝胆，引起黄疸。脾虚，血生化乏源，或脾不统血，失血日久，均可致肝血虚，表现为纳少、倦怠、头晕、目眩和女性月经量少、色淡等症。若肝脾藏统失司，肝不藏血或脾不统血，均可引起血行失常，导致出血病症。

（九）肝与肾的关系

肝与肾的关系，主要体现在精血同源、藏泄互用和阴阳互资三方面。

精血同源方面，肝藏血，肾藏精。精能化血，血能养精，肝血与肾精这种互生互化的关系，称为"精血同源"或"肝肾同源"；另外，根据十天干，肝属乙木，肾属癸水，故亦可称"乙癸同源"。《张氏医通·诸血门》说："气不耗，归精于肾而为精；精不泄，归精于肝而化清血。"

藏泄互用方面，肝主疏泄，肾主封藏，疏泄与封藏相反相成，协调配合，共同调节女子月经、排卵及男子排精。其中肝气疏泄促进男子精液定期溢泻、女子定时排卵行经；肾气封藏固摄精气、经血，防止过多溢泻，故《格致余论·阳有余阴不足论》说："主闭藏者肾也，司疏泄者肝也。"

阴阳互资方面，肝肾阴阳互为滋养。肾阴充足，水能涵木，则肝阴得充，制约肝阳，防止肝阳过亢，化火生风。肝阴充足，亦可滋养肾阴，保持肝肾阴阳协调平衡。此外，肝肾阳气亦可相互温养，肝阳温煦肾阳，肾阳资助肝阳，温煦肝脉。

病理上，肝肾病变常相互影响。如肾精亏损，肝血亦虚，表现为肝肾精血亏虚之证，见头昏目眩、耳鸣耳聋、腰膝酸软等症。若肝肾藏泄失职，女子可见月经紊乱、经量过多或过少，甚至闭经及排卵障碍；男子可见阳痿、遗精、滑泄，或阳强不泄等症。肝肾阴液不足常相互累及，造成肝肾阴虚、肝阳上亢等证。肝肾阳虚，阳不制阴，阴寒内盛，可见下焦虚寒、肝脉寒滞，出现少腹冷痛、阳痿经冷、宫寒不孕等症。

（十）脾与肾的关系

脾与肾的关系，主要体现在先天、后天相互资生与津液代谢方面。

先天、后天相互资生方面，脾主运化水谷，化生气血，为后天之本；肾藏精，主生长发育生殖，为先天之本。脾的运化功能，赖肾阳温煦激发，方能健旺；肾中精气靠脾化生的水谷精气充养，才能充盛。故后天之本依赖先天之本激发，先天之本赖后天之本补充，二者相互促进，缺一不可。《景岳全书·脾胃》说："水谷之海，本赖先天为之主；而精血之海，又赖后天为之资。"《血证论·阴阳水火论》说："人之初胎，以先天生后天；人之既生，以后天生先天。"以上论述都说明了先天、后天之间的相互依赖关系。

水液代谢方面，脾主运化水液，须赖肾阳温煦蒸化；肾主水功能正常，亦赖脾的运化功能协助，即所谓"土能制水"。二脏相互协同，共同维持水液代谢的平衡。

病理上，脾肾病变常相互影响、互为因果。如脾气虚弱，运化不健，可导致肾精不足，表现为腹胀、便溏、消瘦、腰酸、耳鸣，或青少年生长发育迟缓、不良等病证。再如肾阳不足，不能温煦脾阳，或脾阳久虚，损及肾阳，形成脾肾阳虚证，表现为腹部冷痛、下利清谷、腰膝酸冷、五更泄泻等病证。此外，脾气虚弱，不能运化水液，或肾的阳气虚损，气化失司，而导致水液的输布、排泄障碍，表现为面浮、肢肿、腹胀、畏寒肢冷、腰膝酸软等脾肾阳虚水液停滞的病证。

二、脏与腑的关系

脏与腑的关系主要表现为脏腑阴阳表里配合关系。脏属阴而腑属阳，阴主里而阳主表，一脏一腑，一阴一阳，一表一里，相互配合，构成心与小肠、肺与大肠、脾与胃、肝与胆、肾与膀胱等五对脏腑表里关系，称"脏腑相合"关系。

脏腑相合关系的依据有三：

① 经脉络属。属脏的经络络于所合之腑，属腑的经络络于所合之脏。

② 气化相通。六腑传化水谷的功能受五脏调控。如胃主受纳腐熟，有赖于脾气运化的推动，膀胱贮尿、排尿，有赖于肾阳温煦气化。五脏主藏精气，亦离不开六腑传化水谷。如肝的疏泄作用，有赖于胆汁排泄无阻，肺气宣通，有赖于大肠之气通降。

③ 病理相关。脏腑病证常互为因果，表现为脏病及腑，腑病及脏，脏腑同病。如肺热移肠，可致肠腑热结便秘，反之亦然。因此，对脏腑病证的治疗，根据脏腑相合理论，常用脏病治腑、腑病治脏、脏腑同治等治法。

（一）心合小肠

心与小肠经脉相互络属，构成表里相合关系。

心与小肠的生理联系，从理论上讲，心阳温煦，心血滋养，皆有助于小肠化物；而小肠化物，泌别清浊，化生气血，可上养于心。

在病理方面，有"心移热于小肠"一说。《医宗金鉴·删补名医方论》说："口糜舌疮，小便黄赤，茎中作痛，热淋不利等证，皆心热移于小肠之证。"心火亢盛，可通过经脉下移小肠，影响小肠泌别清浊，引起尿少、尿赤、尿痛等症。小肠有热，亦可循经上炎于心，使心火亢盛，出现心烦、口舌生疮等症。

（二）肺合大肠

肺与大肠通过经脉相互络属，构成表里相合关系。

肺与大肠的生理联系，主要体现在肺气肃降与大肠传导之间相互依存。肺气清肃下降，能促进大肠传导，有利于糟粕排泄；大肠传导糟粕，亦有助于肺气肃降。二者正常协调，才能维持呼吸运动与大肠传导功能正常。

在病理方面，肺气壅塞，失于肃降，津不下达，可引起腑气不通，肠燥便秘；大肠实热，传导不畅，腑气不通，也可影响肺气肃降，引起胸满、咳喘等症。

（三）脾合胃

脾胃同居中焦，经脉相互络属，构成表里相合关系。

脾与胃的关系，主要体现在水谷纳运相得、气机升降相因、阴阳燥湿相济方面。

水谷纳运相得：胃主受纳腐熟，是脾主运化的前提；脾主运化既推动胃的腐熟，又通过消化食物、转输精微，为进一步受纳创造条件。二者纳运协调、相互协作，维持着食物消化、水谷精微吸收与转输过程。《诸病源候论·脾胃诸病候》说："脾胃二气相为表里，胃受谷而脾磨之，二气平调，则谷化而能食。"《景岳全书·脾胃》说："胃司受纳，脾主运化，一运一纳，化生精气。"

气机升降相因：脾胃共居中焦，脾气主升而胃气主降。一升一降，相反相成，成为脏腑气机升降之枢纽。脾气升清，将水谷精微向上输布，有助于胃气通降；胃气降浊，使水谷及糟粕下行，也有助于脾气上升。脾胃之气升降相因，既保证了饮食纳运的正常进行，又维持着内脏位置相对恒定。

阴阳燥湿相济：脾为阴土，以阳气为用，湿易郁遏脾阳，妨碍脾运，故脾喜燥恶湿。胃为阳土，赖阴液滋养，燥易耗伤胃阴，致胃失和降，故胃喜润恶燥。《临证指南医案·卷二》说："太阴湿土，得阳始运，阳明燥土，得阴自安，以脾喜刚燥，胃喜柔润故也。"脾胃阴阳燥湿相济，是保证其纳运、升降正常的必要条件。

病理上，若脾失健运，可导致胃纳不振；胃气失和，也可导致脾运失常，引起纳少腹胀、大便溏泄等脾胃失调之症。若脾虚气陷，会导致胃失和降，胃气上逆；胃气不降，也可影响脾气升清，引起脘腹坠胀、头目眩晕、呕吐呃逆，或内脏下垂等脾胃升降失常的表现，故《素问·阴阳应象大论》说："清气在下，则生飧泄；浊气在上，则生䐜胀。"若湿困脾运可导致胃不受纳，胃阴（津）不足亦可影响脾运，因脾胃燥湿失调而产生运纳失常的病变。

（四）肝合胆

肝与胆通过经脉相互络属，构成表里相合关系。

肝与胆生理上的关系主要为同主疏泄。肝主疏泄，调畅胆气，促进胆汁分泌和排泄。胆主疏泄，胆汁排泄畅通，亦有利于肝气疏泄。肝胆相互协同，胆汁正常分泌、排泄，有助于饮食物消化。此外，肝与胆共主勇怯。《素问·灵兰秘典论》说："肝者，将军之官，谋虑出焉。胆者，中正之官，决断出焉。"肝主谋虑，胆主决断，二者相成互济，则勇敢果断，情志活动正常。

肝胆病变可相互影响。如肝失疏泄，可影响胆汁分泌排泄；胆汁排泄不畅，亦会影响肝气疏泄，出现胁肋胀痛、腹胀、恶心、呕吐、口苦、黄疸等症状。若肝胆疏泄失常，肝气郁滞，或胆郁痰扰，可出现胆怯易惊、惊悸、失眠多梦等症状。

（五）肾合膀胱

肾与膀胱通过经脉相互络属，构成表里相合关系。

肾与膀胱的关系主要体现在共主小便生成、贮存与排泄方面。肾主水，水液经肾阳蒸化，浊者转化为尿液，贮存于膀胱，并由之排泄；膀胱贮尿与排尿功能，依赖于肾的气化与固摄。

在病理上，肾与膀胱病变可相互影响。如肾阳虚，气化失职，或肾气虚，固摄无权，可影响膀胱开合，出现小便不利或失禁、遗尿、尿频等症。膀胱湿热，也可影响肾，出现尿频、尿急、尿痛、腰痛等症状。

三、腑与腑的关系

六腑以"传化物"为生理特点。六腑的关系主要体现在饮食物消化、吸收、排泄过程中的彼此配合上。

饮食入胃，经胃的受纳腐熟，下传小肠。小肠接受食物，在胆汁作用下，对饮食进一步消化，并泌别清浊。清者吸收，经脾的运化作用布散全身，浊者下传大肠。大肠吸收残渣中的部分水液，使糟粕形成粪便排出体外。膀胱贮存尿液，气化而使尿液排出体外。三焦是水谷传化的通道，总司人体气化，推动和促进传化过程的正常进行。

六腑既彼此分工又密切配合，共同完成对饮食物的消化、精微的吸收和糟粕的排泄。饮食物在六腑中必须更替运化而不能久留或停滞，故有"六腑以通为用""腑病以通为补"之说。

六腑之间在病理上亦可相互影响。如胃有实热，胃气不降，可使大肠传导不利，出现大便秘结等症状。而大肠燥结，腑气不通，也可使胃失和降，出现腹胀、恶心、呕吐等症状。胆失疏泄，亦可影响胃，出现胁痛、黄疸、恶心、呕吐苦水、食欲不振等胆胃同病的症状。

 知识链接

胃气的含义

胃气在中医学中的含义涉及以下五方面：①为一身之气分布于胃的部分，能维护胃气的通降，推动胃发挥受纳腐熟功能。②为脾气与胃气的合称，又可称为"中气"。中气的盛衰影响饮食物的消化、水谷精微的吸收，关系到气、血、精、津液等物质的生成，关乎人体生命活动的强弱与存亡。故在养生防病及临床治疗过程中，须时刻注意顾护脾胃之气，以"勿伤胃气"为务，若胃气衰败，则百药难施，故有"有胃气则生，无胃气则死"之说。③指水谷之气，即从饮食物中化生的水谷之精气，简称"谷气"。谷气是一身之气的重要组成部分，谷气充则人体之气足，五脏之气生成有保障。故有"胃气强则五脏俱盛，胃气弱则五脏俱衰"之论，又有"胃为五脏之本"之说。④指脉象从容和缓。谷气充盛，随脉运行，则脉象从容和缓、节律整齐，谓之有"胃气"。脉中胃气的强弱及有无，标示着正气的强弱，对判断病情预后有重要意义，故《素问·平人气象论》说："人以水谷为本，故人绝水谷则死，脉无胃气亦死。"⑤指代一身之气或正气。如李杲、张介宾等都将"胃气"视为一身之气或正气。

本章小结

藏象学说是以整体观念为指导，以以象测藏为基本思维方法的有关人体脏腑活动规律的系统理论，是中医学理论的核心内容。本章阐述了藏象的概念、藏象学说的形成和特点以及脏腑的生理特性、生理功能和生理联系，揭示了人体生命活动中各脏腑发挥的职能及其相互关系。对于五脏，应把握其所指并非单独的脏，而是以肝、心、脾、肺、肾为中心，包含形、窍、志、液、华、时在内的系统概念。六腑功能活动与五脏密切相关，奇恒之腑功能上从属于五脏，故在学习中，应结合五脏的生理特性和生理功能，以整体观为基本理念，去理解五脏与形、窍、志、液、华、时的联系以及六腑和奇恒之腑的功能，认识到各脏腑在功能上既有所侧重，又彼此协同，在人体生命活动中发挥整体调节的作用。

复习思考题

1. 如何理解"满而不能实"和"实而不能满"？它对临床辨证论治有何指导意义？
2. 试述"汗为心之液"的理论依据和临床意义。
3. 为什么称脾胃为"后天之本"？
4. 肺主治节主要体现在哪些方面？
5. 小肠的泌别清浊功能失调为何会出现二便异常？
6. 试述肝与肾的关系。

藏象的自测题

第四章

经　　络

📚 学习目标

1. 掌握经络的概念、经络系统的组成。
2. 掌握十二经脉的走向交接规律、分布规律、表里关系、流注次序。
3. 掌握奇经八脉的概念、主要生理功能及督脉、任脉、冲脉、带脉的循行和基本功能。
4. 熟悉经络的生理功能。
5. 了解经别、别络、经筋、皮部的基本概念。
6. 了解阴跷脉、阳跷脉、阴维脉、阳维脉的循行路线和基本功能。
7. 了解经络学说的临床应用。

经络，是经脉和络脉的总称，为运行全身气血，联络脏腑肢节，沟通上下内外的通路。经络类似网络，发挥着信息传递等重要作用，它将人体各个部分有机结合，使之协调有序地共同完成人体的各项生理功能。

经络学说，是研究人体经络系统的概念、组成、循行分布、生理功能、病理变化及其与脏腑、形体官窍相互关系的一门学说，是中医学理论体系的重要组成部分。

经络学说以古代的针灸、推拿、导引等医疗实践为基础，经过漫长时间的积累，结合当时所知的人体解剖和藏象知识，在阴阳五行学说的指导下形成。《黄帝内经》构筑了经络体系的整体框架，完善了经络理论，标志着经络学说的形成。《灵枢·经脉》云："经脉者，所以决死生，处百病，调虚实，不可不通。"

此后，历代医家在此基础上，经过大量的医疗实践，不断地对经络学说进行总结和创新，使经络学说的内容得到了充实和完善。如《难经》首创"奇经八脉"一词，并对奇经八脉的含义、功能、循行路线和病候等进行了详细阐述，是《内经》经络学说的有益补充。东汉张仲景《伤寒杂病论》将经络学说运用于临床实践，总结了外感热病的发病规律，创立了六经辨证体系，是经络学说在内科方面的应用典范。晋代皇甫谧的《针灸甲乙经》是第一部针灸学专著，记载穴位 349 个，并将"经"与"穴"联系起来。宋代王惟一编《铜人腧穴针灸图经》，并铸成两具"铜人"经穴模型。元代滑寿编著《十四经发挥》，率先提出"十四经"的概念，并对十四经的分布、循行和全身的穴位进行了考证。明代李时珍对奇经八脉文献进行汇集和考证，编著《奇经八脉考》一书。明代杨继洲《针灸大成》较全面论述针灸理论、操作手法等，并确定腧穴名称和部位，记述历代名家针灸医案，是对明以前针灸学术的系统总结。近年来，学术界从经络现象入手，运用现代科学技术，对经络学说进行深入的研究和探讨，在经络实质的研究方面取得了一定的成绩。

经络学说贯穿于人体生理、病理及疾病的诊断、治疗等方面，与藏象学说、气血津液学说、病因学说等基础理论交叉结合，相互补充，是分析人体生理功能、病理变化以及对疾病进行诊治的理论依据之一。它不仅是针灸、推拿等学科的理论基础，而且对中医临床各科的诊断和治疗均具有十分重要的指导作用。由于经络在中医学中具有非常重要的地位，所以经络学说历来为众多医家所重视，正如宋代窦材《扁鹊心书·当明经络》中所强调的那样："学医不知经络，开口动手便错。盖经络不明，无以识病证之根源，究阴阳之传变。"

第一节　经络学说概述

一、经络的概念

经络是运行全身气血，联络脏腑肢节，沟通上下内外的通路。经络可有经脉和络脉的区分，《医学入门》言："经者，径也；经之支脉旁出者为络。""经"有路径、途径之意，因此经脉为直行的主干；"络"有网络、联络之意，因而络脉为经脉别出的分支。经脉与络脉纵横交错，遍布全身，是人体的重要组成部分。《灵枢·脉度》指出："经脉为里，支而横者为络，络之别者为孙。"经脉多循行于人体深部，分肉之间；络脉多循行于浅表部位。正如《灵枢·经脉》所说："经脉十二者，伏行分肉之间，深而不见……诸脉之浮而常见者，皆络脉也。"经脉较粗，络脉较细。经脉多以纵行为主，并有一定的循行路径，而络脉纵横交错，网络全身，把人体所有的脏腑官窍、皮肉筋骨等组织联结成统一的有机整体。

二、经络系统的组成

经络系统，由经脉、络脉及其连属部分组成。其中，经脉是经络系统的主干，包括十二经脉、奇经八脉以及十二经别；络脉有别络、浮络和孙络之分。十二经脉在内络属于五脏六腑和心包，在外连属于筋肉、皮肤，所以《灵枢·海论》言其"内属于腑脏，外络于肢节"。

（一）经脉

经脉分为十二经脉、奇经八脉、十二经别。

1. 十二经脉

十二经脉是经脉中的主要部分，分为手三阴手三阳、足三阴足三阳，共十二条，故称"十二经脉"。是人体气血运行的主要通道，有一定的起止、循行部位和交接顺序，在肢体的分布、走向和交接有一定规律，与体内脏腑有直接的络属关系，相互间具有表里关系，故而又称"十二正经"。具体包括手三阴经（手太阴肺经、手厥阴心包经、手少阴心经），手三阳经（手阳明大肠经、手少阳三焦经、手太阳小肠经），足三阴经（足太阴脾经、足厥阴肝经、足少阴肾经），足三阳经（足阳明胃经、足少阳胆经、足太阳膀胱经）。

2. 奇经八脉

奇经八脉是督脉、任脉、冲脉、带脉、阴跷脉、阳跷脉、阴维脉、阳维脉八条经脉的合称，有统率、联络和调节十二经脉气血的作用。奇经八脉与十二经脉不同，它们的循行分布不像十二经脉那样有规律，与脏腑无直接的络属关系，相互之间也无表里关系，正如《圣济总录》所概括："脉有奇常，十二经者，常脉也，奇经八脉则不拘于常，故谓之奇经。盖以人之气血常行于十二经脉，其诸经满溢则流入奇经焉。"

3. 十二经别

十二经别是从十二经脉别行分出的重要支脉，它们分别起自四肢，循行于体腔脏腑深部，上出于颈项浅部。阳经的经别从本经别出而循行体内后，仍回到本经；阴经的经别从本经别出而循行体内后，与互为表里的阳经相合。十二经别的作用，主要是加强十二经脉中互为表里的两条经脉在体内联系，还由于它通达某些正经未循行到的部位，因而能补充十二经脉循行之不足。

（二）络脉

络脉是经脉的细小分支，按其形状、大小、深浅等的不同，可分为别络、浮络和孙络。

别络是络脉中较大者。十二经脉与督脉、任脉各有一支别络，再加上脾之大络，故而合称"十五别络"。别络的主要功能是加强十二经脉中互为表里两条经脉在体表的联系；统率其他络脉，加强人体前、后、侧面的统一联系；渗灌气血以濡养全身。此外，《素问·平人气象论》有"胃之大络，名曰虚里"之说，若加"胃之大络"，则有十六支别络。

浮络是循行于人体浅表部位的络脉，《灵枢·经脉》云："诸脉之浮而常见者。"浮络分布广泛，没有定位，有沟通经脉、输达肌表的作用。

孙络是最细小的络脉，分布全身，难以计数。《素问·气穴论》称之有"溢奇邪""通荣卫"的作用。

（三）连属部分

十二经脉在外连于十二经筋、十二皮部，在内则络属于五脏六腑。

1. 经筋和皮部

经筋和皮部，是十二经脉与筋肉和体表的连属部分。

经筋，又称"十二经筋"，是十二经脉之气"结、聚、散、络"于筋肉、关节的体系，具有连缀四肢百骸，主司关节运动的作用。

皮部，又称"十二皮部"，是与十二经脉相应的体表皮肤部分。其循行范围以十二经脉在体表的分布范围作为分区依据，把全身皮肤划分为十二部分，分属于十二经脉，所以十二皮部是十二经脉功能活动在体表的反映部位，也是络脉之气散布之所在。

2. 属络脏腑

十二经脉与体内脏腑构成属络关系。属，隶属；络，联络。十二经脉在循行过程中，每条经脉都隶属一个脏或腑，联络一个腑或脏。一般来讲，阴经属脏络腑，阳经属腑络脏，由此加强脏腑与经脉的联系，构建了经脉间的表里关系。

经络系统示意图参见图 4-1。

三、经络的生理功能

经络是人体内的一个重要系统，其生理功能主要表现在沟通上下内外、联络脏腑肢节、运行全身气血、濡养脏腑组织、感应传导及调节功能平衡等方面。

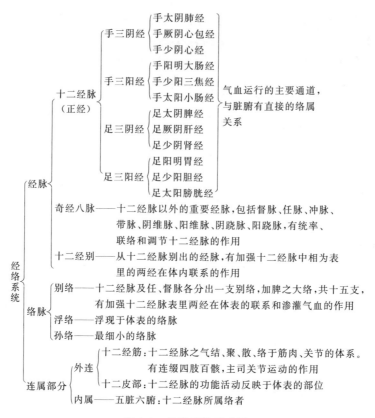

图 4-1　经络系统示意图

（一）沟通联系作用

人体由五脏六腑、四肢百骸、五官九窍、皮肉筋骨和经脉系统组成，它们虽生理功能各有不同，但却相互协作、配合，维持人体各个组织器官的正常生理功能。而这些脏器组织的协调统一，主要依赖于经络系统的沟通联系作用。十二经脉、十二经别纵横交错，入里出表，通达上下，属络脏腑，联系官窍；奇经八脉联系并调节正经；十五别络加强表里两经联系；十二经筋与十二皮部联系筋脉皮肉。因此，通过经络系统的联系作用，使人体成为一个内外统一的整体，其沟通联系主要表现在以下方面。

1. 脏腑与外周肢节之间的联系

主要通过十二经脉实现，十二经脉在内与五脏六腑相络属，其经脉之气在外散络结聚于经筋，并布散于皮部。四肢为筋肉会聚之所，因此皮肤及四肢筋肉组织与内脏之间，通过经络系统而联系起来。故《灵枢·海论》云："夫十二经脉者，内属于腑脏，外络于肢节。"

2. 脏腑与官窍之间的联系

经脉循行常常经过目、耳、鼻、口、舌、前阴、后阴等官窍，而经脉又多内属络于脏腑。因此，五官九窍与内脏之间，亦可通过经脉的沟通而相联系。例如手少阴心经属心、络小肠、上连"目系"，其别络上行于舌；足厥阴肝经属肝、络胆、上连"目系"；足少阳胆经"绕毛际"，足厥阴肝经"入毛中，过阴器"等。

3. 脏腑之间的联系

十二经脉中的每一经脉都分别属络于一脏一腑，因此加强了互为表里的一脏一腑间的联系。有的经脉还联系多个脏腑，如胃经的经别上通于心，脾经注心中，胆经的经别贯心，肾经出络心，心经却上肺，肾经入肺，肝经注肺中，小肠经抵胃，肝经挟胃，肺经循胃口，肾经贯肝等。这样，构成了脏腑与脏腑之间的多种联系。

4. 经脉之间的联系

十二正经表里相接而具有一定的衔接和流注次序，十二正经与奇经八脉之间纵横交错，奇经八脉之间又彼此相互联系，从而构成了经脉之间的多种联系。如十二正经的手三阳经与足三阳经均交于督脉之大椎穴；阳跷脉与督脉交会于风府穴，故督脉又有"阳脉之海"之称；十二正经的足三阴经和奇经中的阴维脉、冲脉均交会于任脉，而足三阴经又上接手三阴经，所以任脉有"阴脉之海"之称；冲脉，前与任脉相并于胸中，后则通督脉，而任、督二脉又通会于十二经脉，且冲脉能容纳来自十二经脉的气血，故称冲脉有"十二经脉之海"之称；冲、任、督三脉均起于胞中，称为"一源三歧"。这些都说明了经脉之间的复杂联系。

（二）运行气血作用

人体各个组织器官，均需气血的濡润滋养，才能维持其正常的生理活动。气血之所以能通达全身，发挥其营养脏腑组织器官、抗御外邪、保卫机体的作用，是依赖经络的运输灌渗而实现的。故《灵枢·本藏》曰："经脉者，所以行血气而营阴阳，濡筋骨，利关节者也。"《灵枢·脉度》亦云："气之不得无行也，如水之流，如日月之行不休，故阴脉荣其藏，阳脉荣其府，如环之无端，莫知其纪，终而复始。其流溢之气，内溉脏腑，外濡腠理。"说明经络不断地将气血输送到全身各部，在内灌注脏腑组织，在外濡养腠理皮毛。脏腑腠理的气血充盛，生理功能得以正常发挥，则机体强健，防御外邪侵袭的能力较强。

（三）感应传导作用

感应传导，是指经络系统对于针刺或其他刺激的感觉传递和通导作用。经络感应传导现象，则是指当某种刺激作用于一定穴位时，人体会产生某些酸、麻、胀、重等感觉，并可沿经脉的循行路线而传导。中医将此称之为"得气"或"气至"。《灵枢·邪气藏府病形》中所言"中气穴，则针游于巷"，可能是对这种经络感应传导现象的最早记载。经络的这种感应传导作用可以沟通人体各脏腑形体官窍之间的联系，传递各种生命活动信息，引导"气至病所"，体现治疗效果。正如《灵枢·九针十二原》所述："刺之要，气至而有效。"

如胃肠痉挛的患者，胃脘部出现剧烈的疼痛，根据"肚腹三里留"的循经取穴规律，针刺足阳明胃经的合穴足三里，有的患者自感有一股气从足三里穴向上沿大腿向胃脘部传递，当经气循经到达病所时，疼痛就会减轻乃至消失，异常的功能即趋于恢复。经络通过感应传导作用，可以把整体的信息传递到人体局部，从而使人体局部成为整体的缩影，如面、耳、鼻、手、足均可以全息反映整体的状态；反之，针刺局部，由经络感应传导，也能治疗某些全身性的疾患。

（四）调节平衡作用

经络能运行气血、协调阴阳，可使机体的功能活动保持相对平衡。当人体发生疾病时，出现气血不和或阴阳的偏盛偏衰，可运用针灸等治疗方法以激发经络的调节作用。这种平衡具有双向调节的特征。实验表明针刺有关经络的穴位，可以调节脏腑的功能活动，抑制病理性的亢奋状态，兴奋病理性的抑制状态，从而恢复其协调平衡。正如《灵枢·刺节真邪》篇所述"泻其有余，补其不足，阴阳平复"。如针刺手厥阴心包经的内关穴，既可使心动加速，又可抑制心动过速，故该穴在临床上既可治心动过缓，又可治心动过速。可见，经络这种调节作用表现出"适应原样效应"，即原来亢奋的，可通过它的调节使之抑制；原来抑制的，又可通过它的调节而使之兴奋。经脉的这种调节作用是一种良性的双向调节，在针灸、推拿等疗法中具有重要意义。

第二节　十二经脉

十二经脉是经脉中的主干部分，其命名、走向交接、循行部位、表里关系和流注次序均有一定规律，是人体气血循行的主要通道。

一、十二经脉的命名

十二经脉对称地分布于人体的两侧，分别循行于上肢或下肢、内侧或外侧，每一条经脉分别隶属于一个脏或腑。因此每一条经脉的名称，都是由手或足、阴或阳、脏或腑三个部分构成。十二经脉的名称各不相同，其命名规律如下：

（1）手足表示经脉循行于上肢或下肢：手经循行于上肢，足经循行于下肢。

（2）阴阳表示经脉循行分布于四肢内侧或外侧：阳经循行于四肢外侧，阴经循行于四肢内侧。因此，手三阳经循行于上肢外侧，手三阴经循行于上肢内侧；足三阳经循行于下肢外侧，足三阴经循行于下肢内侧。太阴、厥阴、少阴经依次分布于肢体内侧前缘、中线及后缘；阳明、少阳、太阳经依次分布于肢体外侧前缘、中线及后缘。

（3）脏腑表示经脉所隶属的脏或腑：五脏"藏精气而不泻"，为阴；六腑"传化物而不藏"，为阳。每一条阴经隶属于一脏，每一条阳经隶属于一腑，即阴经属脏，阳经属腑。

基于以上总体规律，十二经脉的名称分别为手太阴肺经、手阳明大肠经、足阳明胃经、足太阴脾经、手少阴心经、手太阳小肠经、足太阳膀胱经、足少阴肾经、手厥阴心包经、手少阳三焦经、足少阳胆经、足厥阴肝经（表4-1）。

表 4-1　十二经脉名称分类及在四肢分布规律表

部位	阴经 （属阴）	阳经 （属阳）	循行部位 （阴经行于内侧，阳经行于外侧）	
手	太阴肺经	阳明大肠经	上	前缘
	厥阴心包经	少阳三焦经		中线
	少阴心经	太阳小肠经	肢	后缘
足	太阴脾经*	阳明胃经	下	前缘
	厥阴肝经*	少阳胆经		中线
	少阴肾经	太阳膀胱经	肢	后缘

* 在小腿下半部和足背部，肝经在前，脾经居中。至内踝上 8 寸处交叉之后，脾经在前，肝经居中。

二、十二经脉的走向和交接规律

十二经脉对称性地分布于人体的左右两侧，其走向与交接，均有一定的规律。

（一）走向规律

《灵枢·逆顺肥瘦》描述了十二经脉的走向规律："手之三阴，从藏走手；手之三阳，从手走头；足之三阳，从头走足；足之三阴，从足走腹。"即手三阴经，起于胸中，循上肢内侧走向手指末端，在手指末端与手三阳经相交；手三阳经，从手指末端走向头面部，在头面部与足三阳经相交；足三阳经，从头面部走向足趾末端，在足趾末端与足三阴经相交；足三阴经，从足趾走向腹腔、胸腔，在胸腹腔内与手三阴经相交。（图4-2）如此，十二经脉形成了如《灵枢·营卫生会》所形容的"阴阳相贯，如环无端"的循环路径。

（二）交接规律

在十二经脉的循行交接过程中，其交接部位亦有规律可循。

1. 相表里的阴经与阳经在四肢末端交接

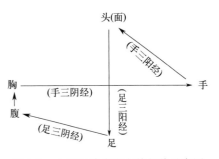

图4-2　十二经脉走向交接规律示意图

其中互为表里的手三阴经与手三阳经在上肢末端（手指）交接，互为表里的足三阳经与足三阴经在下肢末端（足趾）交接。如：手太阴肺经与手阳明大肠经在食指端交接，手少阴心经与手太阳小肠经在小指端交接，手厥阴心包经与手少阳三焦经在无名指端交接；足阳明胃经与足太阴脾经在足大趾交接，足太阳膀胱经与足少阴肾经在足小趾交接，足少阳胆经与足厥阴肝经在足大趾丛毛处交接。

2. 同名手、足阳经在头面部交接

手三阳经止于头部，足三阳经起于头部，手三阳与足三阳经在头面部交接，故而《难经·四十七难》云"头为诸阳之会"。如手阳明大肠经和足阳明胃经交接于鼻翼旁；手太阳小肠经和足太阳膀胱经交接于目内眦；手少阳三焦经和足少阳胆经交接于目外眦。

3. 相互衔接的异名手、足阴经在胸中交接

如足太阴脾经与手少阴心经交接于心中；足少阴肾经与手厥阴心包经交接于胸中；足厥阴肝经与手太阴肺经交接于肺中。

三、 十二经脉的分布规律和表里关系

（一）分布规律

十二经脉在体表循行于躯干胸腹面、背面及头面、四肢，呈左右对称，纵向分布于人体两侧，有一定规律可循。

十二经脉的名称、命名原则和走向交接规律

1. 四肢部位

手经主要行于上肢；足经主要行于下肢。阴经行于内侧，阳经行于外侧。

其具体分布为：手足阳经为阳明在前，少阳在中，太阳在后；手足阴经为太阴在前，厥阴在中，少阴在后。也有例外，即下肢内踝尖上8寸以下为厥阴在前，太阴在中，少阴仍在后。

2. 头面部位

阳明在前，少阳在侧，太阳在后，厥阴在巅顶。其具体分布为：手、足阳明经行于面部、额部；手、足少阳经行于头侧部；手太阳经分布于面颊部；足太阳经分布于头顶及枕项部；足厥阴经与督脉会于巅顶部。

3. 躯干部位

手三阴经从胸部行于腋下，手三阳经行于肩部和肩胛部；足三阳经的阳明经行于前（胸腹），太阳经行于后（背面），少阳经行于侧面；足三阴经均行于胸腹。循行于胸腹的经脉，自腹部正中线旁开0.5寸，由内向外依次为足少阴肾经、足阳明胃经、足太阴脾经和足厥阴

肝经。

（二）表里关系

十二经脉的
大体分布

脏腑有表里相合关系，十二经脉内属脏腑，故相互间也有表里关系（表 4-2）。手足三阴、三阳，通过经别和别络相互沟通，组合为六对"表里相合"关系。互为表里的两条经脉，均在四肢末端交接，分别循行于四肢内外两个侧面的相对位置（足厥阴肝经与足太阴脾经在内踝上 8 寸以下交叉变换前后位置，故而除外），分别络属于互为表里的脏腑。

《难经本义·六十七难》云："阴阳经络，气相交贯。"十二经脉的表里关系，加强了互为表里的两条经脉间的联系，同时由于相互络属同一对脏腑，因此使互为表里的脏和腑在生理方面配合紧密，在病理上亦相互影响。例如，脾胃纳运相得，气机升降相因，阴阳燥湿相济；肺经受邪致大肠传导失司，进而腑气不通而便秘等。在治疗上，互为表里的两条经脉的腧穴可交叉使用，如治疗脾胃病，可以同时在脾经和胃经的穴位取穴。

表 4-2 十二经脉表里关系表

表	手阳明大肠经	手少阳三焦经	手太阳小肠经	足阳明胃经	足少阳胆经	足太阳膀胱经
里	手太阴肺经	手厥阴心包经	手少阴心经	足太阴脾经	足厥阴肝经	足少阴肾经

四、十二经脉的流注次序

十二经脉是气血运行的主要通道，经脉中的气血逐经依次循环贯注。从手太阴肺经开始，依次流经大肠经、胃经、脾经、心经、小肠经、膀胱经、肾经、心包经、三焦经、胆经，最后流至足厥阴肝经后，复再达于手太阴肺经。如此就构成了一个首尾相贯，如环无端的十二经脉循行系统。十二经脉的流注次序如图 4-3 所示。

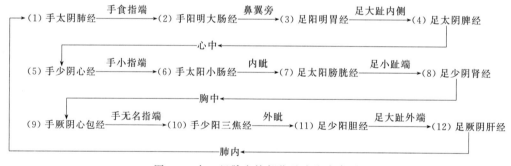

图 4-3 十二经脉交接部位及流注次序图

五、十二经脉的具体循行

（一）手太阴肺经

手太阴肺经，起于中焦，下络大肠，还循胃口（下口幽门，上口贲门），通过膈肌上行，属肺。从肺系（与肺相连的气管、支气管及喉咙等）横行至胸部外上方（中府穴），出腋下，沿上肢内侧前缘下行，过肘窝，入寸口，上鱼际，直出拇指桡侧端（少商穴）。

分支：从手腕的后方（列缺穴）分出，经手背走向食指桡侧端（商阳穴），交于手阳明大肠经（图 4-4）。

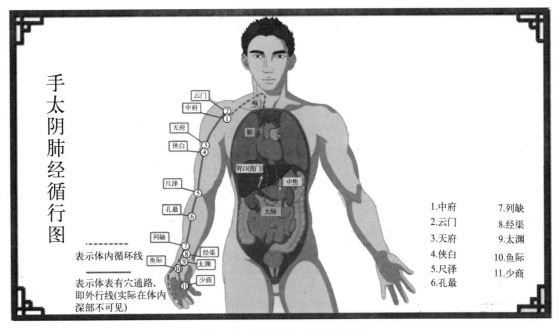

图 4-4 手太阴肺经循行示意图

（二）手阳明大肠经

手阳明大肠经，起于食指桡侧端（商阳穴），经过手背行于上肢外侧前缘，上肩，至肩关节前缘，向后到第七颈椎棘突下（大椎穴），再向前下行入缺盆（锁骨上窝），进入胸腔，络肺，向下通过膈肌下行，属大肠。

分支：从缺盆上行，经颈部至面颊，入下齿中，退出挟口两旁，左右交叉于人中，至对侧鼻翼旁（迎香穴），交于足阳明胃经（图 4-5）。

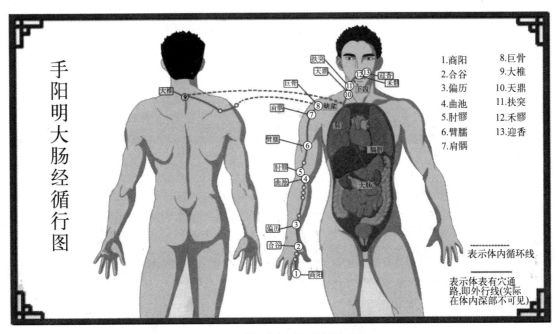

图 4-5 手阳明大肠经循行示意图

（三）足阳明胃经

足阳明胃经，起于鼻翼旁（迎香穴），挟鼻上行，左右交会于鼻根部，旁行入目内眦，与足太阳膀胱经相交，向下沿鼻柱外侧，入上齿中，退出挟口两旁，环绕口唇，在颏唇沟承浆穴处左右相交，退回沿下颌骨后下缘到大迎穴处，沿下颌角上行过耳前，经过上关穴（又叫客主人），沿发际，到额前。

分支：从颌下缘大迎穴分出，下行到人迎穴，沿喉咙向下后行至大椎，折向前行，入缺盆，进入胸腔，下行穿过膈肌，属胃，络脾。

直行者：从缺盆出体表，沿乳中线下行，挟脐两旁（脐中央旁开2寸），下行至腹股沟处的气街（又叫气冲穴）。

分支：从胃下口幽门处分出，在腹腔内下行至气街（气冲穴），与直行之脉会合，而后沿大腿之前侧下行，至膝膑，向下沿胫骨前缘行至足背，入足第二趾外侧端（厉兑穴）。

分支：从膝下三寸处（足三里穴）分出，下行入足中趾外侧端。

分支：从足背（冲阳穴）分出，前行入足大趾内侧端（隐白穴），交于足太阴脾经（图4-6）。

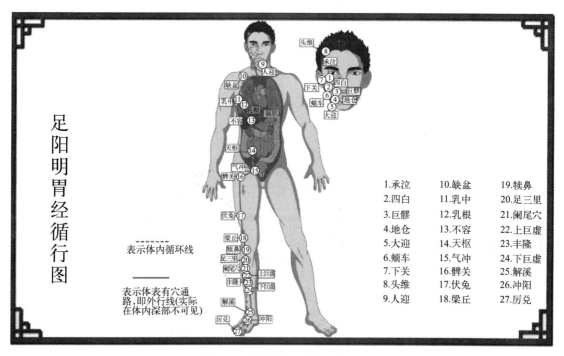

图 4-6　足阳明胃经循行示意图

（四）足太阴脾经

足太阴脾经，起于足大趾内侧端（隐白穴），沿内侧赤白肉际，上行过内踝的前缘，沿小腿内侧正中线上行，在内踝上8寸处，交出足厥阴肝经之前，沿大腿内侧前缘上行，进入腹部，属脾，络胃。向上穿过膈肌，沿食道两旁上行，连舌本，散舌下。

分支：从胃别出，上行通过膈肌，注入心中，交于手少阴心经（图4-7）。

（五）手少阴心经

手少阴心经，起于心中，走出后属心系，向下穿过膈肌，络小肠。

分支：从心系分出，挟食道上行，连于目系。

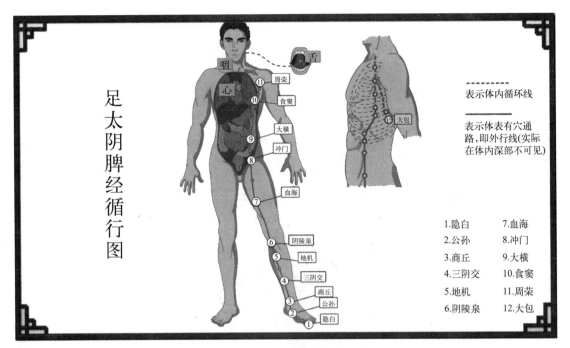

图 4-7　足太阴脾经循行示意图

　　直行者：从心系出来，折回上行，经过肺，向下浅出腋下（极泉穴），沿上肢内侧后缘，过肘中，经掌后锐骨端，进入掌中，沿小指桡侧，出小指桡侧端（少冲穴），交于手太阳小肠经（图 4-8）。

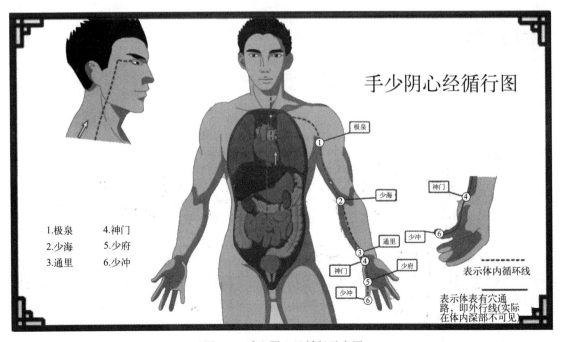

图 4-8　手少阴心经循行示意图

（六）手太阳小肠经

手太阳小肠经，起于小指外侧端（少泽穴），沿手背、上肢外侧后缘，过肘部，到肩关节后面，绕肩胛部，交肩上，会于大椎穴，折向前行入缺盆，深入胸腔，络心，沿食道，向下穿过膈肌，到达胃部，下行，属小肠。

分支：从缺盆出来，沿颈部上行到面颊，至目外眦后，折行进入耳中（听宫穴）。

分支：从面颊部分出，向上行于目下，至目内眦（睛明穴），交于足太阳膀胱经（图4-9）。

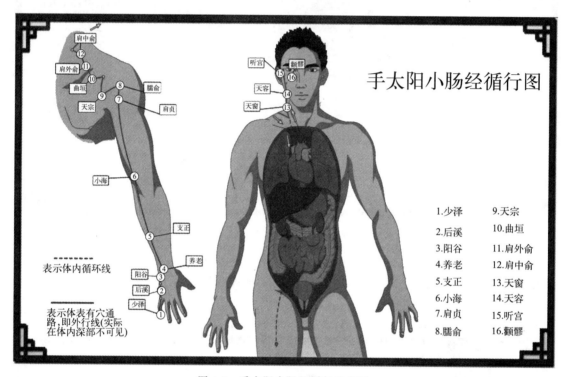

图 4-9 手太阳小肠经循行示意图

（七）足太阳膀胱经

足太阳膀胱经，起于目内眦（睛明穴），向上到达额部，左右交会于头顶部（百会穴）。

分支：从头顶部分出，到耳上角部。

直行者：从头顶部分出，向后行至枕骨处，进入颅腔，络脑，再浅出后下行到项部（天柱穴），下行交会于大椎穴，再分左右沿肩胛内侧、脊柱两旁（脊柱正中旁开1.5寸下行），到达腰部（肾俞穴），进入脊柱两旁的肌肉（臀），深入腹腔，络肾，属膀胱。

分支：从腰部分出，沿脊柱两旁下行，穿过臀部，从大腿后侧外缘下行至腘窝中（委中穴）。

分支：从项部（天柱穴）分出下行，经肩胛内侧，从附分穴挟脊（脊柱正中旁开3寸）下行至髀枢（大转子部，当环跳穴处），经大腿后侧至腘窝中与前一支脉会合，然后下行穿过腓肠肌，出走于足外踝后，沿足背外侧缘至足小趾外侧端（至阴穴），交于足少阴肾经（图4-10）。

（八）足少阴肾经

足少阴肾经，起于足小趾下，斜行于足心（涌泉穴），出行于舟骨粗隆之下，沿内踝后

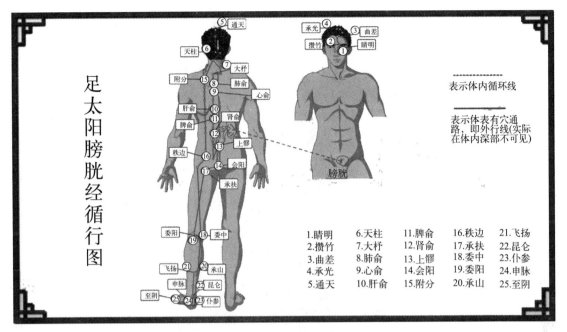

图 4-10 足太阳膀胱经循行示意图

分出进入足跟部，向上沿小腿内侧后缘，至腘内侧，上股内侧后缘入脊内（长强穴），穿过脊柱，属肾，络膀胱。

直行者：从肾上行，穿过肝和膈肌，进入肺，沿喉咙，到舌根两旁。

分支：从肺中分出，络心，注入胸中，交于手厥阴心包经（图 4-11）。

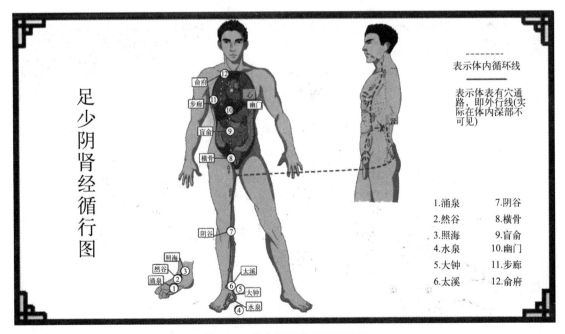

图 4-11 足少阴肾经循行示意图

（九）手厥阴心包经

手厥阴心包经，起于胸中，出属心包，向下穿过膈肌，依次络于上、中、下三焦。

分支：从胸中分出，浅出胁部当腋下3寸处（天池穴），向上至腋窝下，沿上肢内侧中线入肘，过腕部，入掌中（劳宫穴），沿中指桡侧，出中指桡侧端（中冲穴）。

分支：从掌中分出，沿无名指出其尺侧端（关冲穴），交于手少阳三焦经（图4-12）。

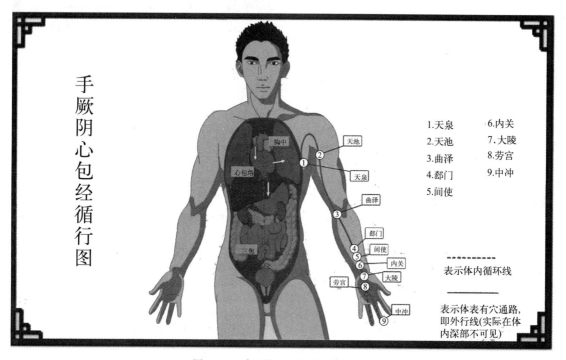

图4-12　手厥阴心包经循行示意图

（十）手少阳三焦经

手少阳三焦经，起于无名指尺侧端（关冲穴），向上沿无名指尺侧至手腕背面，上行前臂外侧尺骨、桡骨之间，过肘尖，沿上臂外侧向上至肩部，向前行入缺盆，布于膻中，散络心包，穿过膈肌，依次属上、中、下三焦。

分支：从膻中分出，上行出缺盆，至肩部，左右交会于大椎，分开上行到项部，经耳后（翳风穴）直上，出耳上角，然后屈曲向下经面颊部至目眶下。

分支：从耳后分出，进入耳中，出走耳前，经上关穴前，在面颊部与前一分支相交，至目外眦（瞳子髎穴），交于足少阳胆经（图4-13）。

（十一）足少阳胆经

足少阳胆经，起于目外眦（瞳子髎穴），上至头角（额厌穴），再向下到耳后（完骨穴），再折向上行，经额部至眉上（阳白穴），又向后折至风池穴，沿颈下行至肩上，左右交会于大椎穴，分开前行入缺盆。

分支：从耳后完骨穴分出，经翳风穴进入耳中，出走于耳前，过听宫穴，至目外眦后方。

分支：从目外眦分出，下行至下颌部的大迎穴，与手少阳三焦经分布于面颊部的支脉相合，复行至目眶下，再向下经过下颌角部，下行至颈部，与前脉会合于缺盆，然后进入胸

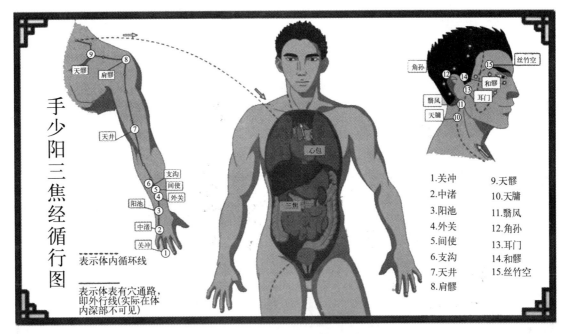

图 4-13　手少阳三焦经循行示意图

腔，向下穿过膈肌，络肝，属胆，从胁里下行，浅出气街，绕毛际，横向至环跳穴处。

直行者：从缺盆下行至腋，沿胸侧，过季胁，下行至环跳穴处与前脉会合，再向下沿大腿外侧、膝关节外缘，行于腓骨前面，直下至腓骨下端（绝骨穴），下出外踝之前，沿足背行出于足第四趾外侧端（窍阴穴）。

分支：从足背（足临泣穴）分出，前行出足大趾外侧端，折回穿过爪甲，至足大趾爪甲后丛毛处，交于足厥阴肝经（图 4-14）。

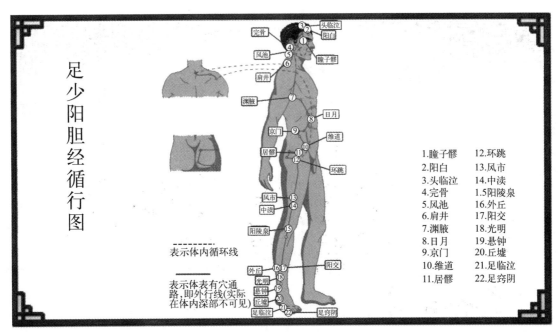

图 4-14　足少阳胆经循行示意图

（十二）足厥阴肝经

足厥阴肝经，起于足大趾爪甲后丛毛处，向上沿足背至内踝前 1 寸处（中封穴），向上沿胫骨内缘，在内踝上八寸处交出足太阴脾经之后，上行过膝内侧，沿大腿内侧中线进入阴毛中，绕阴器，至小腹，挟胃两旁，属肝，络胆，向上穿过膈肌，分布于胁肋部，沿喉咙之后，向上进入鼻咽部，上行连接目系，出于额，上行与督脉会于头顶部。

分支：从目系分出，下行颊里，环绕口唇的里边。

分支：从肝分出，穿过膈肌，向上注于肺，交于手太阴肺经（图 4-15）。

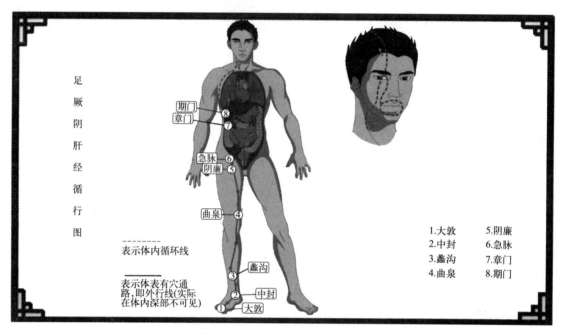

足厥阴肝经循行图

表示体内循环线

表示体表有穴通路，即外行线(实际在体内深部不可见)

1.大敦　5.阴廉
2.中封　6.急脉
3.蠡沟　7.章门
4.曲泉　8.期门

图 4-15　足厥阴肝经循行示意图

第三节　奇经八脉

十二经脉表里关系、流注次序及具体循行

一、奇经八脉的概念

奇经八脉是督脉、任脉、冲脉、带脉、阴跷脉、阳跷脉、阴维脉、阳维脉的总称。奇者，异也。由于它们的分布不像十二经脉那样规律，与脏腑没有直接相互络属的关系，彼此之间也无表里关系，亦无经别、经筋和皮部连属，与十二经脉（十二正经）不同，故称"奇经"。正如《难经·二十七难》云："凡此八脉者，皆不拘于经，故曰奇经八脉也。"

二、奇经八脉的生理功能

奇经八脉是人体经络系统的重要组成部分，它们与十二经脉相互配合，相互补充，在人体经络系统中发挥着统率、联系、调节等重要作用，其功能如下：

1. 密切十二经脉的联系

奇经八脉在其循行分布的过程中，不但与十二经脉中的某些经脉交叉相接，沟通了多条经脉间的联系，补充了十二经脉循行分布上的不足，并对十二经脉的联系起着分类组合的作用。如督脉"总督诸阳"，联系手足三阳经脉，同时交会于督脉的大椎穴，故有"阳脉之海"之称；任脉"总督诸阴"，其脉多次与手足三阴经脉交会，故有"阴脉之海"之称；冲脉通行上下前后，渗灌三阴三阳，故有"十二经脉之海"之称；带脉约束纵行诸经，沟通循行于腰腹部的经脉；阳维、阴维脉可组合所有的阳经和阴经，其中阳维脉维络诸阳而有"阳维维于阳"之说，阴维脉维络诸阴而有"阴维维于阴"之说；阳跷、阴跷脉左右成对，对分布于腿膝内外侧的阴经和阳经有协调作用，故有"分主一身左右阴阳"之说。

2. 调节十二经脉的气血

奇经八脉具有涵蓄和调节十二经脉气血的功能。当十二经脉的气血旺盛而有余时，就会流注于奇经八脉，蓄以备用；当人体生理活动需要或十二经脉的气血不足时，奇经中所蓄的气血则可溢出、渗灌和供应于全身组织，予以补充。《灵枢·逆顺肥瘦》指出，冲脉上行能"渗诸阳""灌诸经"，下行则"渗三阴""渗诸络而温肌肉"，说明奇经八脉可双向调节十二经脉的气血，既能蓄入也能溢出。

3. 与某些脏腑关系密切

奇经八脉虽然不像十二经脉那样与五脏六腑有直接的络属关系，但在循行分布过程中与脑、髓、女子胞等奇恒之腑以及肝、肾等脏有较为密切的联系。奇经八脉在循行过程中经过脑、髓等脏腑、组织，如督脉"入颅络脑""行脊中""属肾"等，因此奇经八脉参与人体脑、髓、肾功能的调节，与其生理、病理方面均有一定联系；再如任、督、冲三脉，同起于胞中，带脉约束胞系，因此奇经八脉参与人体生殖功能的调节，与女子的经、带、胎、产密切相关，故有"冲为血海""任主胞胎"之说。

三、 奇经八脉各自的循行路径及功能特点

（一）督脉

1. 循行路径

起于胞中，下出会阴，沿脊柱里面上行，至项后风府穴处进入颅内，络脑，并由项沿头部正中线，经头顶、额部、鼻部、上唇等部位，循行到上唇系带（龈交穴）处。

分支：从脊柱里面分出，络肾。

分支：从小腹内分出，直上贯脐中央，上贯心，到喉部，向上到下颌部，环绕口唇，再向上到两眼下部的中央（图 4-16）。

奇经八脉的概述及经络生理功能

2. 功能特点

督，有总督、督管、统率之意。督脉的主要功能包括：

（1）调节阳经气血

督脉主要行于背部正中，背为阳，与手足三阳经脉交会于大椎，与足三阳经交会于百会、脑户等，与阳维脉交会于风府、哑门。因其与各阳经都有联系，故能调节全身阳经之气血。因其能总督一身之阳经，故而称其为"阳脉之海"。

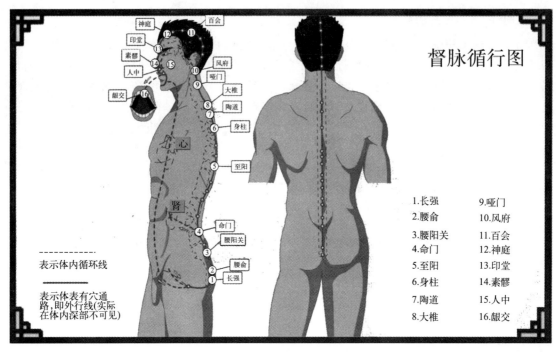

图 4-16　督脉循行示意图

（2）与脑和肾的功能相关

督脉行于脊里，入颅络脑，分支络肾，故督脉与脑和肾的功能活动有着密切的联系。《素问·骨空论》说："督脉为病，脊强反折。"《难经·二十九难》说："督之为病，脊强而厥。"督脉过脊络脑，故"脊强"和"厥"等脊柱、脑的病变与督脉有关。督脉络肾，肾藏精主管人体生长、发育及生殖功能，所以精冷不孕等病常以益肾补督法治疗。

（二）任脉

1. 循行路径

起于胞中，下出会阴，经阴阜，沿腹部和胸部正中线上行，至咽喉，上行至下颌部，环绕口唇，沿面颊，分行至两目眶下。

分支：由胞中别出，与冲脉相并，上行脊里。（图 4-17）

2. 功能特点

任，有担任、妊养之意。任脉的主要功能如下所述：

（1）调节阴经气血

任脉循行于腹面正中线，其脉与足三阴经会于中极、关元，而足三阴经上接于手三阴经；又与阴维脉会于廉泉、天突。因其与各阴经都有联系，故对全身阴经气血起调节作用。因其能总任一身阴经，故而称其为"阴脉之海"。

（2）主胞胎

任脉起于胞中，与女子月经及妊娠等功能有关，故有"任主胞胎"之说。

（三）冲脉

1. 循行路径

起于胞中，下出会阴后，从气街部起与足少阴经相并，挟脐上行，散布于胸中，再向上

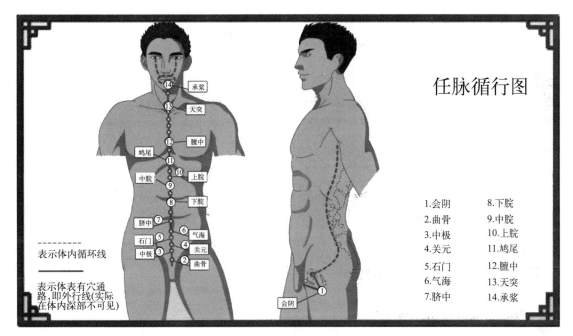

图 4-17 任脉循行示意图

行，经喉，环绕口唇，到目眶下。

分支：从气街浅出，沿大腿内侧进入腘窝，再沿胫骨内缘，下行到足底；又有小支脉从内踝后分出，向前斜入足背，进入足大趾。

分支：从胞中出，向后与督脉相通，上行于脊柱内。（图 4-18）

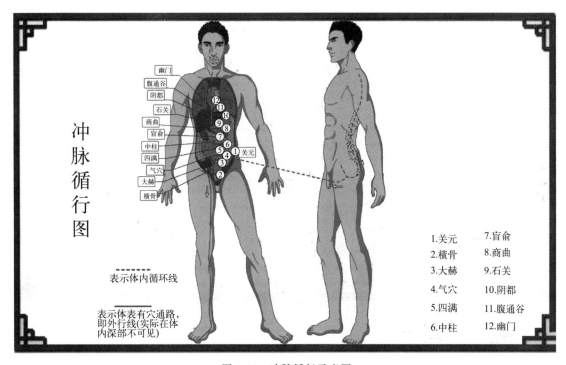

图 4-18 冲脉循行示意图

2. 功能特点

冲，有要冲之意。冲脉的主要功能包括：

（1）调节十二经气血

冲脉上达于头，下至于足，后行于背，前布于胸腹，布达全身，故能通受十二经气血，而为一身气血之要冲。且上行者，行于脊内渗诸阳；下行者，行于下肢渗诸阴，故能调节十二经脉及五脏六腑之气血。当脏腑经络气血有余时，冲脉能加以蓄贮，而在脏腑经络气血不足时，冲脉能给予补充灌注，从而维持人体各脏腑、组织正常生理活动的需要。由于冲脉能调节十二经脉气血，故称为"十二经脉之海"。

（2）与女子月经及孕育功能有关

女子月经来潮及孕育功能，皆以血为基础，冲脉起于胞中，为"十二经脉之海"，又称"血海"，具有调节女子月经的功能。《素问·上古天真论》说："太冲脉盛，月事以时下，故有子。"太冲脉，即冲脉。王冰注："冲为血海，任主胞胎，两者相资，故能有子。"说明冲脉气血的盛衰与女子月经及妊娠密切相关。

（四）带脉

1. 循行路径

起于季胁，斜向下行到带脉穴，绕身一周，环行于腰腹部，并于带脉穴处再向前下方沿髂骨上缘斜行到少腹（图 4-19）。

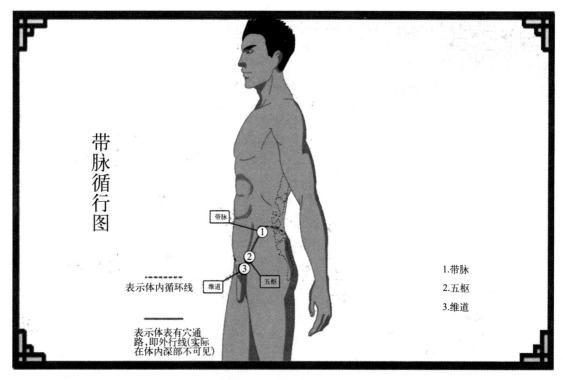

图 4-19　带脉循行示意图

2. 功能特点

"带"，有束带之意。因带脉环腰一周，犹如束带，故名。带脉的主要功能如下：

（1）约束纵行诸经

十二正经与奇经中的其余七脉均为上下纵行，唯有带脉环腰一周，故能总束诸脉。《太平圣惠方·辨奇经八脉法》云："夫带者，言束也，言总束诸脉，使得调柔也。"说明带脉具有约束纵行经脉，以调节脉气，使之通畅的功能。《儒门事亲》曰："冲任督三脉，同起而异行，一源而三歧，皆络带脉。"故带脉与女子胞的关系非常密切。由于带脉具有约束诸脉的功能，因此具有固摄下元、胎儿的作用。

（2）主司妇女带下

因带脉亏虚，不能约束经脉，多见妇女带下量多、腰酸无力等症。故《傅青主女科》云："夫带下俱是湿证，而以'带'名者，因带脉不能约束而有此病。"

（五）阴跷脉、阳跷脉

1. 循行路径

跷脉左右成对。阴跷脉起于内踝下足少阴肾经的照海穴，沿内踝后直上小腿、大腿内侧，经前阴，沿腹、胸进入缺盆，出行于人迎穴之前，经鼻旁到目内眦，与手足太阳经、阳跷脉会合。

阳跷脉起于外踝下足太阳膀胱经的申脉穴，沿外踝后上行，经小腿、大腿外侧，再向上经腹、胸侧面与肩部，由颈外侧上挟口角，到达目内眦，与手足太阳经、阴跷脉会合，再上行进入发际，向下到达耳后，与足少阳胆经会合于项后（图4-20、图4-21）。

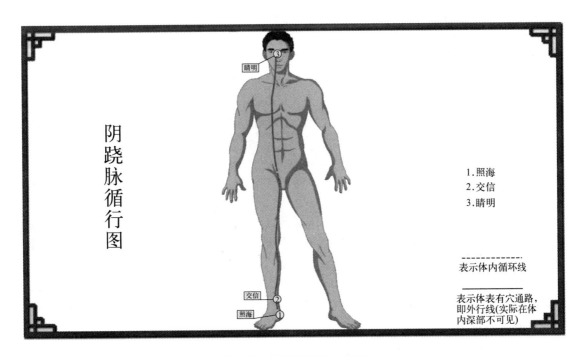

图 4-20　阴跷脉循行示意图

2. 功能特点

跷，有轻健跷捷之意。李时珍《奇经八脉考》认为："阳跷主一身左右之阳，阴跷主一身左右之阴。"跷脉的主要功能如下：

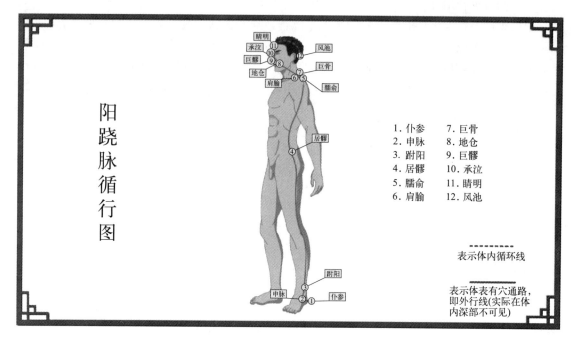

图 4-21　阳跷脉循行示意图

（1）司下肢运动

《难经·二十九难》云："阴跷为病，阳缓而阴急，阳跷为病，阴缓而阳急。"跷脉，起于内外踝下，从下肢内、外侧分别上行头面，具有调节肢体肌肉运动的功能，可维持下肢运动灵活跷捷。

（2）司眼睑开合

阴、阳跷脉交会于目内眦，阴阳气相并，能共同濡养眼目，故有司眼睑开合的功能。当阳跷气盛时，则表现为目开而不欲睡；阴跷气盛时，则表现为目合而入睡。故《灵枢·寒热病》曰："阴跷、阳跷，阴阳相交……交于目锐眦，阳气盛则瞋目，阴气盛则瞑目。"

（六）阴维脉、阳维脉

1. 循行路径

阴维脉起于小腿内侧足三阴经交会之处，沿下肢内侧上行，至腹部，与足太阴脾经同行，到胁部，与足厥阴肝经相合，然后上行至咽喉，与任脉相会。

阴维脉起于外踝下，与足少阳胆经并行，沿下肢外侧向上，经躯干部后外侧，从腋后上肩，经颈部、耳后，前行到额部，分布于头侧及项后，与督脉会合（图 4-22、图 4-23）。

2. 功能特点

维，有维系之意。维脉的主要功能是维系全身经脉。《难经集注·二十八难》云："阳维者，维络诸阳，起于诸阳会也；阴维者，维络诸阴，起于诸阴交也。"由于阴维脉在循行过程中与足三阴经相交会，最后合于任脉，阳维脉在循行过程中与手足三阳经相交，最后合于督脉，故阳维脉有维系联络全身阳经的作用，阴维有维系联络全身阴经的作用。

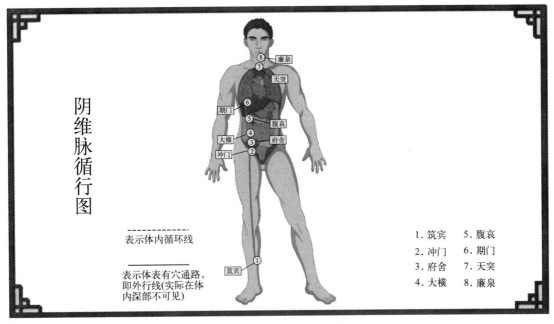

阴维脉循行图

------- 表示体内循环线

—— 表示体表有穴通路，即外行线(实际在体内深部不可见)

1. 筑宾	5. 腹哀
2. 冲门	6. 期门
3. 府舍	7. 天突
4. 大横	8. 廉泉

图 4-22 阴维脉循行示意图

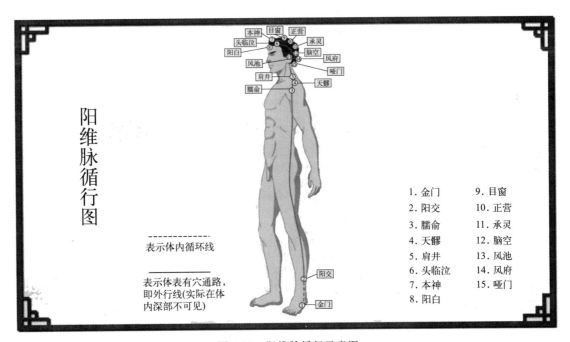

阳维脉循行图

------- 表示体内循环线

—— 表示体表有穴通路，即外行线(实际在体内深部不可见)

1. 金门	9. 目窗
2. 阳交	10. 正营
3. 臑俞	11. 承灵
4. 天髎	12. 脑空
5. 肩井	13. 风池
6. 头临泣	14. 风府
7. 本神	15. 哑门
8. 阳白	

图 4-23 阳维脉循行示意图

第四节 经别、别络、经筋、皮部

经别、别络、经筋、皮部属经络系统的组成部分，与十二经脉关系密切。十二经别具有加强十二经脉中表里两经在体内的联系的作用。十五别络具有加强十二经脉中表里两经在体表的联系的作用。十二经筋是十二经脉之气濡养筋肉骨节的体系，而十二皮部是十二经脉功能活动反映于体表的部位。

一、经别

（一）经别的概念和循行特点

经别，是别行的正经。十二经别，就是从十二经脉别行分出，循行于胸、腹及头部的重要支脉。

十二经别的循行分布特点，可用"离、合、出、入"来加以概括。十二经别的循行，多从四肢肘膝以上部位别出，称为"离"；走入体腔脏腑深部，呈向心性循行，称为"入"；然后浅出体表而上头面，称为"出"；阴经的经别合于互为表里的阳经经别，然后一并注入六条阳经，称为"合"。每一对为表里的经别组成一"合"，十二经别共组成"六合"：足太阳与足少阴经别（一合），足少阳与足厥阴经别（二合），足阳明与足太阴经别（三合），手太阳与手少阴经别（四合），手少阳与手厥阴经别（五合），手阳明与手太阴经别（六合）。

（二）经别的生理功能

十二经别是从经脉分出的另一类重要支脉，它们可以循行到某些十二经脉循行所不及之处，因而在人体的生理、病理及疾病的诊断、治疗等方面都有一定的作用。

1. 加强十二经脉中互为表里的两经在体内的联系

十二经脉中，阳经在表，阴经在里，表里两经在循行分布和功能活动上关系密切。十二经别则通过其循行分布，更加强了十二经脉中表里两经在体内的联系，主要表现为十二经别进入体腔后，表里两经相并而行，经过互为表里的两经所属络的脏腑，浅出体表之时，阴经经别合入阳经经别，共同注入体表的阳经，从而加强了互为表里的两经之间的内在联系。

2. 加强体表与体内、四肢与躯干的向心性联系

十二经别一般都是从十二经脉的四肢部分别出，进入体内后，又都是向心性循行，这对于扩大经络的联系以及加强由外向内的信息传递起重要作用。

3. 加强十二经脉与头面部的联系

十二经脉中的六条阳经循行分布于头面部，而十二经别中不仅六条阳经的经别循行于头面部，六条阴经的经别亦上达头部。如足三阴经经别，在合入阳经经别后上达头部；手三阴经经别，均经喉咙上达头面部，从而加强了十二经脉与头面部的联系。正如《灵枢·邪气藏府病形》所概括："十二经脉，三百六十五络，其血气皆上于面而走空窍。"因此也是近代发展的耳针、面针、鼻针等治疗方法的理论基础。

4. 扩大十二经脉的主治范围

十二经别的循行分布扩大到了十二经脉未到之处，因而就相应地扩大了经络穴位的主治范围。例如，足太阳膀胱经并不到达肛门，但足太阳膀胱经的经别则"别入于肛"，所以足太阳膀胱经的某些穴位如承山、承筋等，可以治疗肛门疾病。

5. 加强了足三阴、足三阳经脉与心脏的联系

足三阴、足三阳的经别上行经过腹、胸，除加强了腹腔内脏腑的表里联系外，又都与胸腔内的心相联系。因此，十二经别对阐释腹腔内脏腑与胸腔心的生理、病理联系有重要意义，亦为"心为五脏六腑之大主"的理论提供了一定理论基础。

二、别络

（一）别络的概念和循行特点

别络，也是从经脉分出的支脉，大多分布于体表。别络有十五条，即十二经脉各有一条，加上任脉、督脉的络脉和脾之大络。另外，如再加上胃之大络，也可称为十六别络。十五别络的分布有一定的部位，其中十二经脉的别络都是从四肢肘膝以下分出，表里两经的别络相互联络；任脉之络分布于腹部，督脉之络分布于背部，脾之大络分布在身之侧部。其具体的分布部位如下：手太阴别络名曰"列缺"。手阳明别络名曰"偏历"。足阳明别络名曰"丰隆"。足太阴别络名曰"公孙"。手少阴别络名曰"通里"。手太阳别络名曰"支正"。足太阳别络名曰"飞阳"。足少阴别络名曰"大钟"。手厥阴别络名曰"内关"。手少阳别络名曰"外关"。足少阳别络名曰"光明"。足厥阴别络名曰"蠡沟"。督脉别络名曰"长强"。任脉别络名曰"鸠尾"（尾翳）。脾之大络名曰"大包"。

（二）别络的生理功能

1. 加强了十二经脉中互为表里的两条经脉在体表的联系

它们主要通过阴经别络走向阳经、阳经别络走向阴经的途径，沟通和加强了互为表里的两条经脉之间在肢体的联系。

别络和经别都有加强表里两经联系的作用，但有一定的区别。

① 别络从四肢肘膝关节以下分出，大多分布于体表，虽然也有进入胸腹腔和内脏的，但都没有固定的属络关系；经别多从四肢肘膝关节以上分出，循行多深入体腔深部，然后浅出体表。

② 别络着重沟通体表的阳经和阴经，经别则既能密切表里经在体内的沟通连接，又能加强其脏腑属络关系。

③ 别络和经别联系表里经的方式也不同，经别是借阴经经别会合于阳经经别，以阴经归并于阳经的方式进行联系，突出了阳经的统率作用；别络则是通过阴经别络走向阳经别络和阳经别络走向阴经别络而加强为表里的两经之间的联系。

④ 经别没有所属穴位，也没有所主病证；别络有络穴，并有所主病证，在针刺选穴上有特殊意义。

2. 加强人体前、后、侧面的统一联系，统率其他络脉

十二经脉的别络，其脉气汇集于十二经的"络穴"；督脉的别络散布于背部，其脉气还散于头，别走太阳；任脉的别络散布于腹部；脾之大络散布于胸胁部。因此别络可加强十二经脉及任、督二脉与躯体组织的联系，尤其是加强人体前、后、侧面的联系，并统率其他络脉以渗灌气血。别络为经脉的斜行细支脉，是络脉中的重要部分，从别络再分出的细小络脉，即为"孙络"，若浮现于体表则称"浮络"，故别络对众多小络脉有主导作用。

3. 渗灌气血以濡养全身

孙络、浮络等小络脉从别络等大的络脉分出后，呈网状扩散，密布全身，同全身各组织紧密联系。循行于经脉中的气血，通过别络的渗灌作用注入孙络、浮络，并逐渐运输至全身而起濡养作用。

三、经筋

（一）经筋的概念和循行特点

经筋，是十二经脉连属于筋肉的体系，其功能活动有赖于十二经脉气血的濡养，并受十二经脉的调节，所以也划分为十二个系统，称为"十二经筋"。

十二经筋的循行特点可概括为"结、聚、散、络"。所谓"结、聚、散、络"，是指十二经筋起于四肢末端，盘旋结聚于关节，布于胸背，终于头身。从总体分布来看，经筋的循行分布，同十二经脉在体表的循行部位基本一致，多为从四肢末端向心循行。

（二）经筋的生理功能

经筋多附于骨和关节，具有约束骨骼、主司关节运动的功能。如《素问·痿论》云："宗筋主束骨而利机关也。"此外，经筋还满布于躯体和四肢的浅部，对周身各部分的脏器组织具有一定保护作用。

四、皮部

（一）皮部概念和循行特点

皮部，是指体表的皮肤按经络循行分布部位的分区。《素问·皮部论》认为"皮有分部""皮者，脉之部也"。十二经脉及其所属络脉，在体表有一定的分布范围，与之相应，全身的皮肤也就划分为十二个部分，称十二皮部。正如《素问·皮部论》所云："欲知皮部，以经脉为纪。"皮部不仅是经脉在体表的分区，也与络脉的分布有着密切的关系。正如《素问·皮部论》所云："凡十二经络脉者，皮之部也。"因此，皮部是十二经脉及其所属络脉在皮表的分区，也是十二经脉之气的散布所在。

十二皮部作为十二经脉及其所属络脉在体表的分区，与十二经脉及络脉的循行分布基本一致，其不同之处在于：经脉呈线状分布，络脉呈网状分布，而皮部则成片状分布。因此，皮部的分布范围比经络更为广泛（图 4-24）。

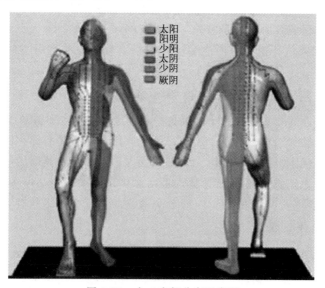

太阳
阳明
少阳
太阴
少阴
厥阴

图 4-24　十二皮部分布示意图

（二）皮部的生理功能

1. 抗御外邪，保卫机体

皮部分布于人体的浅表部位，故而能最先广泛地感受到病邪，当外邪侵犯时，皮部与散布于皮部的卫气能发挥其抗御病邪、保卫机体的作用。

2. 反映内在脏腑、经络病变

由于十二皮部分属于十二经脉，而十二经脉又内属于脏腑，所以脏腑、经络的病变亦会在相应的皮部分区有所反映，故在临床上观察不同部位的皮肤的色泽和形态变化，可诊断某些脏腑、经络的病变。

此外，皮部还有扩展治疗方法、增加治疗效应等作用。如根据皮部理论，邪在表当发汗，可以防止病邪沿经络传变入里而发展成里证。若邪已入里，亦可使其由里达表，透过皮部而解。此外，根据经络穴位的主治功能，使用敷贴、药浴、温灸、热熨等疗法，通过对浅表皮部的刺激和渗透作用，可以起到温通气血、疏通经络、振奋气机、增强机体抗病能力的效果。针刺治疗方面，《灵枢·官针》已载有浅刺皮部的"分刺""毛刺"等法，现代广泛应用的"皮肤针""皮内针""滚刺筒"等，亦是由古代的"分刺""毛刺"发展而成。

第五节　经络学说的临床应用

经络学说是中医理论的重要组成部分，可以用来阐释人体的生理功能及病理变化，指导疾病的诊断、治疗以及养生保健。

一、阐释病理变化

经络有运行气血、感应传导的作用，但发生病变时，病邪亦会循经传导。《素问·皮部论》云："邪客于皮则腠理开，开则邪入客于络脉，络脉满则注于经脉，经脉满则入舍于腑脏也。"指出经络是外邪从皮毛腠理内传五脏六腑的传变途径。由于脏腑之间通过经脉沟通联系，所以脏腑间的病变亦可通过经络传导。如足厥阴肝经挟胃、注肺中，所以肝病可犯胃、犯肺；足少阴肾经入肺、络心，所以肾虚水泛可凌心、射肺。至于互为表里的两经，更因或属或络的关系在病理上常相互影响，如心火可下移小肠；大肠实热，腑气不通，可使肺气不利而喘咳胸满等。

因为经络的传导作用，内脏的病变在体表会有所反映，表现为经络循行经过的某些特定部位或与其相应的孔窍出现相应症状。如肝气郁结常见两胁、少腹胀痛，因为足厥阴肝经抵小腹、布胁肋；真心痛，不仅表现为心前区疼痛，常放射至上肢内侧后缘，正是因手少阴心经行于此处之故。其他如胃火上攻见牙龈肿痛，肝火上炎见目赤等，都是经络传导现象的具体体现。

二、指导疾病的诊断和治疗

（一）指导疾病的诊断

由于经络有特定的循行部位和属络脏腑，因此可根据疾病症状出现的部位，结合经络循行的路线及所联系的脏腑，作为疾病诊断脏腑定位的依据。例如：两胁疼痛，多为肝胆疾病；缺盆中痛，常是肺脏的病变。又如头痛一症，痛在前额者，多与阳明经有关；痛在两侧者，多与少阳经有关；痛在后头部及项部者，多与太阳经有关；痛在巅顶者，多与厥阴经有关。

临床实践中发现，在经络循行经过的某些部位，或在经气聚集的某些穴位处，若出现明显的压痛或有结节状、条索状的反应物，或局部皮肤出现某些形态变化，运用经络学说理论，常可作出疾病脏腑定位的诊断。如肺脏有病时可在肺俞穴出现结节或中府穴有压痛；肠痈可在阑尾穴有压痛；长期消化不良的患者可在脾俞穴处见到异常变化等。正如《灵枢·官能》篇所总结："察其所痛，左右上下，知其寒温，何经所在。"该书指出了经络对临床诊断的重要指导作用。

（二）指导临床治疗

经络学说被广泛地用于临床各科的治疗，特别是对针灸、推拿和药物的选择均具有重要指导意义。

针灸疗法与推拿疗法，主要是对于某一经或某一脏腑的病变，在其病变的邻近部位或经络循行的远端部位上取穴，通过针灸或推拿，以调整经络气血的功能活动，从而达到治疗的目的。穴位的选取，首先必须按经络学说理论进行辨证，判定疾病属于何经后，再根据经络的循行分布路线和联系范围来选定，这就是"循经取穴"。

药物治疗中的归经理论也是以经络为渠道，通过经络的传导转输，才能使药到病所，发挥其治疗作用。古代医家在长期临床实践的基础上，根据某些药物对某一脏腑经络所具有的特殊选择性作用，创立并形成了"药物归经"理论。金元医家张洁古、李东垣还根据经络学说，创立了"引经报使"理论，如治头痛，常可根据发病部位定位属于何经病变，从而选用不同的药物。若属太阳经可用羌活，属阳明经可用白芷，属少阳经可用柴胡。羌活、白芷、柴胡均能作为他药的引经药，引导他药归入上述各经而发挥治疗作用。

此外，当前被广泛用于临床的针刺麻醉，以及耳针、电针、穴位埋线、穴位结扎等治疗方法，均是在经络理论的指导下所创立和发展的。因此，《灵枢·经脉》云："经脉者，所以决死生，处百病，调虚实，不可不通。"

 知识链接

什么是带下病？

带下病指带下的量、色、质、味发生异常，或伴全身、局部症状者，称为"带下病"。本病可见于现代医学的阴道炎、子宫颈炎、盆腔炎、卵巢早衰、闭经、不孕、妇科肿瘤等疾病引起的带下增多或减少。"带下"之名，首见于《内经》，而"带下病"之名，首见于《神农本草经》。带下分广义和狭义带下：广义带下泛指妇产科疾病，由于这些疾病都发生在带脉之下，故称为"带下"；狭义带下包括生理性带下和病理性带下。生理性带下是指正常女子自青春期开始，一种润泽于阴道内的无色透明、黏而不稠、无特殊气味的液体，该液体在经期前后、排卵期及妊娠期量相对增多，由于多数女性带下略呈白色，故俗称"白带"，这是机体的生理表现。病理性带下，则带下的量、色、质、味都有可能发生异常，故称之为"带下病"。其主要病因为湿邪，主要病机是任脉和带脉损伤、失约或失养，临床治疗上重在调理任、带二脉。

 思政元素

北宋王惟一和针灸铜人

宋天圣四年（公元 1026 年），为了给针灸经穴重新制定国家标准，宋仁宗诏令国家医学最高机构"翰林医官院"编撰针灸专著并绘制针灸图谱，医官院将这个任务交给了当时数一数二的针灸大家王惟一。王惟一接到任务后，经过 3 年的努力，完成了新的针灸经穴国家标准《铜人腧穴针灸图经》的写作。作为官书问世的《铜人腧穴针灸图经》，对宋代以前的针灸学成就进行了一次系统的总结。

宋仁宗此后便诏命王惟一根据《铜人腧穴针灸图经》铸造针灸铜人。天圣五年（公元 1027 年），在王惟一的主持下，终于铸成了两具一模一样的针灸铜人，因正是宋代"天圣"年，因此，这两具铜人被称为"天圣针灸铜人"。铜人正立，两手平伸，掌心向前，用青铜铸造，中空可以拆卸，胸背之间有脏腑模型。铜人体表标有穴位 657 个，穴名 354 个（除去双穴），所有穴位都凿穿成小孔。每当医官院进行针灸学会试时，考官会将铜人体表涂上黄蜡，完全遮盖经脉穴位，再将水注入铜人体内。应试者只能凭经验下针，一旦准确扎中穴位，水就会从穴位中流出。医学史书把这一奇特的现象称之为"针入水出"。其中一具天圣针灸铜人放在朝廷的医官院，以方便学医者们更好地练习。另一具铜人和刻有《铜人腧穴针灸图经》的石壁，在宋仁宗皇帝的授意下被放置在当时非常繁华的大相国寺"仁济殿"内，以便昭示大众，使学者观摩，普及医学。

天圣针灸铜人开创了世界上用铜人作为人体模型进行针灸教学的先河，非常便于学习和医疗，有利于针灸学的推广。自宋以后，铜人被复制并保存了下来。今天，针灸疗法广泛运用于祖国医学及传统养生中，准确的穴位定位，对于针灸发挥卓越疗效具有重要的意义。

本章小结

经络是人体结构的重要组成部分，它具有沟通联系、感应传导、运行气血、调节平衡等基本生理功能。人体经络系统由经脉、络脉及其连属部分组成。其中，十二经脉的命名、走向交接规律、分布规律、表里关系和流注次序都极具特色。奇经八脉虽与十二正经不同，但它的分布与十二经脉纵横交互，故有联络、调节十二经脉的功能。其中，冲、任、督三脉均起于胞中，又有"一源三歧"之称。

　　经络学习的重点和难点是把握十二经脉走向交接、分布、表里关系、流注次序的规律特点。直接观察针灸模型可提高学习兴趣和学习效果。

复习思考题

　　1. 试述经络的生理功能。
　　2. 为什么说"头为诸阳之会"？
　　3. 试述十二经脉的气血流注次序。
　　4. 试述十二正经与奇经八脉的区别和联系。

经络的自测题

第五章

体　　质

体质的PPT

学习目标

1. 掌握体质的概念、形成、分类和特征。
2. 熟悉体质的构成。
3. 了解体质学说的应用。

体质学说是中医理论体系的重要组成部分。它是研究人群中不同个体的身心特性，以及这些特性对生命延续和疾病发生、发展影响等内容的理论知识。体质学说始于《黄帝内经》，成熟于明、清时期，具有独特的理论意义和广泛的实用价值，因此近年来深受学界重视。

第一节　体质的概念与形成

古代文献中，和"体质"相关的、用于说明个体特性的术语很多，如《内经》的"质"或"素"，《备急千金要方》的"素禀"，《小儿卫生总微论方》的"赋禀"及张景岳的"禀赋"，赵养葵的"气禀"等。"体质"一词的明确提出，始见于《景岳全书·杂证谟》，该书在讨论体质与治法的关系时说："体质贵贱尤有不同，凡藜藿壮夫，及新暴之病，自宜消伐。"其后，明清医家医案中也多次提到了"体质"一词，体质作为表达个体特性的专有名词渐为人们所接受。

一、体质的概念

体质是个体在先天禀赋和后天调养基础上所表现出的形态结构、生理功能和心理状态方面综合的、相对稳定的固有特性。

从上述定义来看，体质由两部分构成：一是个体的生理特性，包括个体在形态结构、生理功能方面的特质，亦即身体素质；二是个体的心理特性，即人的性格、情绪等心理状态的总和。这一内涵体现了中医学"形神统一"的整体思想。

体质既可表现于健康状态，也可通过疾病反映出来。在生理状态下，体质表现为对外来刺激的生理反应性，即个体在体力、智力、本能等方面的特性以及对环境、气候等的适应性；在病理状态下，体质可表现为个体对某些病因和疾病的易感性和易罹性，以及疾病传变转归中的某种倾向性。可见，体质贯穿于整个生命过程中，是决定个体诸多差异的关键因素。

二、体质的形成

体质的形成是机体内外环境等多种复杂因素共同作用的结果，既受先天因素制约，又受后天因素影响。

（一）先天因素

个体的体质强弱很大程度上取决于先天禀赋。所谓先天禀赋，是指小儿出生以前在母体内禀受的一切特征，既包括父母所赋予的遗传特性，又包括胎儿在母体内的发育情况、营养状态及母体在孕期所给予的各种影响。一般来说，父母体质强壮，先天精气充沛，则子女的体质良好；若父母身体孱弱，精气亏虚，则子女的体质较弱，易患疾病。先天禀赋还决定了个体对某些疾病的易患倾向。现代研究揭示，很多疾病具有遗传倾向，如癫痫、哮喘、癫狂等。值得注意的是，父母遗传给子女的并非某种特定的疾病，而是某种特异性体质。因此，子女出生后并不立即发病，而是在一定时期、一定诱因作用下才会发病。

除父母身体素质外，母体在孕期的调养情况也会对体质造成影响。从优生学的角度来看，孕妇的精神状态、情绪状态、营养状态等均对胎儿未来的素质、性格、智力等有深远的影响。

（二）后天因素

1. 饮食

饮食是后天的营养来源，是影响体质形成的重要因素。合理、科学的饮食习惯，可增强体质甚至改变某些病理体质；反之，不良饮食习惯，如饥饱失常、饮食偏嗜等，可对体质造成不同程度的损害。如长期处于饥饿状态可使体质由正常质转变为气血亏虚质；长期过食生冷会形成脾虚体质；过食辛辣，会酿成火热之体；而五味偏嗜会造成体内阴阳失调，从而使体质改变。

2. 劳逸

对维持正常体质而言，劳逸适度非常重要，过劳和过逸都会影响体质。如长期疏于锻炼，四体不勤，往往身多肥胖，而肌肉无力，饮食减少，肌肤腠理疏松而不耐风寒烈日，故易生病。而长期劳作过度，亦会耗气伤血，损筋伤骨。

3. 情志

情志，泛指喜怒忧思悲恐惊等心理活动，是人体对外界客观事物刺激的正常反应。人体脏腑精气阴阳是情志活动的物质基础。七情的变化，可以通过影响内在脏腑精气而影响人体的体质。所以，精神情志，贵在和调。情志和调，则气血调畅，脏腑功能协调，体质强壮。反之，长期强烈的情志刺激，超出人体调节限度，可致脏腑精气的不足或紊乱，从而影响体质。如临床上气郁质、血瘀质、阴虚质等病理性体质，大多与情志有关。

4. 疾病

疾病是促使体质改变的重要因素。人患病后，由于致病因素的作用，体内脏腑气血阴阳发生变化。一般情况下，这些变化在病愈后会逐渐恢复，不会影响体质。然而，在某些特殊情况下，如大病、久病、重病等，造成持久性损伤；或病后失于调养，气血阴阳亏损难于修复，都可使气血阴阳的损伤变为稳定的体质因素。如长期慢性出血，月经过多或崩漏，易致气血两亏，形成病理性体质。

（三）其他因素

1. 性别

明代万全在《妇人秘科·总赋》中指出："阴阳异质，男女殊料。"男女在身心功能上的差异是显而易见的。如男性多禀阳刚之气，体格高大健壮而有力；女性常具阴柔之质，体形小巧苗条而柔和。这是由性别本身所决定的。女性由于经、带、胎、产等生理现象，因而较男性而言，又有特殊的体质特点。宋代陈自明认为"妇人以血为主"，这是由于女性经、带、胎、产、乳均和阴血有关。因此，对于女性患者应重视养血、补血、调血、理血。临床研究发现：缺铁性贫血多见于女子，显然与女子周期性出血，铁的不断丢失有关。五脏之中，与女性关系最密切的是肝，和男性关系最密切的是肾，故有"女子以肝为先天""男子以肾为先天"之说。现代研究发现，就体质类型而言，阳虚体质和阴阳两虚体质女性均显著多于男性。

2. 年龄

在不同的年龄阶段，个体体质特征是有差异的。小儿期的特点是：稚阴稚阳，脏腑柔弱，形气未充。这些揭示了小儿生长发育未臻完善、各种功能相对低下的特点。青春期是由少年发育到成年的过渡时期，这一时期调摄是否得当，将直接影响成年后的体质情况。幼年时期体质较差的儿童，如能在青春期注意调养，可转变为体质健壮的青年；相反，原来体质较好，但青春期摄生不当，可致体质日益低下。成年期人的体质基本定型，但在相当多的情况下仍会发生改变。在男子，造成体质改变的主要因素是疾病与房劳伤。在女子，除疾病与房劳伤外，还有婚育所带来的影响。更年期是从成年期进入老年期时，全身各系统的功能与结构渐进性衰退的过渡阶段。更年期男女均有，但女性更为明显。女性进入更年期，始则月经紊乱，继而月经闭止。不少妇女还出现悲观、烦躁、失眠等情绪变化以及潮热、盗汗、心悸等症状表现。老年期气血虚损，脏腑衰退，阴阳失调，各种生命功能趋于衰退，故老年人虚损者占绝大多数。

3. 环境

环境包括地理环境和社会环境。地理环境，又称"地域方土"，人长期生活在某个地区，对该地区的气候特点、水土条件、风俗习惯等产生适应性变化，久而久之，即形成该地区人群特殊的体质特征。现代研究表明，不同地域的人群，体质结构有明显差异，尤以病理体质为显著。如北方人群的阳虚质高于南方，南方则阴虚质的比例高于北方，痰湿体质则东南沿海地区明显高于内陆地区。中医治疗疾病历来强调"因地制宜"，就是考虑到不同地域的人体质上有所差异。

社会环境对体质也有影响。研究表明：工人、农民、知识分子和公务员等社会群体之间，体质的确存在某些差异。另外，社会的治与乱、生产水平、生活条件、社会风气等均对体质有一定的影响。当今，生活水平日益提高，社会竞争日趋激烈，人们的体质也发生了变化，出现了诸如糖尿病、冠心病、肥胖症、高血压等"文明病""富贵病"和一些与社会心理因素密切相关的病症。

● 第二节　体质的构成与分类 ●

体质，具体来说，是指个体在形态结构、功能代谢、心理气质方面相对稳定的特殊性，这三者可分属于中医学"形""气""神"的范畴。"形"即形体特征，可从人的体型、身材、面色、肤理、五官形态等反映出来；"气"指脏腑、器官、组织的功能活动性质，可从日常的起居、饮食、二便、肢体的寒热和动静以及舌象、脉象等反映出来；"神"指心理气质方面的倾向，可从性格、意志、情感类型、智能水平等反映出来。可见，人的体质可以通过日常言行起居、心理活动以及面色、形态等生命活动的外在表现来加以确认。

一、体质的构成要素

体质构成涉及诸多因素，其中最重要的因素如下所述。

1. 体型

体型，指的是个体外观形状上的特征，它以躯体形态为基础，并与内部脏器结构有一定的关系。体型差异最为直观，一望便知，故备受重视。《内经》论及体质的篇章中，大多数是抓住体型特点的。国内外从古到今的三十多种体质学说中，也有半数左右主要是以体型立论的。视体型，主要观察体型之肥瘦长短；皮肉之厚薄坚松；肤色之黑白苍嫩的差异。其中，尤以肥瘦最为重要。详见《灵枢·逆顺肥瘦》。后世在这方面有所发展，如元代朱震亨在《格致余论》中指出："肥人湿多，瘦人火多。"现代调研结果也提示：体型，特别是肥瘦差异确实反映体质的某些特点，值得重视。

2. 脏腑

各项生理活动离不开脏腑，因此脏腑的形态和功能特点，是构成个体体质的要素。《内经》充分强调了这一点。《灵枢·本藏》云："五脏者，固有小大、高下、坚脆、端正、偏颇者；六腑亦有小大、长短、厚薄、结直、缓急。"凡此不同，造成了个体体质或气质的差异。该文还介绍了如何根据外部征象推知其内在脏腑之大小坚脆之异及其生理病理意义，如"黄色小理者脾小，粗理者脾大""脾小则脏安，难伤于邪也""脾脆则善病消瘅易伤"等。提示了脏腑的形态和功能特点与体质的联系。

3. 精、气、血、津液

血气多少，精亏与否，津液盈耗等，均影响体质。因为它们都是维持生命活动、决定生理特点的重要物质。《灵枢·阴阳二十五人》曾具体讨论过血气多少与体质的关系，"其肥而泽者，血气有余；肥而不泽者，气有余，血不足；瘦而无泽者，气血俱不足。"

4. 生理功能

机体的防病抗病能力，新陈代谢情况，自我协调调和能力，以及或偏于兴奋，或偏于抑制的基本状态等，都是生理功能的表现及其结果。中医理论中常用阴阳盛衰和消长平衡等来概括这些功能。它们都是构成体质的要素。古代医家常说的"阳体"（阳质）和"阴体"（阴质）等，大多是从生理功能的特点来认识或分类体质的。

二、体质的分类

人群中的体质可分为正常和偏颇两大类。

1. 正常体质

又称平和质。阴阳气血调和，体形匀称健壮，体态适中，精力充沛，不易疲劳，面色红润，肤色润泽，胃纳佳，睡眠安，耐寒暑，二便调，舌淡红，苔薄白，脉和缓有力。性格随和开朗。对自然环境和社会环境适应能力强。平素少病，得病多为外感。

2. 偏颇体质

(1) 气虚质

常见面色少华，食欲减退，语音低弱，气短懒言，容易疲乏，精神不振，动辄汗出，肌肉松软不实，内脏下垂，或嘴角流涎，或遗尿、余溺不尽，女性可见月经先期或崩漏，经色淡红、质稀，舌淡红，边有齿痕，脉弱无力。性格内向，不喜冒险。发病后抗病能力低下，不耐受风、寒、暑、湿邪。易患感冒、内脏下垂等病；病后康复缓慢。

(2) 阳虚质

常见形寒怕冷，手足不温，四肢倦怠，自汗，食欲减退，喜热饮食，精神不振，唇淡口和，面色㿠白，形体白胖，肌肉松软不实，大便稀溏，夜尿频频而清长，舌淡胖嫩或有齿痕，脉沉迟无力。性格多沉静、内向。发病后耐夏不耐冬；易感风、寒、湿邪。易患痰饮、肿胀、泄泻等病；感邪易从寒化。

(3) 阴虚质

常见口燥咽干，手足心热，面色潮红，少眠心烦，体形偏瘦，大便干燥，尿黄短少，喜冷饮但饮水量少，饮不解渴，或可见饥不欲食，舌红少苔或无苔，脉细数。性情急躁，外向好动。发病后耐冬不耐夏；不耐受暑、热、燥邪。易患虚劳、失精、不寐等病；感邪易从热化。

(4) 痰湿质

常见体形肥胖，腹部肥满，皮肤油腻，面色晦垢，胸闷脘痞，痰多，头目眩晕，头重如裹，肢体沉重，倦怠嗜睡，大便不实，口甜黏腻而不渴，或口干喜热饮而饮入不多，喜食肥甘甜腻，或纳呆恶心，带浊淋漓，缠绵难愈，舌淡胖，有齿痕，苔多腻，脉濡滑。性格偏温和、稳重，多善于忍耐。可见于好饮酒者。发病后对梅雨季节及湿重环境适应能力差。易患消渴、中风、胸痹等病。

(5) 湿热质

常见面垢油光，口苦、口干或口黏腻，渴不多饮，易生痤疮，皮肤瘙痒，脘腹胀闷，纳呆恶心，身重困倦，大便黏滞不畅或燥结，小便短黄，男性易阴囊潮湿，女性易带下增多色黄，舌质偏红，苔黄腻，脉滑数。形体中等或偏瘦，容易心烦气躁。发病后对夏末秋初湿热气候、湿重或气温偏高环境较难适应。易患疮疖、黄疸、热淋等病。

(6) 气郁质

常见神情抑郁，情感脆弱，烦闷不乐，或可见胸胁脘腹等处胀闷或痛，随情志而变化，或可见大便不爽，或腹痛作泻，女性可见月经不调，舌淡红，苔薄白，脉弦。形体瘦者为多，性格内向不稳定、敏感多虑。发病后对精神刺激适应能力较差；不适应阴雨天气。易患脏躁、梅核气、百合病及郁证。

(7) 血瘀质

常见肤色晦黯，口唇黯淡，色素沉着，容易出现瘀斑，痞闷作胀，或有刺痛，痛有定处，或见口干但欲漱水不欲咽，或时有出血，女性可见月经后期，或月经过多，经色紫暗、有血块，痛经，舌黯或有瘀点，舌下络脉紫黯或增粗，脉涩。形体胖瘦均见，易烦，健忘。发病后不耐受寒邪。易患癥瘕及痛证、血证等。

(8) 特禀质

先天失常，以生理缺陷、过敏反应等为主要特征。先天禀赋异常者或有畸形，或有生理缺陷；患遗传性疾病者有垂直遗传、先天性、家族性特征，如血友病、先天愚型等；患胎传性疾病者具有母体影响胎儿个体生长发育及相关疾病特征，如五迟（立迟、行迟、发迟、齿迟、语迟）、五软（头软、项软、手足软、肌肉软、口软）和解颅、胎惊、胎痫等；过敏体质者常见哮喘、荨麻疹、药物过敏、咽痒、鼻塞、喷嚏等。发病后适应能力差，如过敏体质者对易致过敏的季节适应能力差，易引发宿疾。

以上划分仅是对人群中个体体质的一种大体归类，实际上，绝大多数体质都属不太典型的过渡型或兼夹型，非常典型的体质其实并不多见。通过体质分型有助于把握中华民族的体质特点，并可直接用于健康评估，用于具有疾病危险因素、亚健康状态、慢性疾病及康复期的人群与个体，对其进行生活行为指导、养生保健、医疗干预和个性化的顺势健康管理服务，构建中医预防保健体系，为"健康中国"奠定基础。

● 第三节 体质学说的应用 ●

体质学说在中医学中应用非常广泛。疾病的发生、发展、转归、预后以及临床治疗都与体质有着密切关系。

一、体质与发病

体质对疾病的影响表现在以下几个方面：

1. 体质的强弱决定发病与不发病

中医学认为，疾病的发生取决于两个因素：一是正气的强弱，二是邪气的有无。两者之中，正气处于主导地位，人感邪以后能否发病主要取决于正气，而正气的强弱和个体体质状况密切相关。体质强者，正气亦强，正能敌邪，不易患病；体质弱者，正气亦弱，容易感邪而发病。临床常见体质孱弱之人，稍有不慎，如遇气候变化、季节更替，或饮食不调，即易患病，而同样的情况，体质健壮之人则安然无事。可见，体质在发病中起重要作用，外来致病因素只有通过机体内部体质状态才能对人体造成危害。

2. 体质类型决定对某些病邪的易感性

体质在发病学中的意义，还体现在不同体质对不同致病因素和疾病有特殊的易感性。对此，中医学称为"同气相求"。简而言之，就是某种特殊体质容易感受相应的邪气，易患某类特定的疾病。如临床所见，肥胖或痰湿型体质易患中风，消瘦或阴亏型体质易患肺痨，肺有宿饮者易患咳喘，血瘀型体质易患郁证、肿瘤等。

3. 体质类型决定疾病的性质

不同个体在感受相同邪气的情况下，往往会出现不同的反应。以感冒为例，发生在同一地区、同一时期内的流行感冒，虽然致病的病原体相同，其临床表现却可见多种不同的类型，除一般感冒所共有的发热、咳嗽、打喷嚏、头晕等症状外，有些患者啬啬恶寒较为明显，口不渴，尿清长，面色㿠白；有些患者则口干、便秘、尿黄短少、面色潮红较为突出；有些患者则胃脘痞满、头重如裹、四肢倦怠、舌苔厚腻较为显著。这是因为不同体质对病邪的反应性不同。

体质因素对疾病性质的影响，中医学用"从化"理论加以解释。所谓"从化"，指疾病性质随体质而化。《医宗金鉴》曰："人感受邪气虽一，因其形藏不同，或从寒化，或从热化，或从虚化，或从实化，故多偏不齐也"。病邪侵入人体，在疾病发生、发展过程中发生了性质变化，改变了原有性质，形成与机体固有体质几乎一致的病理性质。这一过程，即是"从化"。石寿棠曾说："六气伤人，因人而化，阴虚体质最易化燥，燥固为燥，即湿亦化为燥；阳虚体质最易化湿，湿固为湿，即燥亦必夹湿。""从化"的一般规律是：素体阴虚阳亢，机体功能相对亢奋，外邪侵入多从热化；素体阳虚阴盛者，机体功能活动相对减弱，受邪后多从寒化；素体阴阳俱虚者，机体功能状况差，御邪力弱，易受邪而从虚化或热化、寒化；素体津亏血耗者，易致邪从燥化、热化；素体寒湿偏盛者，外邪侵入多从湿化、寒化。

4. 体质特性影响疾病的传变和转归

传变是指疾病变化、发展的态势而言。疾病是否发生传变以及传变的方向如何，除了与感邪轻重、治疗是否得当有关外，还与患者的体质状况有密切关系。如《温病条辨》中温病三焦传变，其顺传的一般规律是"上焦病不治，则传中焦""中焦病不治，即传下焦""始上焦，终下焦"。逆传，多指逆传心包，温病在肺卫见证后，病情急剧变化，出现谵语、肢厥、舌謇、昏愦等危重证候。之所以有顺传、逆传之分，其内在因素仍责之于体质。大多数温病学家认为发生逆传是由于心气或心阴素虚。如叶天士指出："延之数日或平素心虚有疾，外热一陷里络犹闭。"而顺传多见于素体强壮之人，虽感温邪，但正气强盛，正邪交争剧烈，终因正气较盛疾病顺传向愈。临床上发现，温病传变与体质的关系，在老人及小儿尤为明显。因小儿为"稚阴稚阳"之体，患病后"易寒易热、易虚易实"，易于传变；而老人脏腑功能衰退，故感受温邪后，其发展演变与中青年有所不同，特别容易演变为难治之症。

此外，疾病的预后、转归也与体质有密切关系。一般来讲，体质强者，抗邪力强，易祛邪外出，故疾病易于治愈，病程短，预后良好；体质弱者，抗病力弱，病邪易乘虚内陷，故患病后多难治愈，病程长，预后多不良。以支气管哮喘为例，年幼患者生机旺盛，经恰当治疗可望痊愈；而成年患者，肾气渐衰，故每每反复发作，迁延难愈。

二、体质与辨证

辨证论治是中医学诊疗思想的精髓。证从本质来看，是机体对致病因素所做的反应。证的类型如何，一方面取决于病邪类型；另一方面取决于建立在体质基础上的机体反应性，而后者在绝大多数情况下起主导作用。

体质虽然和证有着密切关系，但二者属于不同的范畴，体质属于生理范畴，证属于病理范畴。体质是相对稳定且长期存在的，证是可变的、阶段性的；体质和遗传关系密切，而证与遗传的关系则不如体质密切。在一般情况下，体质对证的类型和转变有内在的规律性。但在某些病变情况下，证的表现也不一定取决于体质，二者不完全存在一致性和同发性。鉴于体质和证的区别，从理论上来讲，辨证和辨体质是有区别的，但从实际来看，想要将二者严格区分，仍有一定的难度。因为体质特征往往以与证相似的形式表现出来。如阴虚质的口干舌燥、舌红少苔、五心烦热等，阳虚质的形寒怕冷、夜尿频多等，从症状本身很难与相应的证候特征相鉴别，仍需临诊详加辨析。

三、体质与治疗

临床上同一种病，用同一治法对此人有效，对他人则无效，其原因在于病同人异，体质不同，故疗效不一。体质理论应用于治疗，大致体现在以下几个方面。

1. 体质与治则、治法

因人施治是三因制宜的重要内容，其核心是区别不同体质特征以施治。造成体质差异的主要因素有年龄、性别、生活条件、地理环境等，故临证应同时考虑以上因素。如年龄有长幼之别，小儿"稚阴稚阳"，不论用温热或苦寒，均应中病即止；老人多虚衰，祛邪当不忘扶正，而扶正尤其重在培补脾肾，且注意补勿过偏，攻勿太过。性别有男女之分，妇人以血为主，治应重视调理气血，女子以肝为先天，故而治疗重在调肝。男子以肾为先天，和男性关系最密切的是肾，故而治疗重在补肾。生活条件有优劣之不同，膏粱厚味者，常配合化痰祛湿或清化湿热之品；饥饿劳役者，多考虑补益中气之品。因地区差异而体质不同者，应注意"因地制宜"。

2. 体质与用药宜忌

大凡药物，都有一定的性味偏颇。对某类体质适用，对另外一些体质可能适得其反。因此，临床用药当视具体体质而定，根据体质状况选择用药，注意药物的宜忌。一般来说，以药物气味之偏，治其体质阴阳气血之偏为其所宜，以药物气味之偏，从其体质阴阳气血之偏为其所忌。如阴虚质的人宜甘寒、咸寒清润，忌辛香温散、苦寒沉降；阳虚质的人宜益火温补，忌苦寒泻火；气郁质的人宜调气疏肝，忌燥热滋补；湿热质的人宜苦辛清泄，忌刚燥湿热或甜腻柔润；气虚质的人宜补气培元，忌耗散克伐；痰湿质的人宜健脾化痰，忌阴柔滋补；血瘀质的人宜疏通血气，忌固涩收敛。一旦违背用药的宜忌，就会造成误治。如《伤寒论》中提到"淋家"素体阴虚，用辛温发散之麻黄、桂枝发汗必"便血"；"疮家"素本津亏，用辛温发散之麻黄、桂枝发汗则"痉"；"亡血家"素体血虚，用辛温发散之麻黄、桂枝发汗，则"寒栗而振"。皆为药物失其所宜导致的变证。因此，临证当辨明体质对药物的宜忌，施其所宜，戒其所忌，这样才能纠偏补弊，达到增强体质的目的。

用药宜忌还体现在药物剂量上。体质不同，对药物的耐受性和反应性也不同。因此，当根据患者体质情况调整药量。一般来说，正如《褚氏遗书》所言："修而肥者饮剂丰，羸而弱者受药浅。"体长而壮者，剂量可稍大；体瘦而弱者，用量当酌减。东汉张仲景在《伤寒论》中指出：十枣汤"强人服一钱，羸人服半钱"；白散方后注明"强人半钱匕，羸者减之"。即是根据体质情况调整药量之明证。

3. 体质与治疗反应

人的体质不同，对药物和针灸的敏感性也不同。因此，同一治法，用于不同个体，常有较大差异。如临床以生大黄泻下通便，有的患者仅用较小剂量，即通便泻下，有的患者则用较大剂量，仅见大便变软，有的患者用特大剂量，大便仍秘结难解，足见治疗效应和体质有密切关系。同样的情况也存在于针灸治疗中。针刺麻醉研究表明：针刺相同穴位，选用同一手法，所取得的麻醉效果不一，究其原因，也是由于体质的差异。可见，在治疗中充分认识体质对针药反应的差异，有助于正确选用药物，提高临床疗效。

 知识链接

叶天士体质思想

我国清代著名医家叶天士十分重视体质理论，"体质"一词在《临证指南医案》中出现 52 次，以"木火体质""阳微体质""湿热体质"较多。

叶天士在《临证指南医案》一书中指出了临床某些病证的出现与个体体质密切相关。如风温，叶天士提出："体质血虚，风温上受，滋清不应，气分燥也。"即体质血虚者，易出现"风温上受"之证，且风温可化燥热，治用石膏、薄荷等辛凉宣透之品。在论述吐血肝旺犯胃证时，明确提出有些患者本属木火体质，即"此非虚损，由乎体禀木火，嗔怒拂逆，肝胆相火扰动阳络故也"，充分阐明吐血的发生与患者素体肝旺有关。

叶天士十分重视患者体质，将体质的辨别作为因人制宜中的重要指导内容。他在《临证指南医案·呕吐》中特别指出："凡论病，先论体质、形色、脉象，以病乃外加于身也"。《临证指南医案·幼科要略》曰："诊之大法，先明体质强弱，肌色苍嫩。"《临证指南医案·脱肛》："然幼稚补药，须佐宣通，向老下元衰惫，非升柴能举其陷。"说明对小儿脱肛之病证，在运用补益药物时，要注意配伍行气之品。而对于年老下元亏虚之体，则当以温补下焦为要。叶天士明确指出："经年宿疾，病必在络，病非虚症，因久延体质气馁。"说明了疾病日久可引起体质的改变。即病变影响体质，而治疗亦须随体质的改变而改变。

本章小结

体质学说是中医理论体系的重要组成部分。体质是个体在先天禀赋和后天调养基础上所表现出的形态结构、生理功能和心理状态方面综合的、相对稳定的固有特性。

体质的形成是机体内、外环境等多种复杂因素共同作用的结果，既受先天因素制约，又受后天因素影响。体质构成涉及诸多因素，其中与人体的体型、脏腑、精、气、血、津液、生理功能等因素密切相关。体质可分为正常和偏颇两大类，正常体质又称平和质；偏颇体质分为阴虚质、阳虚质、气虚质、痰湿质、湿热质、气郁质、血瘀质、特禀质八种类型。

体质学说在中医学中应用非常广泛，人体疾病的发生、发展、转归、预后以及临床治疗都与体质有着密切的关系。

通过学习体质学说，分析疾病发生、发展和演变规律，提高学生对中医的学习兴趣，增强中医学专业自信心；运用体质学说，辨证分析体质类型，建立中医学辨证思维，指导养生与疾病的临床防治；联系生活实际，观察、分析影响体质的因素，培养中医学变易思维。

复习思考题

1. 理想体质的标志是什么？
2. 体质与脏腑及精、气、血、津液的关系如何？

体质的自测题

第六章

病 因

📚 学习目标

1. 熟悉病因的概念及其分类。
2. 掌握外感病因（六淫、疠气）的致病特点。
3. 掌握内伤病因（内伤七情、饮食失宜、劳逸失度）的致病特点。
4. 掌握病理产物性病因（痰饮、瘀血）的概念、成因和病症特点。
5. 了解其他病因（药邪、医过、先天性因素、外伤、寄生虫）的致病特点。

病因的PPT

　　病因学说，是中医理论体系的重要组成部分，是研究各种致病因素的概念、性质和致病特点的理论。中医学借助"取象比类"和"审证求因"等来认识各种病因。病因既是辨证的结果，又是论治的依据，即所谓"审证求因，据因论治"。

● 第一节　概　　述 ●

一、病因的概念

　　病因是指导致人体发生疾病的原因，古称"病原""病邪"等。《医学源流论·病因同别论》曰："凡人之所苦，谓之病；所以致此病者，谓之因。"病因学说是以阐释和研究各种病邪的性质、致病特点，并探讨病邪对人体的病症影响为主要目的的理论体系。掌握病因理论，对临床审证求因、据因论治具有十分重要的指导价值。

二、中医对病因的认识与分类

　　中医病因学说起源甚早，历代医家对病因的认识各有不同，提出不同的病因分类方法。早在春秋时期，秦国医和就提出了"六气病源说"。《左传·昭公元年》曰："天有六气""淫生六疾""六气，曰阴、阳、风、雨、晦、明也。分为四时，序为五节，过则为灾。阴淫寒疾，阳淫热疾，风淫末疾，雨淫腹疾，晦淫惑疾，明淫心疾。""六气病源说"被视为中医病因理论的渊薮。

《黄帝内经》根据病邪的来源与侵害部位的不同，首次将病因分为阴阳两类。《素问·调经论》曰："夫邪之生也，或生于阴，或生于阳。其生于阳者，得之风雨寒暑；其生于阴者，得之饮食居处，阴阳喜怒。"风雨寒暑等邪自外而来，首先侵犯人体肌表，故属阳；饮食、居处、房室、情志等邪起于内，容易侵犯人体内脏，故属阴。

东汉张仲景根据各种病因的致病途径和传变规律，将病因分为三类。《金匮要略·脏腑经络先后病脉证》谓："千般疢难，不越三条：一者，经络受邪入脏腑，为内所因也；二者，四肢九窍，血脉相传，壅塞不通，为外皮肤所中也；三者，房室、金刃、虫兽所伤。以此详之，病由都尽"。

宋代陈言在《三因极一病证方论》中提出了"三因学说"。该书云："凡治病，先须识因，不知其因，病源无目。其因有三：曰内、曰外、曰不内外。内则七情，外则六淫，不内不外，乃背经常。""六淫天之常气，冒之则先自经络流入，内合于脏腑，为外所因；七情人之常性，动之则先自脏腑郁发，外形于肢体，为内所因；其如饮食饥饱，叫呼伤气，金疮踒折，疰忤附着，畏压溺等，有悖常理，为不内外因。"陈氏把病因分为内所因、外所因、不内外因三类，对临床辨证有一定指导意义，故后世影响较为广泛。

明代吴有性在《温疫论·自叙》中说："夫温疫之为病，非风非寒，非暑非湿，乃天地间别有一种异气所感。"他提出了一种有别于外感六淫之病因，称之为"异气"，又称"疠气""戾气"。吴氏"疠气说"丰富了中医学对传染性疾病的认识。

此外，金元朱丹溪的"百病皆由痰作祟"和清代王清任的瘀血致病理论，强化了体内病理产物可转化成致病因素的认识，为中医解释疑难复杂病证提供了理论依据。

目前中医学术界根据病因形成过程、发病途径，将其分为外感病因（六淫、疠气）、内伤病因（七情内伤、饮食失宜、劳逸失度）、病理产物形成性病因（痰饮、瘀血、结石）和其他病因（医过、药邪、先天因素、外伤、寄生虫）四类。

三、中医探求病因的方法

中医学认为，一切疾病的发生都是在致病因素作用下，患病机体所产生的病理反应。由于病因的性质和致病特点不同，因此，它所表现出的症状体征也不相同。中医学探求病因的方法主要有以下三种。

1. 直接询问病因

通过详细询问疾病的发生、发展过程及相关情况，了解可能作为致病因素的客观条件，进而确定或推断病因。如感受自然界的风雨寒暑，外部的情绪刺激，饮食不慎或失当，外伤等，这些都是可见、可感知的病因，均可经临床问诊而获取。

2. 从取象比类方法中认识病因

古代医家将长期临床实践观察和反复实践所获得的认识与自然现象或生活体验相类比。如自然界的风善行数变、轻扬开泄，并能动摇树木；当人体出现头痛、游走性关节痛、汗出、此起彼伏的疹块等具有自然风气特性的症状时，常把这些症状的原因抽象概括为风邪。

3. "审证求因"

"审证求因"又叫"辨证求因"，是以疾病临床表现为依据，通过分析症状和体征，进行辨证，再根据辨证结果来推求病因的方法。如症见头重身困、面垢眵多、舌苔浊腻、疮疡流水、大便稀溏、带下增多等一系列困重、秽浊表现，根据湿性重浊的特点，故可将引起这一系列症状的致病因素归为"湿"邪。审证求因是中医认识病因的主要方法，也是中医病因学的主要特点。

第二节　外感病因

外感病因是指来源于自然界，通过肌表、口鼻侵入人体，导致人体发病的一类致病因素。因邪由外而来，故疾病初期多见恶寒发热、咽喉疼痛、骨节酸楚等外邪袭表的症状。由外感病因所导致的疾病常称为"外感病"。因发热为其标志性症状，故又称为"外感热病"。外感病因主要包括六淫和疠气。

一、六淫

（一）六淫的概念

六淫是风、寒、暑、湿、燥、火（热）六种外感病邪的总称。六淫之名，首见于宋代陈言所著《三因极一病证方论》："夫六淫者，寒暑燥湿风热是也。""然六淫，天之常气，冒之则先自经络流入，内合于脏腑，为外所因。"淫，有太过、浸淫之意。张介宾《类经·天地淫胜病治》曰："淫，邪胜也，不务其德是谓之淫。"

风、寒、暑、湿、燥、火（热）本是自然界六种正常的气候变化，是天地万物生长收藏的必要条件，也是人类赖以生存的自然条件，称为六气。人们在生产、生活实践中，一方面遵循四时气候变化规律，依靠自然之气而生存；另一方面通过自身的调节机制去适应自然界的各种变化，使人体自身的生理活动与六气变化相适应。

六气变化有其自身的规律和限度。当气候变化超过了一定的限度，就会发生疾病。如六气太过或不及，非其时而有其气（如春天应温而反寒，秋天应凉而反热）以及气候变化过于急骤（如暴冷、暴热等），均可导致机体不能与之适应，进而引发疾病，此时六气便成为致病因素，称为"六淫"。

六气能否转化为六淫，还和人体正气盛衰相关。当人体正气充足，防御能力正常，就能适应外界环境的各种变化而不发病，此时即便是异常变化的气候，仍属六气而不为六淫。反之，当人体正气不足，脏腑功能低下时，不仅异常的气候变化可乘虚而入使人发病，即便是正常的气候变化，也可因人体无法适应而发病。

（二）六淫致病的共同特点

1. 外感性

六淫之邪常经肌表、口鼻侵入人体，如风寒湿邪常伤于肌表，温燥邪自口鼻而入。由于六淫均来自于自然界，自外侵袭人体，故六淫病邪也称为外感性致病因素。六淫侵袭人体，常见恶寒发热、舌苔薄白、脉浮等症状，中医临床常辨为表证。

2. 季节性

六淫致病具有明显的季节性。四季气候有春温、夏热、秋燥、冬寒的不同，各季均有多发病和易发病。如风为春季主气，故春季多风病；暑为夏季主气，故夏季多暑病；湿为长夏主气，故长夏多湿病；燥为秋季主气，故秋季多燥病；寒为冬季主气，故冬季多寒病。由于六淫致病与时令变化关系密切，故其引发的病证又称"时令病"。

3. 地域性

六淫致病常与工作、生活环境密切相关。不同地区的气候特点会导致不同的时令病。如我国西北地区气候寒冷干燥，多寒病、燥病；东南地区气候温暖潮湿，多湿病、热病。不同的生活、工作环境亦会对疾病的发生产生影响。如久居湿地、水中作业者易患湿病；居处炎热、高温环境作业者易患暑热之病。

4. 相兼性

六淫既可单独伤人致病，又可以两种或两种以上邪气同时侵犯人体而致病。如既可见伤风、伤寒、中暑等外邪单独致病，也可见风热感冒、风寒感冒、寒湿困脾等两邪相合致病。甚至有三邪相合致病的，如《素问·痹论》曰："风寒湿三气杂至，合而为痹也。其风气胜者为行痹，寒气胜者为痛痹，湿气胜者为着痹也。"

5. 转化性

六淫致病后，在疾病发展过程中，有时会出现疾病的证候属性与初始病邪特性相反的情况，如寒邪入里化热，湿郁日久化燥等。这种转化并不是邪气本身的转化，而是由于病机的发展变化所导致的证候的转变。这种转化，与机体的体质状态、病邪的特性、病程的长短及治疗用药情况有密切关系。

 知识链接

从化理论

《素问·至真要大论》曰："六气标本，所从不同……气有从本者，有从标本者，有不从标本者也。"该书不仅将六气致病机制概括为三种类型，还明确提出了"从""化"概念，这是中医"从化"理论发生的源头。《医宗金鉴·伤寒传经从阳化热从阴化寒原委》指出"人感邪气……因其形脏不同，或从寒化，或从热化，或从实化，或从虚化，故多端不齐也。"从化理论逐渐为医界重视和应用，清代医家章楠认为有"邪随时令阴阳而变"、"邪因久郁而变"、"邪因药气而变"等多种"从化"类型，但"邪气伤人，随人禀体而化"则是其核心机制（《医门棒喝·六气阴阳论》），故有"以人体质不一，受邪虽一而病变不同"（《医门棒喝·序例》）的结论。因此，邪气侵入人体之不同部位、罹病过程之久暂、病体适时之气候、治病药物之气味都可能导致病情发生"从化"，不同体质类型是影响"从化"病机的基础性因素。

（三）六淫各自的性质和致病特点

中医学运用取象比类思维方法，将自然界气象、物象与人体疾病过程中所表现的症状、体征相类比，并在医疗实践中反复验证、归纳，从而确定了六淫病因，并对风、寒、暑、湿、燥、热（火）六种邪气各自的性质和致病特点进行总结。

1. 风邪

凡致病具有轻扬开泄、善动不居等特性的外邪，称为风邪。风邪侵犯人体常导致外风病。

风为春令主气，但四季皆有风。故风邪为病，虽以春季多见，但其他季节均可发生。风邪是外感病中致病范围极为广泛的重要致病因素。

风邪的性质和致病特点如下所述：

（1）风为阳邪，其性开泄，易袭阳位

风性善动而不居，具有轻扬上浮、向上向外的特性，故属阳邪。因此，风邪致病常常侵袭人体头面、肌表、阳经等属阳的部位。如风邪循经上扰，可见头昏头痛、咽痒不适、颈项不舒等症；风邪客于肌表，则见发热、恶风、鼻塞等症。故《素问·太阴阳明论》谓："故犯贼风虚邪，阳受之。""伤于风者，上先受之。"风性开泄，是指风邪侵袭人体容易使腠理疏松，汗孔张开，表现为汗出、恶风等症。故《伤寒论·辨太阳病脉证并治》曰："太阳病，发热，汗出，恶风，脉缓者，名为中风。"

（2）风善行而数变

《素问·风论》曰："风者，善行而数变。""善行"意指风具有善动不居、行无定处的特点。风邪致病，常具有病位游移不定特点。如风邪偏盛所致的四肢关节疼痛，其疼痛常游走不定，行无定处，故称为"风痹"或"行痹"。"数变"：一是指"风无常方"，为病众多；二是指风邪具有变幻迅速无常的特点。如风邪所致的风疹来势急剧，此起彼伏，遍及全身。又如小儿风水病，初起以咳嗽、发热为主，水肿可由头面迅速波及全身。

（3）风性主动

《素问·阴阳应象大论》曰："风胜则动。"故风邪致病的临床症状常具有动摇不定的特点。风邪侵袭头面，常出现肌肉抽搐、痉挛、口眼歪斜；金刃外伤，复感风邪，出现四肢抽搐、角弓反张等症状。临床上凡见眩晕、震颤、四肢抽搐、角弓反张、直视上吊等动摇不定症状时，常概括为风证。

（4）风为百病之长

《素问·风论》："风者，百病之长也。"风为百病之长，首先是指风邪为外感病中首要致病因素，是外感病因的先导。《素问·骨空论》曰："风者，百病之始也。"寒、湿、暑、燥、火（热）邪多依附于风邪侵犯人体致病，从而形成风寒、风湿、风燥、风火等证。如《临证指南医案·风》曰："盖六气之中，惟风能全兼五气。如兼寒则曰风寒，兼暑则曰暑风，兼湿则曰风湿，兼火则曰风火。盖因风能鼓荡此五气而伤人，故曰百病之长。其余五气，则不能互相全兼，如寒不能兼暑与火，暑亦不兼寒，湿不兼燥，燥不兼湿，火不兼寒，由是观之，病之因乎风而起者自多也。"其次，是指风邪致病范围极为广泛，种类繁多。风邪四时皆有，伤人无处不到，为病最多。古人甚至把风邪作为外感致病因素的总称。如《素问·上古天真论》曰："虚邪贼风，避之有时。"

2. 寒邪

凡致病具有寒冷、凝结、收引特性的外邪称为寒邪。外感寒邪所致疾病称为外寒病。

寒为冬季主气，故寒邪为病，多见于冬季，但是寒也可见于其他季节，如气温骤降、贪凉露宿、过食寒凉等均可使机体感受寒邪。根据寒邪侵犯人体部位深浅的不同，寒邪致病有伤寒、中寒之别。寒邪伤于肌腠，阻遏卫阳，称为"伤寒"；寒邪直中于里，伤及脏腑阳气，则为"中寒"。

寒邪的性质和致病特点如下所述：

（1）寒为阴邪，易伤阳气

寒属阴邪，人体阳气本可制约阴寒之气。若阴寒之邪偏盛，阳气不足以祛除寒邪，反被阴寒之邪所伤，即《素问·阴阳应象大论》所谓"阴盛则寒""阴胜则阳病"。寒邪致病，可见局部或全身性寒冷表现。如寒邪侵袭肌表，卫阳被遏，可见恶寒、发热、无汗、脉浮等症状。寒邪直中脾胃，损伤脾胃阳气，则见脘腹冷痛、四肢不温、呕吐、腹泻等症。寒邪直中少阴，心肾之阳受损，则见恶寒蜷卧，手足厥冷，下利清谷，精神萎靡，脉微细等症。

（2）寒性凝滞而主痛

"凝滞"即凝结、阻滞之意。人之气血运行不息，畅通无阻，全赖阳气的温煦和推动。寒邪伤人，易使气血运行迟缓，甚至凝滞不通，从而出现各种疼痛症状，又称"寒胜则痛"。《素问·举痛论》曰："寒气入经而稽迟，涩而不行，客于脉外则血少，客于脉中则气不通，故卒然而痛。"寒邪引发的疼痛性质多为冷痛，具有得温则减、遇寒加剧的特点。因其伤人部位不同，故症状有异。如寒客肌表，凝滞经脉，可见头身肢节疼痛；寒邪侵犯经脉关节，可见关节冷痛，遇寒加剧，称为"痛痹"；寒邪侵犯中焦，可见脘腹冷痛；寒邪痹阻胸阳，可见胸背部剧痛，谓之"胸痹"。

（3）寒主收引

"收引"，即收缩牵引之意。寒邪侵入人体，可表现为气机收敛，腠理闭塞，经络筋脉收缩挛急的特点。《素问·举痛论》曰："寒则气收。""寒气客于脉外则脉寒，脉寒则缩蜷，缩蜷则脉绌急，绌急则外引小络，故卒然而痛。"如寒邪侵袭肌表，腠理闭塞，卫阳被遏，不得宣泄，可见恶寒发热而无汗等。若寒邪客于经络关节，则筋脉挛缩，可见关节屈伸不利、四肢拘挛作痛等症。若寒入经脉，则经脉拘挛，可见脏腑拘挛性疼痛。

3. 湿邪

凡致病具有重浊、黏滞、趋下特性的外邪称为湿邪。外感湿邪所致疾病称为外湿病。

湿为长夏主气。所谓长夏，多指夏秋之交（以黄河流域为准），大暑至秋分之间。此时阳热尚盛，雨水较多，为一年中湿气最盛的季节，故长夏多湿病。其他季节，若涉水淋雨，水中作业，久居湿地，汗出衣里等，亦可感受湿邪。

湿邪的性质和致病特点如下所述：

（1）湿为阴邪，易阻气机，易伤阳气

"湿为水之散，水为湿之聚"。湿性类水，故湿为阴邪。湿为有形之邪，湿邪伤人，常停留于脏腑经络，阻遏气机升降。如湿阻上焦，气机不畅，则胸膈满闷；湿困中焦，脾胃升降不利，则脘腹痞胀、大便不爽；湿流下焦，肾与膀胱气化不利，则小腹胀满，小便不利。湿为阴邪，阴胜则阳病，故湿邪入侵，可损伤人体阳气而出现畏寒肢冷之证。《外感温热篇》曰："湿盛则阳微也。"因脾主运化水液，其性喜燥而恶湿，因此湿邪最易困阻脾阳，使之布达受碍，运化无权，水湿停聚而发为泄泻、小便短少、水肿等症。故《素问·六元正纪大论》曰："湿盛则濡泻，甚则水闭胕肿。"

（2）湿性重浊

"重"即沉重、附着之意。湿邪致病常出现以沉重感为特征的临床表现，如头身困重、四肢酸楚发沉且附着难移等。若湿邪袭表，可见周身困重，四肢倦怠，头重如束布帛，《素问·生气通天论》曰："因于湿，首如裹。"湿邪留滞经络关节，可见关节沉重疼痛或腰部重痛。湿邪偏盛导致的痹证，称为"着痹"。湿邪痹着于腰部，称为"肾着"。《金匮要略·五脏风寒积聚病脉证并治》："肾着之病，其人身体重……腰以下冷痛，腹重如带五千钱。"

"浊"即秽浊、垢腻之意。湿邪致病常出现诸多秽浊不洁的症状，如排泄物和分泌物秽浊不清。若湿邪在上，则面垢、眵多；湿滞大肠，则见脓血黏便；湿浊下注，则小便浑浊不清、妇女带下增多；湿邪浸淫肌肤，则见湿疹疮疡，脓水秽浊。

（3）湿性黏滞

"黏"，即黏腻；"滞"，即停滞。湿性黏滞是指湿邪致病常出现具有黏腻、停滞不爽特点的临床表现，主要体现在两个方面：一是症状的黏滞性。湿邪致病多可见黏滞不爽的症状，如大便黏滞不爽、小便涩滞不畅以及口黏腻、苔腻等。二是病程的缠绵性。湿性黏滞，胶着难解，故湿邪致病多反复发作，缠绵难愈、病程较长。如湿温病发热，常时起时伏，缠绵不愈，具有病程长、难以速愈的特点，所以《温病条辨·上焦篇》认为湿"其性氤氲黏腻，非若寒邪之一汗即解，温热之一凉即退，故难速已"。

（4）湿性趋下，易袭阴位

湿性类水，水性就下，故湿邪致病常具有趋下特点，易伤及人体下部，多见下部症状。如淋浊、泄痢、妇女带下、阴囊湿疹、下肢水肿等。故《素问·太阴阳明论》云："伤于湿者，下先受之。"《灵枢·邪气脏腑病形》言："身半已下者，湿中之也。"

4. 燥邪

凡致病具有干燥、涩滞特性的外邪称为燥邪。外感燥邪所致疾病称为外燥病。

燥为秋季主气，燥邪为病，秋季多见。清代石寿棠在《医原·百病提纲论》中说："如久旱则燥气盛，干热干冷则燥气亦盛。"故其他季节也可见燥邪为病。

燥邪致病可有温燥和凉燥之分。初秋之时，其气尚温，久旱无雨，秋阳以曝，燥与温热之气相合侵犯人体，发病多为温燥；深秋之时，其气已寒，西风肃杀，枯荷残枝，燥与寒凉之气相合侵犯人体，发病多为凉燥。

燥邪的性质和致病特点如下所述：

（1）燥性干涩，易伤津液

燥是指空气中水分少，即"干"，故《素问·阴阳应象大论》曰："燥胜则干。"涩，指滞涩。燥具干而涩滞的性质。故燥邪侵犯人体，最易损伤人体津液，出现各种干燥、涩滞不利的症状。如口干唇燥，鼻咽干燥，皮肤干燥甚至皲裂，毛发干枯不荣，小便短少，大便干结等。

（2）燥易伤肺

肺为娇脏，喜清润而恶燥；肺外合皮毛，开窍于鼻，直接与自然界相通。燥邪伤人，常自口鼻而入，故燥邪最易伤肺，损伤肺津，使肺津受损，宣降失司，甚则损伤肺络，进而出现干咳少痰、痰黏难咳、咽喉干痛，或喘息胸痛，痰中带血，舌红少津等症。又因肺与大肠相表里，燥邪耗伤肺津，累及大肠使大肠失润，传导失司，则可出现大便干燥难解等症。

5. 火（热）邪

凡具有炎热、升腾特性的外邪称为火（热）邪。外感火（热）所致疾病称为外热病。

宋代陈言《三因极一病症方论》言及六淫时，以"热"代"火"。在六淫外邪中，火与热常混称。火（热）邪不像暑邪那样有明显季节性，也不受季节气候限制。此外，在中医病因学中尚有与火热之邪同类的温邪。

温、热、火三者均属阳邪，异名同类，故常统称为温热之邪、火热之邪，但三者在程度上又有差别。一般认为温为热之渐，火为热之极。火邪与热邪的主要区别是：热邪致病，以全身性弥漫性发热征象为主要临床表现；火邪致病，以某些局部阳热症状为主要表现，如肌肤局部红、肿、热、痛，或口舌生疮，或目赤肿痛等。温邪包括的致病因素十分广泛，是指温热病的致病因素，一般只在温病学的范畴中出现。

火热之邪的性质和致病特点如下所述：

（1）火（热）为阳邪，其性炎上

与寒相比，火热为阳，故火热之邪属阳邪。"炎"古字形从二火，引申为热极之意。因此感受火热之邪，临床可表现为高热、面红目赤、咽红、舌红、脉洪数等一派阳热炽盛的症状。"上"，指火性升腾趋上，火热之邪侵袭人体后，病证多表现在人体上部，尤其以头面部为主。如风热之邪上扰，可见头痛、咽喉肿痛等。故《素问·至真要大论》曰："诸逆冲上，皆属于火。"

（2）火（热）易伤津耗气

火热亢盛既可直接消灼津液，又可迫津外泄，故火热之邪致病，临床除见显著热象之外，常伴口渴喜冷饮、咽干舌燥、小便短赤、大便秘结等津液耗伤的症状。同时，当火热之邪迫津外泄时，气随津泄而致气虚；加之邪热过度亢盛，也会耗伤人体正气，即《素问·阴阳应象大论》所谓"壮火食气"。故火热之邪炽盛时，在高热伤津的基础上，常伴有体倦乏力、少气懒言等气虚症状，病情严重者可见全身津气脱失的表现。

（3）火（热）易生风动血

"生风"是指火热之邪侵犯人体，消灼津液，筋脉失于濡养而引动肝风，又称为"热极生风"。因此，火热致病常在高热的同时伴见两目上视、颈项强直、四肢抽搐、角弓反张等"风动"表现。"动血"是指火热之邪易扰动血液，轻者加速血行，重者灼伤脉络而迫血妄行，导致出血。火热之邪致病，既可见面红目赤、舌红、脉数等血行加速的表现，也可引发各种出血病证，如吐血、便血、尿血、紫癜、妇女月经过多、崩漏等。

（4）火（热）易扰神明

心属火，火热性躁动，与心相应，心主血脉而藏神，故火热之邪入于营血，尤易影响心神，轻则烦躁不安、失眠多梦，重则狂躁不安、神昏谵语、神志狂乱。

（5）火（热）易致疮疡

火热之邪侵入血分，聚于局部，腐蚀血肉而发为疮疡痈肿，故《灵枢·痈疽》曰："大热不止，热盛则肉腐，肉腐则为脓……故命曰痈。"《医宗金鉴·痈疽总论歌》提出"痈疽原是火毒生"的观点。

6. 暑邪

夏至以后，立秋以前，具有炎热、升散特性的火热外邪，称为暑邪。

暑为夏季主气，是夏季火热之气所化，故暑邪致病具有明显的季节性，暑邪所致疾病常称为暑病。故《素问·热论》曰："先夏至日者为病温，后夏至日者为病暑。"暑邪为病，只有外感，并无内生。

暑邪为病，有"伤暑"和"中暑"之别。感受暑邪，起病缓、病情轻者，多为"伤暑"；发病急、病情重者多为"中暑"。

暑邪的性质和致病特点如下所述：

（1）暑为阳邪，其性炎热

暑为夏季火热之气所化，火热属阳，故暑邪为阳邪。暑邪侵犯人体会出现一派阳热亢盛的征象，如壮热、面赤、目红、大汗、口渴、心烦、脉洪大等。

（2）暑性升散，易伤津耗气

暑具有上升、发散的特性。暑邪致病可致腠理开泄而大汗出，汗出过多则耗伤津液，故临床常见多汗津伤的表现，症见大汗出、口大渴喜冷饮、唇干舌燥、尿少短赤等。同时，伴随大量出汗，可致气随津泄，造成气阴不足，见气短乏力、少气懒言等症。

（3）暑多挟湿

暑季炎热，且多雨潮湿，天暑下迫，地湿上蒸，热蒸湿动，暑热湿气弥漫空间，故暑邪多夹湿邪侵犯人体致病，形成暑湿夹杂的病证。临床上除有发热、烦渴、大汗等暑热症状外，还常兼见四肢困倦、胸闷呕吐、大便溏泄不爽等湿阻症状。

二、疠气

疠气，是一类具有强烈传染性和致病性的外感病邪。在中医文献中，疠气有多种称谓，如"戾气""疫气""疫毒""毒气""杂气""乖戾之气"等。

《内经》已经认识到某些疾病具有传染性。《素问·刺法论》曰："五疫之至，皆相染易，无问大小，病状相似。"明代吴有性明确提出了疠气的概念。《温疫论·原序》曰："夫温疫之为病，非风，非寒，非暑，非湿，乃天地间别有一种异气所感。"他认为疠气是有别于六淫的外感病邪，具有强烈传染性。

疠气引起的疾病称为"疫病""瘟病""瘟疫病""时疫""时毒"。疫病种类繁多，古代文献记载有大头瘟、虾蟆瘟、疫痢、白喉、烂喉丹痧、天花、霍乱、鼠疫等，现代疾病如手足口病、艾滋病（acquired immune deficiency syndrome，AIDS）、严重急性呼吸窘迫综合征（severe acute respiratory syndrome，SARS）、中东呼吸综合征、甲型流感、新型冠状病毒肺炎（corona virus disease 2019，COVID19）等。

1. 疠气的致病特点

（1）传染性强，易于流行

疠气可通过皮毛、口鼻等途径侵入人体，引起传播、流行。疠气致病具有强烈的传染性和流行性的特征。在疠气流行区域，不论男女老幼、正气强弱与否，一旦感邪，均可致病。《温疫论·原病》指出："疫者感天地之戾气……此气之来，无论老少强弱，触之者即病，邪自口鼻而入。"疫病既可散在发生，如一户、一村、一地；也可大面积流行，甚至于在全世界范围内流行，故《诸病源候论·温病诸候》曰："人感乖戾之气而生病，则病气转相染易，乃至灭门。"《三因极一病证方论·叙疫论》云："天行之病，大则流毒天下，次则一方一乡，或偏著一家。"

（2）发病急骤，病情危笃

由于疠气毒力颇强，潜伏期较短，常夹火热、湿毒、瘴气等秽浊之气侵犯人体，故其致病比六淫发病更加急骤，病情更加险恶。疠气致病后，极易出现伤津、动血、扰神、生风等表现，也极易伤及心、肾、肝等人体重要脏腑而出现种种危重证候。《温疫论·杂气论》说："疫气者……为病颇重。""缓者朝发夕死，急者顷刻而亡。"

（3）一气一病，症状相似

疠气种类繁多。不同种类的疠气，其性质不同，传染途径、传播方式也各异，故感受不同的疠气，所致疫病各异，症状亦不同，即所谓一气一病。每一种疠气均有各自的致病特点和传变规律，疠气致病有一定的选择性和特异性，表现为对机体的作用部位或脏腑有一定的选择性。因此，同一种疠气所致的疫病，其临床症状基本相似，都有其自身的临床特征和传变规律，即症状相似。例如痄腮，无论男女患者均表现为耳下腮部发肿。

2. 影响疠气形成的因素

(1) 气候反常

反常的气候有利于疠气的产生和传播。如久旱、酷热、洪涝、湿雾、瘴气等，常常是导致疫病流行的气候条件。《证治准绳·伤寒》曰："时气者乃天疫暴疠之气流行，凡四时之令不正，乃有此气行也。若人感之，则长幼相似而病，及能传染于人。"

(2) 环境污染和饮食不洁

环境卫生不良，如所居环境中有腐败食物堆积、蚊蝇孳生或水源、空气污染等，均易滋生疠气。同样，食物污染也可引发疠病。临床上见到的疫痢、疫黄等就是疠气随饮食直接进入人体而发病。

(3) 预防和隔离工作不力

预防隔离工作不得力也会使疫病发生或流行。疠气具有强烈的传染性，一旦发现疠气感染患者，应立即隔离，防止其在人群中传播。《松峰说疫》所谓"凡有疫之家不得以衣服饮食器皿送于无疫之家，而无疫之家亦不得受有疫之家衣服饮食器皿"，即是此意。对于疠气易感人群，应采取积极的预防措施，如服食或注射预防药物并进行体育锻炼、注意饮食起居等，以提高人体的正气，防御病邪。

(4) 社会因素

疠气的发生和流行与社会制度和社会状态密切相关。战乱和灾荒，易造成疫病的流行，故《温疫论·伤寒例正误》有言："夫疫者，感天地之戾气也……多见于兵荒之岁。"《曹集诠评·说疫气》曰："建安二十二年，疠气流行，家家有僵尸之痛，室室有号泣之哀，或阖门而殪，或覆族而丧。"

 思政元素

中医药在防治新冠肺炎中的作用与贡献

中医药防治传染病已有数千年历史，《伤寒论》《温病条辨》作为中医药临床经典著作，均以防治传染病而彪炳史册，创立了与传染病认知密切关联的伤寒学说与温病学说，建立了"未病先防""正气存内，邪不可干""扶正祛邪""异病同治"等防治法则，所形成的系列防治传染病经典名方如麻杏石甘汤、银翘散等传承至今且广泛应用。进入21世纪以来，相关中医理论、治则治法和名药名方在登革热、禽流感、甲型流感、SARS、埃博拉病毒病和新冠肺炎等多种新发突发传染病防治方面均发挥了重要作用。抗击新冠肺炎的"三药三方"（金花清感颗粒、连花清瘟胶囊、血必净注射液和清肺排毒汤、化湿败毒方、宣肺败毒方）均是以经典名方为基础加减化裁而来。中医药在改善新冠肺炎患者症状、缩短病程、降低病死率和提高重症、危重症治愈率等方面发挥了不可替代的重要作用。"三药三方"被成功写入了国家卫生健康委员会制定的《新型冠状病毒肺炎诊疗方案》，该方案指出中药在改善新冠肺炎血氧饱和度、抑制炎症风暴等方面具有积极作用。世界卫生组织2022年3月31日正式发布《世界卫生组织中医药救治新冠肺炎专家评估会报告》。该报告明确指出：中药能有效治疗新冠肺炎，降低轻型、普通型病例转为重症的比例，缩短新冠肺炎症状消退时间，改善轻型和普通型患者的临床预后。该报告同时鼓励成员国考虑应用中国的整合医学模式（中西医结合模式）；有效管理当前疫情，并为未来可能发生的大流行做好准备。中医药抗击新冠肺炎在国内外引起了空前关注和强烈反响，彰显了中医药抗疫的疗效特色和优势，中医药为抗击新发、突发传染病（新冠肺炎）乃至解决世界卫生医疗难题贡献了智慧和力量。

第三节 内伤病因

内伤病因，是指因人的行为或情志调摄失当，直接伤及脏腑的一类致病因素。与外感病因不同之处主要有三：一是来源不同，内伤病因的产生与个体生活方式密切相关；二是致病途径与外感之邪不同，内伤病因直接伤及脏腑；三是致病特点不同。由内伤病因所致的疾病，称为内伤病。内伤病因主要包括七情内伤、饮食失宜、劳逸失度等。

一、七情内伤

（一）七情内伤的基本概念

七情，是指喜、怒、忧、思、悲、恐、惊七种正常的情志活动。七情，人皆有之，是人体对外界各种刺激所产生的情绪反应，属于正常的心理活动，一般不会使人致病。

内伤七情，指情志失调引发疾病或使原有疾病加重的一类病因。因其致病由内而生，直接伤及脏腑，故称为"七情内伤"，又称"内伤七情"。

从正常的七情转化成内伤七情，常取决于两方面的因素：一是取决于情志活动的强度和持续时间。突然、强烈或长期持久的情志刺激，容易导致疾病的发生；二是取决于人体的承受能力。个体的体质、气质特点、生活阅历经验，均与情志发病直接相关。

（二）七情与脏腑气血的关系

人的情志活动与五脏关系密切。情志活动以五脏气血为物质基础，是五脏正常生理功能活动的产物，是五脏功能活动在神志方面的体现。外界的各种刺激作用于五脏，人体可能表现出不同的情志反应，故《素问·天元纪大论》曰："人有五脏化五气，以生喜怒悲忧恐。"《黄帝内经》把喜、怒、思、悲（忧）、恐分属心、肝、脾、肺、肾五脏。《素问·阴阳应象大论》云："肝在志为怒，心在志为喜，脾在志为思，肺在志为忧，肾在志为恐。"

七情与气血的功能关系密切。气与血是构成人体和维持人体生命活动的基本物质，也是形成七情的物质基础。不同情志活动对脏腑气血有不同的影响。而脏腑气血功能失调，也会影响情志变化，故《素问·调经论》曰："血有余则怒，血不足则恐。"《灵枢·本神》亦云："肝气虚则恐，实则怒。""心气虚则悲，实则笑不休。"

（三）七情内伤的致病特点

七情内伤的致病特点主要有以下三个方面。

1. 直接伤及内脏

情志活动以五脏气血为物质基础。因此，情志刺激太过或持久刺激可直接伤及相应脏腑，影响脏腑功能而产生各种病理变化。不同的情志刺激伤及不同的脏腑，产生不同的病理变化，故《素问·阴阳应象大论》有"怒伤肝""喜伤心""思伤脾""悲伤肺""恐伤肾"的论述。

人是一个有机的整体，人的情志活动复杂多变，故情志致病伤及脏腑虽有一定特异性，但并不绝对。心为五脏六腑之大主，主宰精神情志活动，故情志内伤皆从心而发，首先伤及心神。《灵枢·口问》曰："心者，五脏六腑之主也……故悲哀愁忧则心动，心动则五脏六腑皆摇。"《类经·疾病类》亦曰："情志之伤，虽五脏各有所属，然求其所由，则无不从心而发。"

因心主血而藏神，肝藏血而主疏泄，脾主运化而为气血生化之源，因此，七情致病每以心、肝、脾三脏为多见。

2. 影响脏腑气机

七情内伤致病，主要是通过影响脏腑气机，导致气机失调、气血逆乱而发病。不同的情志影响不同脏腑的气机。脏腑气机失常的具体表现如《素问·举痛论》所言："怒则气上""喜则气缓""悲则气消""恐则气下""惊则气乱""思则气结"。

(1) 怒则气上

气上，即气机上逆。怒则气上，指过度愤怒可使肝气疏泄太过，血随气逆，并走于上，可见面红目赤、烦躁失眠、头痛头晕、耳鸣，甚者突然跌仆，不省人事等症状，故《素问·生气通天论》曰："大怒则形气绝，而血菀于上，使人薄厥。"怒则气上，除肝气上逆外，还可因肝气横逆，影响脾胃功能，而见腹痛、腹泻、呕吐、呃逆等肝脾不调、肝胃不和的表现。故《素问·举痛论》云："怒则气逆，甚则呕血及飧泄。"

(2) 喜则气缓

气缓，即气机涣散。喜则气缓，指暴喜过度，可使心气涣散，神不守舍而见精神不能集中、失神，甚则神志异常等。如《灵枢·本神篇》说："喜乐者，神惮散而不藏。"

(3) 思则气结

气结，即气机郁结不畅。思则气结，指思虑过度，可使脾气郁结。古人认为：思发于脾而成于心，故思虑过度不但耗伤心神，也会影响脾气运化。思虑过度，暗耗阴血，伤及心脾，心神失养则心悸、健忘、失眠、多梦；气机郁结阻滞，脾胃纳运失职，则见纳呆、脘腹胀满、便溏，甚至肌肉消瘦等症。故《素问·举痛论》曰："思则心有所存，神有所归，正气留而不行，故气结矣。"

(4) 悲则气消

气消，即气的耗伤和功能减退。悲则气消，指过度悲忧可使肺气耗伤，出现胸闷气短、精神萎靡、乏力懒言等肺气虚症状。《素问·举痛论》曰："悲则心系急，肺布叶举，而上焦不通，荣卫不散，热气在中，故气消矣。"

(5) 恐则气下

气下，即气机下陷。恐则气下，指恐惧过度，可使肾气不固，气泄于下。故《灵枢·本神》曰："恐惧不解则伤精，精伤则骨酸痿厥，精时自下。"过度恐惧可见二便失禁或男子遗精、孕妇流产等肾气不固而下泄的症状。

(6) 惊则气乱

气乱，即气机紊乱。惊则气乱，指突然受惊，损伤心气，导致心无所倚，神无所归，虑无所定，出现心悸、惊恐不安等。《素问·举痛论》曰："惊则心无所依，神无所归，虑无所定，故气乱矣。"

3. 情志波动，加重病情

临床上有许多疾病，在患者情志波动时，往往会使病情加重，或急剧恶化。如素有阴虚阳亢、肝阳化风的眩晕患者，若遇事恼怒，肝阳暴涨，气血冲逆于上，则眩晕加重，甚至突然昏厥，半身不遂，口眼歪斜，以致病情加重或迅速恶化。

二、饮食失宜

饮食是人获取营养的主要途径，是人赖以生存和维持健康的基本条件。日常饮食应有一定规律：饥饱适宜，饮食洁净，饮食均衡。饮食得宜，有利于气血生成。宋代医家严用和在《济生方》中云："善摄生者，谨于和调，使一饮一食，入于胃中，随消随化，则无留滞为患。"饮食失宜，可以引起脏腑功能紊乱，影响气机，由饮食失宜引起的内伤疾病常称为"饮食内伤"。饮食失宜主要包括饮食不节、饮食不洁、饮食偏嗜三个方面。

（一）饮食不节

正常饮食以适量、适时、规律为宜。若饮食过饥或过饱，或进食时间不规律，即为饮食不节，均易导致疾病的发生。饮食不节包括过饥、过饱。

1. 过饥

过饥是指因摄食不足，或饥不得食，或有意识地限制饮食，或因脾胃功能不足而不思饮食等原因，导致长期饥饿、饮食量过少而致病。长期摄食不足，则气血化生无源，日久必然导致气血亏虚而致形体日渐消瘦，脏腑失养，全身虚弱，故《灵枢·五味》曰："谷不入半日则气衰，一日则气少矣。"同时，气血衰少则正气不足，卫外无力，易感外邪致病或继发其他病证。长期摄食过少，胃腑失养，可损伤胃气而致胃部不适或胃脘疼痛。

2. 过饱

过饱是指饮食长期超量或暴饮暴食，饮食过量而致病。饮食过量，超过脾胃纳运功能，则影响饮食物的腐熟和运化而使食积不化，停滞于内，形成宿食积滞，气机升降失常，可见脘腹胀满、嗳腐泛酸、厌食、呕吐、腹泻等症，故《素问·痹论》曰："饮食自倍，肠胃乃伤。"食滞日久，积而化热，能聚湿、生痰、化热，亦可累及其他脏腑而变生他病。婴幼儿脾胃功能尚未健全，较成人更易伤食致病。婴幼儿食滞日久，可酿成疳积，出现手足心热、面黄肌瘦、脘腹胀满、心烦易哭等症，还可出现夜卧不安。

（二）饮食不洁

饮食不洁，是指进食不洁净、陈腐变质或有毒的食物而导致疾病发生。饮食不洁致病，以胃肠病为主，可出现腹痛、吐泻、痢疾等；若进食被疫毒污染食物，则可发生某些传染性疾病；若进食或误食被毒物污染或有毒的食物，可发生食物中毒，轻则脘腹疼痛、呕吐腹泻，重则毒气攻心，神志昏迷，甚至导致死亡。

此外，饮食不洁也可引起多种肠道寄生虫疾病，如蛔虫、蛲虫、绦虫等，可见腹痛时作、嗜食异物、面黄肌瘦、肛门瘙痒等症。

（三）饮食偏嗜

饮食偏嗜，是指过分喜好某些食物、专食某些食物或不吃某些食物，主要表现在寒热偏嗜、五味偏嗜、肥甘偏嗜、酒浆偏嗜等几个方面。

1. 寒热偏嗜

饮食的寒热，一般指食材性质的寒性或热性，也包括饮食温度的寒或热。饮食宜寒热适中。饮食偏寒或偏热则可导致人体阴阳失调而发生某些病变。若偏食生冷寒凉之品，易于损伤脾胃阳气，导致脾胃虚寒，寒湿内生。若偏嗜辛温燥热饮食，易使肠胃积热。故《灵枢·师传》言："食饮者，热无灼灼，寒无沧沧，寒温适中，故气将持，乃不致邪僻也。"

2. 五味偏嗜

五味指酸、苦、甘、辛、咸。五味与五脏有一定的亲和性，如酸先入肝，苦先入心，甘先入脾，辛先入肺，咸先入肾，各归所喜。日常饮食五味不可偏废。若长期五味偏嗜，则可致脏气偏盛偏衰，久之功能失调而可按五脏相克关系传变而发生疾病。如多食咸味，会使血脉凝滞，面色失去光泽；多食苦味，会使皮肤枯槁少津，汗毛脱落；多食辛味，会使筋脉拘急而爪甲枯槁；多食酸味，会使皮肉坚厚皱缩，口唇干薄而掀起；多食甘味，会使骨骼疼痛而头发脱落。由此可见，五味偏嗜，不仅可直接引起本脏病变，还可影响脏腑之间的关系，引发多种病变。

3. 肥甘偏嗜

肥，指肥腻之味。甘，指甜腻之物。过食甜腻肥甘厚味之品，可损伤脾胃，酿生湿（痰）热，阻滞气血，可见脘腹胀满，或发生痈肿疮疡、消渴、肥胖、痔疮下血等病，甚则动风，发为半身偏枯等。故《素问·奇病论》曰："肥者令人内热，甘者令人中满。"《素问·生气通天论》亦曰："高粱之变，足生大丁。"

4. 酒浆偏嗜

酒浆偏嗜，是指长期饮酒过量，嗜酒成癖。酒性辛热而有毒，过饮频饮可损伤脾胃，聚湿生痰，久则化热而致病，可见脘腹胀满、纳食减少、口苦口腻，甚则变生癥积或昏迷。故《脾胃论·论饮酒所伤》曰："夫酒者，大热有毒，气味具阳……以伤元气。"

三、劳逸失度

适当的劳动和运动，有助于气血流通，强壮体质；适当的休息，有利于消除疲劳，恢复体力和脑力。劳动与休息的合理调节，方能形神俱养，保持身心健康。而劳逸失度，可损伤机体而引发疾病。劳逸失度，包括过劳和过逸两个方面。

（一）过劳

过劳，是指过度劳累，也称劳倦所伤，包括劳力过度、劳神过度和房劳过度三个方面。

1. 劳力过度

劳力过度是指较长时间进行繁重的劳动或运动，或承受力所不能及的持重、运动等，以致耗气伤形，积劳成疾，又称"形劳"。其致病特点：一是过度劳力而耗气，可见少气懒言、体倦神疲、喘息汗出、形体消瘦等症，故《素问·举痛论》云："劳则喘息汗出，外内皆越，故气耗矣。"二是过度劳力而致筋骨损伤，出现肢体肿痛、功能受限等，即《素问·宣明五气》所谓"久立伤骨，久行伤筋"。

2. 劳神过度

劳神过度是指长期思虑太过，劳伤心脾，积劳成疾，又称"心劳"。其致病特点主要是耗伤心脾，主要表现为心脾两虚证，即脾失健运所致的纳少、腹胀、便溏、消瘦等症和心神失养所致的心悸、健忘、失眠、多梦症。《景岳全书·论虚损病源》曰："思生于心，脾必应之，故思之不已，则劳伤在脾。经曰：思伤脾。又曰：思则心有所存，神有所归，正气留而不行，故气结矣。凡此为病，脾气结则为噎膈，为呕吐，而饮食不能运，食不运则血气日消，肌肉日削，精神日减，四肢不为用，而生胀满泄泻等证，此伤心脾之阳也。"

3. 房劳过度

房劳过度指房事太过，即男女性生活过于频繁，或手淫或妇女早婚、多育等，均可劫夺肾精而致病，故房劳过度又称"肾劳"。因此，《景岳全书·虚损》谓："色欲过度，多成劳损。"房事不节的致病特点是耗伤肾精肾气，可见精神萎靡、腰膝酸软、眩晕耳鸣、性功能减退，男子早泄，甚或阳痿、女子月经失调等症。此外，房劳过度也是导致早衰的重要原因。

（二）过逸

过逸，指过度安逸，既无适当体力劳动，又不参加体育锻炼，或长期用脑过少，久则气血运行不畅，脏腑功能减退而致病。过逸主要包括体力过逸和脑力过逸两方面。

1. 体力过逸

体力过逸是指长期安闲少动、久卧、久坐或多静少动，缺乏活动，以致气机不畅，脾胃功能障碍而致病。其致病特点为：一是脾胃功能减退，纳食不化，可见食少、胸闷、腹胀等症；二是脾胃虚弱，气血生化不足，出现全身乏力，动则心悸、气短、出汗、神疲等症或素体虚弱，易感外邪。因此，《素问·宣明五气》言"久卧伤气"；三是日久可致气滞血瘀、痰湿内生而变生诸疾。

2. 脑力过逸

脑力过逸是指长期用脑过少，诸事无所用心者，可致神气衰弱而致病。其致病特点主要为心脑不健，轻者表现为不耐久思，智力下降，健忘不敏；重则表现为反应迟钝、早老性痴呆等。

第四节　病理产物性病因

病理产物性病因主要包括痰饮、瘀血、结石等。这些病理产物是继发于其他病理过程而形成的致病因素，一旦形成，又会作用于人体而成为新的致病因素，会加重原有病理变化或导致新的病变。因其继发于其他病理过程而产生，具有病理产物和致病因素的双重特点，故又称为"继发性病因"。

一、痰饮

（一）痰饮的概念

痰饮，是人体津液代谢障碍所形成的病理产物，属继发性病因。其中稠浊者为痰，清稀者为饮。这种病理产物一经形成，会作为致病因素作用于机体，导致脏腑功能失调而引发各种复杂的病理变化。

痰可分为狭义之痰与广义之痰。狭义之痰，又称有形之痰，视之可见，闻之有声，如呼吸道咯出的痰液。广义之痰，亦称无形之痰，只见其征象，不见其形质的痰病。如头目眩晕、胸闷心悸、神昏、癫狂、痴呆等，根据临床辨析，通过化痰的方法可以取得较好疗效。

饮则流动性较大，多留积于人体脏腑组织的间隙或疏松部位，并因其所停留的部位不同而名称各异，如《金匮要略·痰饮咳嗽病脉证治》将它分为"痰饮""悬饮""溢饮""支饮"等。

需要说明的是，人体津液代谢失常所形成的病理产物，有"水、湿、痰、饮"之分，四者同源而异流。水，多外指水溢肌肤，内指水液潴留。湿，多指脾虚失运，湿浊内阻。一般认为：湿聚为水，积水成饮，饮凝成痰。就形质而言，稠浊为痰，清稀为饮，更清者为水，湿则是一种弥漫状态。水、湿、痰、饮在大多情况下并不能截然分开，故常常统称"水湿""水饮""痰湿""痰饮"等。

（二）痰饮的形成

痰饮的形成，多由外感六淫、七情内伤、饮食失宜、劳逸失度等，使肺、脾、肾、肝及三焦、膀胱等脏腑功能失调，气化失司，津液代谢障碍，水液停聚而形成。

痰饮的形成，与肺、脾、肾三脏关系最为密切，与肝、三焦、膀胱等脏腑也有较为直接的相关性。其中肺为水之上源，主宣发肃降，敷布津液，通调水道；脾五行属土，位于中焦，主运化水湿；肾主水，为水之下源，肾阳蒸腾气化以主持和调节津液代谢；肝主疏泄，调畅气机，促进津液的输布；膀胱气化，排泄尿液；三焦为水液运行之通道。当外感六淫、七情内伤、饮食失宜、劳逸失度等病因作用于人体，影响肺、脾、肾、肝、三焦、膀胱等脏腑功能，使肺失宣降，水津不能气化输布，或脾失健运，运化失职，或肾气化失司，水液不得化气，或肝失疏泄，气机不畅，水液不行，或三焦、膀胱气化失司，其中任何一种或几种脏腑功能失调，皆可导致津液代谢障碍，在体内停聚而形成痰饮。

（三）痰饮的病症特点

1. 随气流行，无处不到

水湿痰饮致病的特点之一是随气流行，无处不到，内则五脏六腑，外则四肢百骸。水湿痰饮停聚于何处，何处就气机流行不畅。例如水湿阻滞于经络，经脉不利，滞久则络脉不和，经气不宣；水湿壅于上焦，可见肺气痹阻，气滞不畅；水湿留于中焦，脾胃升降失常，清浊之气因此相混；水湿渗入下焦，膀胱之气不通，尿液排泄不利；水湿从寒化，随气犯心，心阳虚衰；随气入肾，肾阳虚衰，阴寒内盛；水湿从热化，湿热留于三焦，病势多缠绵难解，郁甚化火，更可产生一系列变证。痰饮停聚不同部位可表现为不同症状，其临床表现可归纳为咳、呕、喘、悸、眩、满、肿、痛八大症状。痰饮可随气流窜全身，产生多种病变，故有"治痰先治气，气行痰自消"之说。

2. 变幻多端，错综复杂

湿病难治和痰多怪症，都反映了水湿痰饮致病变幻多端、错综复杂的特点。水湿致病，因患者体质有阳虚和阴虚之别，可从寒化或热化。因用药失误，或恣用寒凉，或恣用辛热，也可从寒化或从热化。病程较长者，甚可化燥伤阴而出现热象，或湿胜阳微而表现为寒象。

痰饮为患，更是变幻多端，而痰病之变尤多。痰之所以变幻多端，病情错综复杂，主要与痰的形成原因不同有关。不同的成因导致不同的临床病症。痰病众多，且多怪症。故古代医家曾有"百病多由痰作祟""怪病多痰"之论述。

3. 病势缠绵，病程较长

水湿痰饮皆由体内津液积聚而成，因具有重浊黏腻之性，故致病表现为病势缠绵、病程较长的特点。水湿痰饮之所以产生，多因人之阴阳气血有所不足，再由外邪诱发，或复因内伤加剧。水湿痰饮之体，每因正虚祛邪之力已弱，水湿痰饮不易速去，尤其是在脏腑气化功能失常之后，水湿痰饮更易留着不去。水湿自内而生，若与外来湿邪相合为病，则更趋缠绵难解。

4. 阻滞气血流通，妨碍脏腑功能

水湿痰饮皆津液所化，均与水同类，为有形之邪。留于体内，必然阻滞气机，故易见胸闷、脘痞、腹胀等，且易与血结而痰瘀并见。若水湿痰饮在经脉则成瘰疬、痰核；在络脉则见麻木不仁；在肺则妨碍呼吸，发为咳喘、满闷；在心则痹阻心脉，不通则痛，或者蒙蔽心窍，而神志不清。

5. 蒙蔽清窍，扰乱神明

痰浊内扰，蒙蔽清阳，清阳不升，可见头昏目眩、精神不振；痰郁化火，痰火扰心，还可见神昏、谵语、发狂等证。

此外，痰饮所致病证多见腻苔、滑脉等。

二、瘀血

（一）瘀血的概念

瘀血，是指体内血液运行不畅、停滞凝聚或离经之血积存体内所形成的病理产物，属继发性病因。在古代文献中，瘀血又有凝血、著血、恶血、衃血、死血、蓄血、败血、积血等不同称谓。瘀血一旦形成，又可进一步阻滞气机，影响气血运行，导致脏腑功能失调而成为致病因素。

瘀血和血瘀含义不同。瘀血是疾病过程中产生的病理产物，又是病因，属于病因的概念，而血瘀是一种病理状态，属于病机的概念。

（二）瘀血的形成

瘀血的形成有以下几种机制：

1. 气虚致瘀

血的正常运行有赖气的推动和固摄作用。气虚无力推动血行，使血行迟缓而成瘀；气虚统摄失权，使血溢脉外，停于体内而成瘀。《读医随笔·承制生化论》所言"气虚不足以推血，则血必有瘀"，即是此意。

2. 气滞致瘀

气行则血行，气机调畅是血液正常运行的基本条件之一。气机阻滞，则血行不畅，停滞体内而成瘀。

3. 血寒致瘀

血得温则行，得寒则凝。《素问·调经论》云："寒独留，则血凝泣。"《灵枢·痈疽》亦云："寒邪客于经络之中则血泣，血泣则不通。"寒性凝滞，若寒邪入侵或阳虚阴盛，皆可使血行不畅而形成瘀血。

4. 血热致瘀

邪热深入营血，或煎灼血中津液，血液黏滞而运行不畅成瘀。故《医林改错·积块》云："血受热则煎熬成块。"或热灼脉络，迫血妄行，血溢脉外，离经之血积于体内而成瘀。

5. 内外伤致瘀

各种外伤，诸如跌打损伤，或负重过度等，皆可使血离经脉，离经之血停留体内，不能及时排出，遂成瘀血。

综上所述，瘀血形成的两个主要原因：一是由于内外伤或其他原因引起出血，离经之血积存体内而成瘀血；二是因外感六淫、疠气，内伤七情或饮食、劳倦及久病、年老等原因，使血行不畅凝滞而致瘀。

（三）瘀血的病症特点

瘀血形成后，停积体内，会阻滞气机，影响气血运行和脏腑功能活动而引发多种病变。瘀血所致病证虽然种类繁多，但其临床表现有如下共同特点：

1. 疼痛

瘀血停积于内，气血运行不畅，不通则痛。瘀血所致疼痛多为刺痛，且痛处固定不移、拒按、夜间痛甚。

2. 肿块

气血瘀滞日久，形成癥瘕或外伤致血瘀肌表而形成体表肿块，特点是肿块固定不移。若是外伤所致，则见体表局部皮色青紫肿胀；若是瘀积所致癥瘕，其肿块质地较硬或有压痛。

3. 出血

瘀血积存体内，阻塞脉管，以致血不循经而外溢出血。多血色紫黯或夹有血块。若新出之血，未在体内停留，亦可为鲜血。

4. 望诊见青紫色

瘀血内停，血行不畅，则见瘀紫之象，如舌质紫黯，或有瘀点、瘀斑，或舌下静脉曲张。久瘀可见面色紫黯，口唇、爪甲青紫等。

5. 脉诊见涩脉或结代脉

瘀血内停，阻塞脉管，则脉涩或结代。

此外，瘀血尚可致发热及某些精神症状，如善忘、狂躁、昏迷等。

（四）常见瘀血病证

瘀血致病广泛。瘀阻于心，可见心悸、胸闷、胸痛、神志不清或发狂等；瘀阻于肺，可见胸痛、咳血色黯或夹瘀块等；瘀阻于肝，可见胁痛、痞块、腹壁青丝（静脉）显露；瘀阻于胃肠，可见脘腹疼痛、呕血或大便色黑如漆；瘀阻胞宫，可见小腹疼痛、月经失调、经色紫黯有块、闭经、产后恶露不净等；瘀阻四肢，可见局部冷痛、四肢皮肤暗红或青紫等症。

三、结石

（一）结石的概念

结石，是指体内某些部位出现砂石样的病理产物。又可成为某些疾病的致病因素，引发新的病变，属继发性病因。结石可见于人体多个部位，常见的结石有胆结石、肾结石、膀胱结石、胃结石、眼睑结石等。

（二）结石的形成

结石的成因较为复杂，机制并不明确，以下原因可能与结石的形成关系密切。

1. 饮食失宜

过食肥甘厚味或嗜食辛辣，影响脾胃纳运，蕴生湿热，内结于胆，日久可形成胆结石；湿热下注，蕴结于下焦，日久可形成肾结石或膀胱结石。空腹多食柿，影响胃的受纳通降，又可形成胃结石。此外，某些地域的水质中含有过量的矿物质及杂质，如果长期饮用这类水，也可促使结石的形成。

2. 情志内伤

情志不遂，肝气郁结，疏泄失职，胆汁郁结，排泄受阻，郁滞日久可形成结石。

3. 服药不当

长期过量服用某些药物，致使脏腑功能失调，或药物残存于体内与浊物、水湿、热邪相合，亦可诱发结石形成。

4. 体质差异

由于先天禀赋及后天因素引起的体质差异，日久致某些物质代谢异常，可形成易患结石病变的体质。

其他因素如外感六淫、劳逸失度等导致气机不利，湿热内生，形成结石。

（三）结石的致病特点

1. 多发于胆、肾、膀胱、胃等脏腑

肝主疏泄，调畅气机，促进胆汁的生成和排泄；肾主水，肾阳蒸化，主司尿液的生成和排泄。故肝肾功能失调易生成结石。肝合胆，肾合膀胱，而胃、胆、膀胱等为空腔性脏腑，结石易于停留，故临床以胆结石、肾结石、胃结石、膀胱结石多见。用眼劳累也可发生眼睑结石。

2. 病程较长，轻重不一

结石多为湿热内蕴，日久煎熬而成。所以大多数结石的形成过程缓慢而漫长。由于结石大小不等，停留部位不一，故临床症状表现差异较大。一般而言，结石小，病情较轻，甚至无任何症状；结石过大，则病情较重，症状明显，发作频繁。

3. 阻滞气机，损伤脉络

结石为有形实邪，停留体内，阻滞气机，累及气血津液的运行。结石为患，可见局部胀闷、胀痛或水液潴留等症。倘若结石嵌顿于胆道或输尿管等狭窄部位，则可出现剧烈疼痛；若结石损伤脉络，可导致出血。

4. 疼痛

结石引起的疼痛，多为阵发性，也有持续性疼痛，或者隐痛，或者绞痛。疼痛部位常固定不移，发作时剧烈难忍，缓解时如常人。

第五节　其他致病因素

在中医病因中，还有医过、药邪、先天因素、外伤、寄生虫等病因。因其与外感、内伤及病理性致病因素有别，故归为其他致病因素。

一、医过

医过，是指由于医护人员的过失而导致病情加重或变生他疾的一类致病因素，属于"医源性致病因素"。

（一）医过的形成

医过的形成原因主要可归纳为言行不当、处方草率、诊治失误等。

1. 言行不当

医生接诊患者时应态度和蔼、言语亲切、行为得体，这对患者心理有积极的抚慰作用，有助于增加患者战胜疾病的信心，有利于患者病情的缓减和康复，可起到辅助治疗的作用；反之，若医生态度生硬、言语粗鲁或说话不注意场合和分寸或无意间泄露本应为患者保密的内容，均会给患者的精神和心理造成压力或伤害，轻则或可使患者产生反感情绪，出现抵触倾向，或可使患者思想负担过重，影响临床疗效；重则患者会拒绝治疗，导致病情加重，甚至产生新的病症或发生意外。

2. 处方草率

医生在诊治疾病时，对患者诉求漫不经心、马虎草率，可使患者产生不信任或疑惑感，从而对治疗和服药效果带来不利影响。医生所拟处方，或字迹潦草难辨，或用字不规范，或故意用别名、僻名，均可引起错发药物，造成严重的医疗事故。

3. 诊治失误

医生辨证不正确或不及时，治疗不当，或粗心大意，均可延误病情或变生新疾。如误将虚证错判为实证而误用大量泻实之品，误将实证错判为虚证而误用众多补虚之药，如此可致虚者更虚，实者更实，必使患者病情轻者变重，重者生危。再如针刺手法不当而刺伤重要脏腑而导致气胸或内脏出血，或针断体内；推拿时用力过大或不当，而引起筋脉损伤，甚或骨折等。

（二）医过的致病特点

1. 易致情志异常波动

医生的言行不当或态度不认真，极易引起患者的不信任，甚至引发医患矛盾，使患者产生情志异常波动而拒绝治疗，亦可导致气血逆乱而使病情更为复杂。

2. 加重病情，变生他疾

医生的不当言行，或诊治失误，均可贻误治疗，加重病情，变生他疾，甚至导致患者死亡。

二、药邪

药邪是指由于药物加工或使用不当而引起疾病的一类致病因素，属"药源性致病因素"。药物虽能治疗疾病，但同时也有一定毒副作用，如有毒药物，过量或误服必可致病；无毒药物，久服也多有偏性。可见，任何药物都有两重性。此外，若药物炮制不当，或医生不熟悉药物的性味、用量、配伍禁忌而使用不当，或患者不遵医嘱而乱服药物，均可引起疾病发生。

（一）药邪的形成

1. 用药过量

药物用量过大，特别是一些药性峻猛和有毒药物的用量过大，则易产生毒副反应。如生川乌、生草乌、马钱子、细辛、巴豆等均含有毒成分，临床使用应严格遵守用量规定。

2. 炮制不当

某些含有毒性成分的药物，经过适当的炮制可减轻毒性，如乌头火炮或蜜制，半夏姜制，马钱子去毛去油等。此类有毒性药物若使用前未经炮制或炮制不规范，则易致中毒。

3. 配伍不当

恰当而合理的药物配伍，不仅可以抵消某些药物的毒副作用，且可增强药物疗效；反之，若配伍不当，则易产生不良反应，甚则中毒。故古人在长期临床实践中总结出的中药配伍禁忌"十八反""十九畏"，至今仍为临床所遵从。

4. 用法不当

有些药物在使用时有着特殊要求和禁忌。有的药物应先煎、久煎以减低毒性，如附子、川草乌等；有些药物是妇女妊娠期绝对禁忌的，如水银、砒霜、雄黄、轻粉、乌头、马钱子、麝香等；有些药物是妊娠期慎用的，如牛膝、附子、大黄、桃仁、红花、枳实、薏苡仁等。若药物用法不当，或违反禁忌，均可致不良后果或变生他疾。

5. 药不对证

无论是攻下药，抑或是补益药，使用时必须辨识其证，治得其法，对证下药，方不致犯偏胜偏损、虚虚实实之戒。如虚者补之，为临床常用治则，然临床有"虚不受补"之人，若一见虚象，不辨病由，恣意投补，必有大害。即便虚能受补，也不可一味漫补，盲目服用某些补药或服食补药过久，以免日久引起机体阴阳失调、脏腑功能紊乱，导致疾病的发生。

（二）药邪的致病特点

1. 中毒

用药过量或误服有毒药物易致中毒，轻者头晕、心悸、恶心呕吐、腹痛、腹泻、舌麻流涎等；重者嗜睡、烦躁、黄疸、发绀、出血、昏迷，甚至死亡。中毒症状的轻重与毒性药物的成分、剂量有关。

2. 过敏

药物过敏有明显的个体差异或遗传倾向，但发病仍取决于药邪，轻则出现荨麻疹、湿疹、哮喘、恶心呕吐、腹痛、腹泻等病证，重则可见厥脱。

3. 加重病情，变生他疾

药物使用不当，会助邪伤正，不但可使病情加重，还会导致其他疾病的发生。如药物中毒、过敏等可伤及脏腑功能；孕妇用药不当还可导致胎动不安、畸胎或死胎等。药邪致病与用药的品种有明显的关系，其发病可轻可重。轻症一般停药后即可缓减，重症则病势危笃，危及生命。急性发病需及时抢救，否则有死亡之虞。

三、先天因素

先天因素，是指源于先天、禀受于父母的一类致病因素，即个体禀赋、所患疾病是由亲代经母体而传及子代。先天病因一般分为胎弱和胎毒两类。

（一）胎弱

胎弱又称胎怯、胎瘦，为小儿禀赋薄弱，气血虚弱的泛称。胎儿禀赋的强弱主要取决于父母的禀赋状态和由胎儿至出生期间母体的营养状态和身体状况。

胎弱的成因主要有二：一是父母精气不足或异常；二是胎儿在母体期间，母体脏腑功能虚弱、气血不足，影响胎儿的生长发育。

胎弱的致病机制主要是五脏气血阴阳不足。胎弱致病：一是先天性疾病，如先天性畸形；二是先天禀赋薄弱，出现生长发育迟缓。因胎弱所致的疾病，其临床表现多样，常见皮肤脆薄、毛发不生、形寒肢冷、面黄肌瘦、筋骨不利、齿生不齐、发生不黑、项软头倾、手足痿软、头破颅解、神慢气怯等虚弱症状。

（二）胎毒

胎毒，是指胎妊期间，母体毒火影响胎儿，导致胎儿出生后发生痘疹疖疮和遗毒等疾病的病因。

胎毒的成因主要有二：一是父母染患火毒之邪（如梅疮），直接传于胎儿；二是母体孕育胎儿期间，或恣食肥甘，或多郁怒悲思，或纵情淫欲，或误用药物等，使毒火隐于母胞，传于胎儿。

胎毒能导致多种疾病：一指胎寒、胎热、胎黄、胎搐等病证；二指遗毒，又称遗毒烂斑（先天性梅毒）。

胎传所导致的疾病，是可以防治的。除早期诊治、早期预防外，注意护胎与孕期卫生，对保证胎儿正常生长发育，避免发生胎传疾病有重要的意义。

四、外伤

外伤是指因外力作用所致的损伤。外伤类型很多，如枪弹伤、金刃伤、跌打损伤、持重弩伤、烧伤、烫伤、冻伤、虫兽伤等。外伤致病，多有明确的外伤史。外伤病证，种类不同，表现各异。

（一）外力损伤

外力损伤，主要指因枪弹伤、金刃伤、跌打损伤、持重弩伤等引起的创伤。轻者损伤皮肉，以致气机阻滞，血行不畅，出现局部青紫肿胀、疼痛、出血等症；重则可损伤筋骨、脏腑，出现关节脱臼、骨折、剧烈疼痛、脏腑受压破损等病症，甚或因出血过多，气随血脱，可见虚脱亡阳等危重病变。

（二）烧烫伤

烧烫伤主要是指高温引起的灼伤，总以火毒为患。由沸水（油）或蒸汽所致，称为烫伤；火焰或火器所伤，则称烧伤，又称火伤。烧烫伤一旦发生，受伤部位立即出现各种症状：轻者灼伤肌肤，可见局部灼热、红肿、疼痛，表面干燥或起水泡，剧痛；重则损伤肌肉筋骨，可见伤处皮肤呈皮革样，或呈蜡白、焦黄甚至炭化样改变，痛觉消失。若大面积严重烧烫伤，火毒内侵脏腑，可出现烦躁不安、发热、口渴、尿少尿闭等症，甚至引起亡阴亡阳而死亡。

（三）冻伤

冻伤是指由低温侵袭而引起的全身性或局部性损伤。冻伤在我国北方冬季常见，如在暴风雪中作业、行走或在低温环境中衣着单薄，防寒设备不良，长时间不活动等均可发生冻伤。局部冻伤多发生在手、足、耳郭、鼻尖和面颊等裸露部位，多因裸露部位受寒，局部经脉挛急，气血凝滞不畅所致，初起可见局部皮肤苍白、冷麻，继而肿胀青紫、痒痛灼热，甚则皮肉溃破紫黑，形成冻疮。全身性冻伤，多因外界阴寒太盛，加之防御措施太差所致。因阴寒太盛，阳气严重受损，失去其温煦和推动血液运行作用，初则寒战，继则体温逐渐下降、面色苍白、唇舌指甲青紫、感觉麻木、反应迟钝、神疲乏力，或昏睡、呼吸减弱、昏迷、脉迟细，如不及时求治，可导致死亡。

（四）虫兽伤

虫兽伤主要包括毒蛇、猛兽、狂犬等咬伤以及蜂、蝎等蜇伤。虫兽所伤，轻者局部皮肉损伤，可见局部红肿疼痛、出血，或可引起高热、寒战等全身中毒症状，如蜂蜇伤、蜈蚣咬伤、蝎蜇伤、毛虫伤人等；重则毒邪较快通过血脉波及全身，出现中毒症状，可见头晕心悸、恶心呕吐等症状，甚至昏迷、抽搐、死亡等，如毒蛇咬伤、疯狗咬伤等。

外伤与虫兽伤的诊断不难，患者多有明确外伤或虫兽伤史，但有时仍需根据临床表现来判断所伤的性质。

五、寄生虫

寄生虫是动物性寄生物的统称。寄生虫寄居于人体，不仅消耗人体气血津液等精微物质，还会损伤脏腑，导致疾病发生。常见的寄生虫有蛔虫、钩虫、蛲虫、血吸虫等。寄生虫致病，多是因为进食被虫卵污染的食物，或接触被虫卵或幼虫污染的水质、土壤等。

不同寄生虫，由于它感染人体途径及虫体在人体内所寄生的部位不同，其临床表现也不一样。如蛔虫病、蛲虫病、绦虫病的发生，多因进食被寄生虫卵污染的食物所致，虫体多寄生肠中，故致病后常见面黄肌瘦、嗜食异物及腹部疼痛等临床表现。其中，蛔虫病以脐周阵发性疼痛居多，重者见四肢厥冷、吐蛔等，称为"蛔厥"。蛲虫病，以儿童多发，可有肛门瘙痒，夜间尤甚。钩虫、血吸虫病则因接触被虫卵或幼虫污染的水质、土壤等，寄生虫直接从皮肤侵入人体，内聚于脏腑而发病。血吸虫病久则水液停聚于腹，形成"蛊胀"。钩虫病初起可见手足皮肤瘙痒、喉痒、咳嗽等症，继而出现腹胀、便溏，以及异嗜生米、泥土、木炭等，甚则虚浮乏力，体倦气促，周身浮肿。

知识链接

马钱子的故事

"马钱子、马钱子，马前食之马后死"，作为"毒药"，马钱子赫赫有名，在古代叫"牵机药"，其主要成分是番木鳖碱和马钱子碱，吃下去后，人的头部会开始抽搐，最后与足部向偻相接而死，状似"牵机"。据历史传说，南唐后主李煜被囚禁时，写了千古名作《虞美人》，当这首词传到宋太宗那里后，他下了一道密旨，派人用"牵机酒"混在酒中，赐于李煜，李后主饮酒后即开始肌肉抽搐，吞咽困难，呼吸窒息而亡。"牵机酒"据说就是用马钱子制成的。

马钱子，具有通络止痛、散结消肿的功效，临床可用于跌打损伤、风湿顽痹、麻木瘫痪、咽喉肿痛等症，可谓是"毒药猛剂善起沉疴"，素有"通络止痛马钱王"之称，在治疗风湿性免疫疾病方面疗效显著。但由于马钱子有剧毒，临床炮制要去毛去油，一般为丸散剂，临床应用一定要严格掌握炮制方法、服用方法及剂量，并要根据患者体质、年龄及药物的耐受性而用药。

本章小结

病因是指导致人体发生疾病的原因，分为外感病因、内伤病因、病理产物性病因和其他病因四类。审证求因是中医探求病因的特色性方法，中医在临床上常审证求因，进而据因论治。学习病因要注意中医病因的相对性，如六气与六淫，七情与内伤七情。其次还要注意外感病因中借用了取象比类的思维方法。外感病因包括六淫和疠气，多从口鼻、肌表侵犯人体而致病。内伤病因包括内伤七情、饮食失宜和劳逸失度，多与人的情绪、行为方式不当有关。病理产物形成性病因包括痰饮、瘀血和结石，是中医认识疑难杂病的重要手段。其他病因有药邪、医过、先天性因素、外伤和寄生虫等。

复习思考题

1. 何谓六气、六淫？两者有何区别与联系？
2. 同为阴邪的寒邪和湿邪的致病特点有何异同？
3. 同为阳邪的火邪、暑邪、热邪的致病特点有何异同？
4. 内伤七情影响脏腑气机的病理变化如何？
5. 何谓水湿痰饮？它是怎样形成的？
6. 瘀血致病有何共同的病症特点？

病因的自测题

第七章

发　病

学习目标

1. 掌握正气、邪气的概念及发病的基本原理。
2. 熟悉影响发病的因素。
3. 了解发病的类型。

发病的PPT

　　发病，即疾病发生的基本机制。发病学说是研究疾病发生的原理、影响发病的主要因素、发病的途径和类型的基本理论。

　　疾病与健康相对而言。中医学认为人是一个有机的整体，保持内部及外部环境的相对协调平衡，即为"平人"。平人脏腑经络功能活动正常，气血阴阳平衡协调，形神统一，并且机体与外界环境协调统一。而在某些致病因素作用下，人体协调平衡状态被打破，就会表现为疾病。

第一节　发病原理

　　《灵枢·根结》中用"真邪相搏"概括发病的原理，即机体处于邪气的损害与正气抗损害的相互斗争过程。正邪斗争是疾病发生、发展、变化和转归过程中最基本的、具有普遍意义的规律。

一、正气不足是疾病发生的内在根据

　　正气，简称"正"，与邪气相对而言。正气是人体正常功能活动的统称，包括人体精、气、血、津液等生命物质和脏腑经络等生理功能，以及在此基础上产生的各种维护健康的能力，包括自我调节能力、适应环境能力、抗病防病能力和康复自愈能力等。

　　正气的抗病、祛邪作用，是人体脏腑经络的生理功能和精、气、血、津液、神的生理作用的综合表现。正气的充盛取决于精血津液等物质的充足、脏腑形质的完整及功能活动的正常和相互协调。

　　正气的作用主要有以下四个方面：

　　① 抵御外邪的作用。邪气侵袭人体，正气必然与之抗争。若正气充盛，抗邪有力，则

病邪难以入侵，则不发病；或虽邪气已经侵入人体，但正气尚且充盛，能及时抑制或消除邪气的致病力，也不发病。

② 祛除病邪的作用。邪气侵袭人体后，若正气充盛，可在抗争中驱除病邪；或虽发病，但正气尚能抗邪，邪气难以深入，病较轻浅，预后良好。

③ 修复调节作用。正气对邪气侵入而导致的人体阴阳失调、脏腑损伤、精血津液亏耗及生理功能失常有自行调节、修复、补充的作用，可使疾病向愈。

④ 维持脏腑经络功能协调的作用。正气充盛，可促进脏腑经络之气的运动正常，脏腑经络之气运行不息，可推动和调节各脏腑经络功能，使之正常发挥，并推动和调节全身精血津液的运行输布，使之畅达而不郁滞，从而防止痰饮、瘀血、结石等病理产物以及内风、内寒、内湿、内燥、内火等"内生五邪"的产生。

正气的强弱是决定发病与否的关键因素和内在根据。《素问·刺法论》说："五疫之至，皆相染易……不相染者，正气存内，邪不可干。"邪气之所以侵袭人体而致病，是由于正气虚弱，乘虚而入，故《素问·评热病论》又说："邪之所凑，其气必虚。"因此，疾病的发生，一般情况下，以正气不足为主导。

正气在发病中的作用有三：

① 正虚感邪而发病。正气不足，抗邪无力，外邪乘虚而入，而致机体发病；或正气不足，适应和调节能力低下，对外界的情志刺激产生较为强烈的反应而发为情志病。

② 正虚生邪而发病。正气不足，调节脏腑经络功能活动的能力下降，易致脏腑功能紊乱，精、气、血、津液的代谢失常，可内生"五邪"而发病；或导致病理产物的积聚而引起新的病变。如《灵枢·口问》说："故邪之所在，皆为不足。"

③ 正气强弱可决定发病的证候性质。正气充足，奋起抗邪，邪正斗争剧烈，病变多为实证；正气不足，脏腑功能减退，精、气、血、津液亏虚，病变多为虚证或虚实夹杂证。若正气充足，正能抗邪，邪气不能深入，为病多轻浅；若正气虚衰，不能敌邪，邪气深入内脏，为病多深重。因此，正气的盛衰不仅决定着发病与否，还与病证的深浅和性质有关。

二、邪气是发病的重要条件

邪气，简称"邪"，与正气相对而言。泛指各种致病因素，包括存在于外界和由人体内产生的各种致病因素，如六淫、疠气、七情内伤、痰饮、瘀血等。

邪气侵犯人体，对机体的损害作用主要体现为：

① 导致生理功能失常。邪气袭人发病，可导致机体阴阳失调，脏腑经络功能紊乱，精、气、血、津液代谢失常。

② 造成脏腑形质损害。邪气作用于机体，可对皮肉筋骨、脏腑形质等造成不同程度的损伤，或致精、气、血、津液等物质的亏耗而为病。

③ 改变体质类型。邪气袭人，还能改变个体的体质特征，进而影响其对疾病的易患倾向：如湿阻中焦，影响脾胃气机升降，致纳运失司，可见脘腹痞满、食欲减退、泄泻等。日久损伤脾阳，使水湿痰饮内生；所生水湿又进一步困遏脾土，伤及阳气，使机体转变为阳虚或痰湿体质。

中医学虽强调正气在发病中的主导作用，但并不排斥邪气对疾病的影响，认为邪气是发病的重要条件。《灵枢·百病始生》说："此必因虚邪之风，与其身形，两虚相得，乃客其形。两实相逢，众人肉坚。"在某些情况下，邪气对机体侵害过于强烈，即使正气强盛也无力抵御，此时邪气在发病中起主导作用。

邪气侵害人体，不仅影响发病的性质、类型和特点，还与病势、病位密切相关。如风邪伤人，多表现为病位游移、变化迅速；湿邪伤人，多病程缠绵，反复发作。一般来说，感邪轻者，临床症状较轻，病位浅；感邪重者，症状表现重，病位深。邪气的性质不同，损伤的部位也有异，如风邪伤人，易袭阳位，多在肺卫，在表、在上；湿邪伤人，则易伤脾阳，易袭阴位等。

某些情况下，邪气还可主导疾病的发生。在邪气的毒力和致病力特别强，超越人体正气抗御能力和调节范围时，邪气对疾病的发生起着决定性的作用。如高温、高压、电流、枪弹伤、虫兽伤等，特别是具有强烈传染性的"疠气"，在一定条件下，也能导致疾病，甚至大面积流行。即使正气强盛，也难免被损伤而产生病变。

三、正邪斗争胜负决定疾病的发生与否

正邪相争，是指正气与邪气的相互斗争。邪正斗争贯穿于疾病始终，邪正斗争的胜负不仅决定疾病是否发生，而且影响疾病的发展及转归。

正胜邪却则不发病。邪气侵犯人体，若正气充盛，抗邪有力，则邪气难以入侵，或侵入后被正气祛除于外，机体免受邪气侵扰，不产生病理损害，不出现临床症状或体征，则不发病。

邪胜正负则发病。在正邪斗争过程中，若正气虚弱，无力抗邪，或邪气过于强盛，超出正气抗邪能力，则邪胜正负，脏腑经络等功能失常，精、气、血、津液失调，便导致疾病的发生。

疾病发生后，其证候类型、病变性质、病情轻重、进展与转归，都与邪正胜负有关。正盛邪实，多形成实证；正虚邪衰，多形成虚证；邪盛正虚，多形成较为复杂的虚实夹杂证或危重证。感邪轻而正气强，病位表浅，病情轻，疗效和预后好；感邪重而正气弱，易于传变，病位较深，病情重，疗效和预后差。

● 第二节　影响发病的因素 ●

疾病的发生虽影响因素众多，但总结起来，无外乎内、外环境两个方面。

一、外环境与发病

外环境主要是指人赖以生存的自然环境和社会环境，包括季节气候、地域特点、工作条件、居住环境等，这些因素不同程度影响着疾病的发生，或成为发病的诱因。

（一）气候因素与发病

四时气候呈现出春温、夏热、秋凉、冬寒的变化规律，在不同季节，常发生季节性多发病，或时令性流行病。如春季阳气生发，万物萌动，易患风温病、过敏性疾病以及传染性疾病，如流行性感冒、麻疹、水痘、腮腺炎、风疹等。此外，自然界气候变化太过、不及，如夏热太过或冬应寒反温，或气候变化过于急骤等，均可伤及人体正气而致感邪发病。有些年老体弱或慢性病者，因正气不足，适应能力低下，常在气候剧变或季节交替之时，旧病复发

或病情加重。

（二）地域因素与发病

不同地域气候特点、生活习惯、水土性质等存在差异，一定程度也会导致生活者的生理功能和心理活动呈现出特定趋向，发生与地域相关的多发病和常见病。如我国东南沿海及长江流域，流行血吸虫病和钩端螺旋体病；岭南及滇南多瘴疟；近海、近水、近湿者多湿气、湿痹；近山傍水者多受山岚瘴气为病；克山病、氟骨病等就是明显的地方性疾病。

（三）生活、工作环境与发病

生活居处与工作环境，也可成为影响疾病发生的因素，特别是不良生活、工作环境对人的健康影响很大。如生活居处潮湿阴暗或从事水湿作业的人，易患寒湿病证。如果长期生活在有工业废气、废物或者空气、水源污染等环境下，健康会受到严重危害。此外，周围环境卫生差、秽物淤积、蚊蝇孳生等，也是导致疾病传播的重要条件。

（四）社会因素与发病

每个人都生活在社会群体中，社会环境的不同可造成身心功能上的影响。当今社会竞争日趋激烈，过度紧张的快节奏生活，会给人们带来更多的身心压力，引发日益增多的身心疾病。随着工业化的高度发展，生态环境不断被破坏，人们居住、工作环境遭到废气、噪声、放射性元素等的污染，可引起头痛、失眠、焦虑、肿瘤等疾病。

二、内环境与发病

内环境主要指人体内在的差异，包括体质、精神状态等。体质和精神状态决定着正气的强弱，因此对发病产生影响。

（一）体质与发病

个体体质的差异对发病有一定的影响。一般来讲，体质强者正气强，一般不易感邪发病；体质弱者正气弱，易于感邪发病。体质禀赋不同，感邪的类型、病理变化及临床反应亦有差异。如阳虚之体，易感寒邪，或感邪后易从阴化寒；阴虚之质，易受热邪，或感邪后易从阳化热。年龄不同，则体质有异，故不同年龄与疾病的发生亦有一定关系。小儿脏腑娇嫩，易感外邪或伤食而发病；老人体质虚弱，对邪气耐受性较差，容易发病。身体发育或胖瘦的不同，其发病情况、病理变化亦不相同。如胖人多痰湿，易中风；瘦人多火，易得痨嗽等。总之，个体体质特征往往决定其对某些外邪的易感性及某些疾病的易患倾向。

体质也会影响病机从化，如感受同一致病因素，由于体质不同，病机从阳化热，或从阴化寒，表现出不同的证候。若体质相同，虽感受不同的病邪，也可表现出相类似的证。如阳热体质无论感受热邪或寒邪，都常表现出热证。

（二）精神因素与发病

中医学十分重视情志因素与发病的关系。情志舒畅，精神愉快，则脏腑功能协调，气血和调，正气充盛而少发病。若突然剧烈或长期持久的情志变化，超过了机体的调节能力，就可导致人体阴阳失衡，气血不和，经络阻滞，脏腑功能紊乱而发生各种病变。在内伤七情的致病特点中，直接影响脏腑气机是其突出的特点，临床上常见的"因郁致病"即属此类。

此外，禀赋因素对发病也有一定的影响，不但可形成遗传性疾病，也可影响人的体质状态与正气强弱，进而导致发病。

第三节　发病类型

由于邪气性质、强弱和感邪途径不同，个体正气强弱存在差异，因此发病可表现为不同形式。概括起来大致有感而即发、伏而后发、徐发、继发、复发等几种。

一、感而即发

感而即发，又称"卒发"或"顿发"，是指机体感邪后立即发病。

1. 感邪较甚

外感病邪侵入，若邪气较盛，则感邪之后随即发病。一般的时令性外感病，或疠气致病，均属此类型。

2. 情志遽变

如暴怒、悲伤欲绝等剧烈的情志波动或精神刺激，可导致脏腑气血逆乱而突然发病，出现卒然昏仆、胸痹心痛等危急重证。

3. 毒物所伤

如误食、误服有毒食品、药物或吸入秽毒之气，或毒虫、毒蛇咬伤等，均可使人在短时间内发生轻重不等的中毒反应，甚至致人死亡。

4. 急性外伤

如金刃、枪弹、坠落、跌打、利器伤等，均可直接损伤形体组织、脏腑气血而迅速致病。

二、伏而后发

伏而后发，指感邪之后，邪藏体内，逾时而发的发病类型。这种发病形式多见于外感病和某些外伤病。如感受温热邪气所形成的"伏气温病""伏暑"等。《素问·生气通天论》说："冬伤于寒，春必温病。"这些论述开创了伏气致病的先河。外伤所致的肌肤破损，经过一段时间后发为破伤风、狂犬病，亦属伏而后发。伏而后发形成的机制，多因当时感邪较轻，或外邪所中部位表浅，正气处于内敛时期，正邪难以交争，邪气得以伏藏。伏邪致病，一般较重且多变。

三、徐发

徐发，又称缓发，指感邪后徐缓发病。疾病徐发与致病邪气的性质以及正气强弱等密切相关，多见于外感寒湿、内伤病因致病。如外感病中湿邪致病，因湿性黏滞，故起病多较缓，病程较长；体弱之人，正气不足，虽感外邪，由于机体反应能力低下，邪正斗争不剧烈，故起病亦缓。在内伤病变中，如思虑过度、房事不节、饮食偏嗜等致病，往往是日久而成。

四、继发

继发，指在原发病的基础上继而发生新的病变。继发病必以原发病为基础，所产生的新疾病与原发病之间存在因果关系。如小儿食积日久可继发"疳积"；肝气郁结日久可继发癥瘕痞块等。

五、复发

复发，是指疾病初愈或缓解阶段，在某些诱因作用下，引起原病再度发作或反复发作。复发的机制涉及到余邪未尽、正气不足，也与诱因有关。

疾病复发的主要特点：一是复发病虽类似原病，但不完全是原有病理过程的再现，而是机体再一次受到诱因影响造成病理损害而使旧病复发；二是疾病复发次数越多，越不易修复，预后越差，并易留下后遗症。

导致疾病复发的因素主要有以下几方面：

（一）食复

疾病初愈，因饮食不当而致疾病复发，称为食复。在疾病过程中，由于病邪损害或药物影响，脾胃受损，正气未复，若多食强食，或进食生冷油腻等，可致脾胃损伤，余邪得助，致疾病复发。如过量饮酒或过食辛辣之品，滋生内热，易致痔疮、淋证等瘥后复发。

（二）劳复

疾病初愈，因形神过劳或房事不节而致疾病复发，称为劳复。如哮喘、脱肛、子宫下垂、水肿等，均可因过劳而动形耗气，正气损伤而引起疾病复发。因此，在疾病康复过程中，适当的休息，劳作时量力而行，对正气恢复均属必要。

（三）药复

疾病将愈，因药物调理不当，导致邪留不去，而引起疾病复发，称为药复。疾病康复阶段，正气未复，余邪未尽，若用药不当，可助邪气，而致疾病复发。

（四）重感致复

所患疾病初愈，因感受外邪致疾病复发，称为重感致复。由于疾病初愈，病变虽已进入稳定期，但病理过程未完全结束，余邪未尽，正气未复，机体抵御外邪能力低下，此时最易再感新邪，诱使原有疾病再度发作。

（五）其他因素致复

气候变化、地域环境、精神因素、护理不当等也可导致疾病复发。如某些哮喘病，多在气候交替时复发；失眠、癫狂等病证，常因情志波动而复发等。

 知识链接

调护正气—— 刘嘉湘"扶正治癌"之根本大法

刘嘉湘认为恶性肿瘤的形成主要是由于正气不足，脏腑功能失调，自身抗癌能力下降，从而导致内外邪毒乘虚而发，结聚于经络、脏腑，不能及时外达，终致机体阴阳失调，气血功能障碍，导致气滞、血瘀、痰凝、毒聚相互胶结，日久形成局部瘤块。

因此，刘嘉湘认为机体正气亏虚在肿瘤的发病过程中处于主导地位，其内在关键是阴阳失调。无论内外致癌因子，只有通过机体正气亏虚这一内因才能引起肿瘤的发生，指出正气虚损是形成肿瘤的内在依据，邪毒结聚是形成肿瘤的外在条件。

刘嘉湘从中西医学的不同角度，系统研究了肺脏的生理病理特点，深入揭示肺癌"正气亏虚"的特点。他认为肺癌发病的正虚以"气""阴"为多，日久伤阳，病变脏腑以肺脾为主，日久及肾，并且辨证为正虚证候者占绝大多数，支持肺癌以正虚为本的学术观点。继而发现，随着病期由早到晚发展，病邪由浅入深，其虚证由气虚向气阴两虚、阴阳两虚发展。病因病机分析也证明以"正虚"为基础的肺癌分型符合肺癌的病机特点，反映了肺癌"正虚"的演变规律。

刘嘉湘确立以扶正为主治疗恶性肿瘤的思想，其实质仍然是机体与瘤体如何合理相处，达到既消除肿瘤，又促进正气恢复的目的。

本章小结

本章主要介绍了正气、邪气的概念及其与疾病的关系，分析了疾病发生的机制，同时介绍了影响发病的因素、发病途径及发病类型等。

本章学习的重点：正气、邪气的概念，邪正与发病。

复习思考题

1. 简述发病的基本原理。
2. 何谓疾病的复发？复发的类型有哪些？

发病的自测题

第八章

病　机

📚 学习目标

病机的 PPT

1. 掌握邪正盛衰与虚实的概念。
2. 掌握邪正盛衰与虚实变化和疾病转归。
3. 掌握阴阳失调概念及内容。
4. 掌握气血津液失常概念及内容。
5. 掌握内生五邪概念及内容。
6. 熟悉病机的基本含义和层次结构说。
7. 了解脏腑病机的分类及内容。

病机，即疾病发生、发展和变化的机制。病机是疾病临床表现的内在基础，也是临床辨证论治的主要依据。

病机学说是研究疾病的发病机制、病变机制的学说。它是以临床实践为依据，以整体观念及阴阳五行学说等为指导，以脏腑经络、气血津液等理论为基础所形成的学说。

● 第一节　概　述 ●

"病机"之名在《内经》中即已出现。如《素问·至真要大论》说："谨候气宜，无失病机。""谨守病机，各司其属。"《内经》十分重视病机，论述了大量的病机制论。《素问·至真要大论》提出"诸痛痒疮，皆属于心""诸湿肿满，皆属于脾"等观点，后世概称"病机十九条"，奠定了脏腑病机及六气病机的基础。《素问·调经论》曰："血气不和，百病乃变化而生。"揭示了气血失常的病机。《灵枢·经脉》之十二经病候、《素问·热论》所述六经症状与三阴三阳经脉关系密切，从而为经络病机确立了理论基础。

东汉张仲景所著《伤寒论》，沿用《素问·热论》三阴三阳的概念，深入阐述了外感病六经病机及其演变规律；《金匮要略》对脏腑、经络、气血、痰饮等病机有所发挥，对内科杂病和妇科病病机进行了论述。隋代巢元方《诸病源候论》是最早且较完备论述病因病机和证候学专著，其内容涉及内、外、妇、儿各科疾病。宋代钱乙撰《小儿药证直诀》，首次对儿科病机进行了全面阐述，阐明了小儿"脏腑柔弱，易虚易实，易寒易热"的病机特点。金元时期，刘完素倡导"六气皆从火化""五志过极皆为热甚"；李东垣提出"内伤脾胃，百病由生"；朱震亨倡导"阳有余，阴不足"论、"相火论"，阐发"六郁"病机等，均从不同侧面丰富了对疾病病机的认识。明清时期，温病学派医家们创立了卫气营血与三焦辨证体系，完善了中医对外感热病病机的认识。此外，王清任著《医林改错》，发展了血瘀病机理论；唐宗海著《血证论》，设"脏腑病机论"专篇，侧重出血机制的探讨，发展了气血病机理论，同时，对脏腑病机做出重要贡献。

近年来，随着中医药研究的深入开展，涌现出较多病机新理论。如在六经病机理论中，有病理层次说、阶段说等；在卫气营血病机理论中，有热毒说；在气血痰饮病机理论中，有痰瘀同源说等。同时，随着现代科技日新月异的发展，学术界对阳虚、阴虚本质、瘀血病机以及五脏病机，特别是脾虚、肾虚、肝郁等进行了研究和探索，对全面认识和阐明中医病机本质有积极的作用。

中医学对病机的认识不断深化，逐渐形成了不同层次的病机理论。

第一层次是基本病机。它注重从整体上探讨疾病的一般规律，即任何邪气作用于人体，都会出现正邪相争，形成阴阳失调、精气血津液的病变，从而产生全身或局部的各种病理变化。其主要包括邪正盛衰、阴阳失调、精气血津液失常等。

第二层次是系统病机。立足于某一脏腑、经络或某一类疾病研究病机规律。如脏腑病机、经络病机、外感病的六经病机、卫气营血病机和三焦传变病机等。

第三层次是症状病机。研究某一症状发生、发展的内在机制。例如疼痛的病机、发热的病机、咳嗽的病机等。

第二节　基本病机

基本病机是指机体在致病因素作用下所产生的最基本的病理反应，是病机变化的一般规律，亦是各脏腑、经络系统病机的基础。一般认为，基本病机主要包括邪正盛衰、阴阳失调、气血失常、津液失常等。

一、邪正盛衰

[病案导入]

社友韩茂远伤寒，九日以来口不能言，目不能视，体不能动，四肢俱冷，众皆曰阴证。比余诊之，六脉皆无，以手按腹，两手护之，眉皱作楚，按其趺阳大而有力。乃知腹有燥屎也，欲与大承气汤。家属惶惧不敢进。余曰：吾郡能辨是证者，惟施笠泽耳。延至诊之，与余言若合符节。遂下之，得燥屎六七枚，口能言，体能动矣。故按手不及足者，何以救此垂绝之证耶？（《医宗必读·卷三》）

邪正盛衰，是指在疾病的发生、发展过程中，致病邪气与机体正气之间相互斗争所发生的盛衰变化。邪正斗争的盛衰变化不仅关系着疾病的发生，而且决定着病证的虚实及疾病的发展转归。

（一）邪正盛衰与虚实变化

在疾病发展变化过程中，正气与邪气之间不断斗争，必然会引起双方力量的盛衰变化。

《素问·通评虚实论》说："邪气盛则实，精气夺则虚。""虚"主要指正气不足，"实"主要指邪气亢盛。随着邪正盛衰的变化，可相应表现出虚或实的病理状态。在疾病复杂的变化过程中，病机的虚或实是相对的。随着邪正双方力量的消长盛衰，还可出现虚实错杂、虚实真假、虚实转化等复杂的病理变化。

1. 虚实病机

（1）虚

虚即正虚，是指机体正气不足、邪气未盛，以正气亏虚为主的病理状态。主要表现为机体精、气、血、津液亏少，脏腑、经络的生理功能减退，抗病能力低下。此时，机体正气与致病邪气的斗争，难以出现剧烈反应，故病理反应以衰退、不足为主。正气亏虚所表现的证候，称为虚证。

虚证的形成，可因先天禀赋不足或后天失养，使精、气、血、津液生成不足或耗损过多，功能衰退或低下，也可因疾病耗损，如大病、久病中邪气损正，或治疗不当伤正，抑或汗吐下、出血等耗伤，皆可致精、气、血、津液不足，造成正气虚。

虚证的临床表现以不足、衰退为主要特点，常见神疲乏力、少气懒言、动则汗出、易于感冒等气虚症状；或面色萎黄、唇舌淡白、头晕目眩等血虚症状；或五心烦热、颧红盗汗等阴虚症状；或畏寒肢冷、大便溏泻等阳虚症状。气血阴阳的亏虚也可发生于具体的脏腑，如心气虚、心血虚、心阴虚、心阳虚。

（2）实

实即邪实，是指邪气亢盛、正气未衰，以邪气亢盛为主的病理状态。因致病邪气和机体正气都比较强盛，正邪相搏，斗争剧烈，病理反应以亢奋、有余为主。邪气亢盛所表现的证候，称为实证。

实证的形成，一是外邪入侵，如外感六淫、疠气等；二是体内有病理产物及有形之邪滞留，如痰饮、水湿、瘀血、食积、结石等。此时，邪气亢盛而正气未衰，故易于形成邪正俱盛、相互争持的局面，从而产生多种多样的实性病理变化。

实证多见于疾病初期或中期，此时邪气虽盛，正气未衰，正邪相争激烈，可出现一系列较为剧烈的病理反应。临床表现以有余、亢奋、不通等为特点，常见壮热、狂躁、声高气粗、腹痛拒按、二便不通、脉实有力等症状。内伤病证，常见有邪热内蕴、痰浊壅盛、食积不化、水湿阻滞、腑实不通等病证。

2. 虚实错杂

在疾病过程中，邪正双方的消长盛衰，不仅可产生单纯虚或实的病理变化，而且由于失治或误治，致邪气久留损正；或正虚无力祛邪，邪气留而不去或者正虚气化、推动无力致病理产物聚积等，往往会形成虚实并存的病理变化。

（1）虚中夹实

虚中夹实是指病理变化以正虚为主，兼有邪实阻滞的病理状态。如脾虚水肿，为脾阳不足，运化无权，致水湿停聚，泛滥肌肤，形成水肿。其临床表现既有纳少腹胀、面色萎黄、身疲肢倦等脾虚症状，又有水湿滞留、积聚为肿的邪实症状。其病机特点以虚为主，实居其次。

（2）实中夹虚

实中夹虚是指病理变化以邪实为主，兼有正气不足的病理状态。如外感热病过程中，因热邪耗气伤津，故有高热、汗出、便秘、舌红、脉数等邪热炽盛症状，同时可见口干舌燥、小便短赤、气短喘促、乏力等气津不足症状。其病机特点以实为主，虚居其次。

分析虚实错杂的病机，应根据邪正之缓急、虚实之多少来确定虚实主次。由于病邪所处部位不同，临床尚有下虚上实、上虚下实、表实里虚、表虚里实之分，应当详细辨识。

3. 虚实转化

在疾病发展过程中，由于邪气损正或正虚无力祛邪、正虚推动气化无力致痰饮瘀血等病理产物蓄积，可使疾病由实转虚或因虚致实。

(1) 因虚致实

由于正气本虚，脏腑功能低下，无力祛邪外出，或正虚推动气化无力，滋生瘀血、痰饮水湿等病理产物。此时，虽邪实明显，但正气亦衰，邪气的产生由于正气不足，故谓之由虚转实或因虚致实。如肾阳虚失于蒸腾气化，可形成阳虚水肿，此即因虚致实。

(2) 由实转虚

在疾病过程中，由于失治误治，使病情迁延。此时邪气虽渐去，但正气已明显受损，疾病的病机则由实转虚。例如：外感病证初期多为邪气实。若由于治疗不及时或失当，护理失宜，或年高体弱，抗病能力差，使病情迁延不愈，则正气日损，逐渐形成形体消瘦、神疲乏力、面色无华、纳呆食少等肺脾功能衰弱之虚证，此为由实转虚。

一般而言，虚实错杂侧重于邪正斗争的结果，而虚实转化侧重于阐释疾病的病理转化过程。

4. 虚实真假

虚实真假是指在某些特殊情况下，疾病可出现现象与本质不完全相符的情况，如真虚假实、真实假虚。

(1) 真虚假实

古称"至虚有盛候"，即某些病证的本质是正气虚，而临床上表现出类似实证的有余、亢奋、不通的现象。因其与疾病本质不符，故认为是假象。出现这种假实现象的原因，多为脏腑虚衰，推动、运化无力。如脾胃气虚、运化功能低下，可致虚性腹胀、腹痛。此即《景岳全书·虚实》所说："至虚之病，反见盛候。"

(2) 真实假虚

古称"大实有羸状"，指某些病证的本质为邪气实，而临床上反表现出类似虚证的衰退、不足现象。出现这种现象的原因，多由于热结肠胃、痰食壅滞、湿热内蕴、大积大聚等，致经络阻滞，气血不能畅达。如邪热亢盛，阻滞阳气，阳气不能通达四肢，反见四肢厥冷、面色苍白、精神委顿等。此即《景岳全书·虚实》所说："大实之病，反见羸状。"

（二）邪正盛衰与疾病转归

在疾病发生、发展、变化过程中，由于邪正双方斗争所产生的消长盛衰变化，对疾病的趋向和转归起着决定性作用。一般情况下，正胜邪退，则疾病趋于好转或痊愈；若邪胜正衰，则疾病趋于恶化，甚至死亡；邪正力量相持不下，则疾病趋于迁延或慢性化。

1. 正胜邪退

正胜邪退是指在疾病发展、变化过程中，正气日趋强盛，邪气渐趋衰减，正气战胜或驱除邪气，从而使病情趋向好转或痊愈的一种结局。这种转归是由于患者正气较为旺盛，抗邪能力强，能较快驱除病邪；或因邪气较弱，或及时有效的治疗，使邪气难以进一步发展，而逐渐被驱除或消失，从而使脏腑经络、组织器官等的病理损伤得到康复，精、气、血、津液等精微物质耗伤得到修复，机体阴阳在新的基础上又获得了相对平衡。

2. 邪去正虚

邪去正虚是指邪气虽被驱除或消失，但正气在疾病发展过程中耗伤明显，有待恢复的一种转归。多见于急病、重病的恢复期。此种转归多由于邪气亢盛，病势较剧，正气受到较重损伤；或因治疗方法过于峻猛，病邪虽除而正气亦伤；或由于素体正虚，病后正气虚弱更甚等所致。其病机的特点是邪气已退，对机体损害作用已消失，但正气被消耗的状况有待恢复。若调养得当，其最终转归一般是趋于好转和痊愈。

3. 邪盛正衰

邪盛正衰是指在疾病发展变化过程中，邪气亢盛，正气虚衰，机体抗邪无力，使病情趋向恶化甚至死亡的一种转归。此种转归多是由于邪气过于强盛，严重损伤正气，或机体正气衰弱，或失治、误治导致机体正气耗损，抗邪能力低下，不能制止邪气侵害，以致邪气逐步深入，机体所受病理性损害日渐加重，从而使病情趋向恶化或加剧，最终导致五脏亏虚，元气衰败。若抢救不及时或抢救无效，则会导致死亡。

4. 正虚邪恋

正虚邪恋是指在疾病发展、变化过程中，正气大虚，但余邪未尽。由于正气一时无力祛邪外出，邪气留恋不去，致使疾病处于缠绵难愈的一种病理状态。多见于疾病后期，常是多种疾病由急性转为慢性，或慢性疾病经久不愈或遗留某些后遗症的主要原因之一。疾病发展至正虚邪恋阶段，一般有两种发展趋势：一是在积极治疗调养下，正气增强，邪气渐散，疾病趋于好转或痊愈；二是治疗调养不当，或正气无力驱除余邪或病邪缠绵难祛而致正气难复，邪气留恋而转为迁延性或慢性病证，或留下后遗症。

二、阴阳失调

[病案导入]

徐国桢伤寒六七日，身热目赤，索水到前，复置不饮，异常大躁，将门牖洞启，身卧地上，辗转不快，更求入井。一医汹汹，急以大承气与服。喻诊其脉，洪大无伦，重按无力。谓曰：此用人参、附子、干姜之症，奈何认为下症耶？医曰：身热目赤，有余之邪，躁急若此，再与姜、附，逾垣上屋矣。喻曰：阳欲暴脱，外显假热，内有真寒，以姜、附投之，尚恐不胜回阳之任，况敢以纯阴之药，重劫其阳乎？观其得水不欲咽，（热在阳明经者，亦漱水不欲咽。）情已大露，岂水尚不欲咽，而反可咽大黄、芒硝乎？天气懊蒸，必有大雨，此症倾刻大汗，不可救矣。且既认大热为阳症，则下之必成结胸，更可虑也。惟用姜、附，所谓补中有发，并可散邪退热，一举两得，不必疑虑。以附子、干姜各五钱，人参三钱，甘草二钱，煎成，冷服后寒战戛齿有声，以重棉和头覆之，缩手不肯与诊，阳微之状始着。再与前药一剂，微汗热退而安。（《续名医类案·伤寒》）。

阴阳失调，是指在疾病发生、发展过程中，由于致病因素的作用，导致阴阳双方失去相对的协调平衡所形成的病理状态。

阴阳平衡协调是机体进行正常生命活动的基本条件，故《素问·生气通天论》曰："阴平阳秘，精神乃治。"阴阳双方既相互制约，又相互为用，从而维持阴阳之间的动态平衡。在中医病机理论体系中，阴阳失调是分析病机的总纲，是对机体各种复杂病变的高度概括。一般说来，邪正盛衰主要是用来阐释疾病病机的虚实属性，而阴阳失调主要用来分析疾病的寒热属性。二者在阐释疾病的发生、发展及转归机制时，常相互配合，联合运用。

阴阳失调主要有阴阳偏盛、阴阳偏衰、阴阳互损、阴阳格拒、阴阳转化、阴阳亡失等类型。

（一）阴阳偏盛

阴阳偏盛，是指机体在疾病过程中由于阴或阳某一方过于亢盛所引起的病理变化，属"邪气盛则实"的病机范畴，包括阳偏盛和阴偏盛。

《素问·阴阳应象大论》说："阳胜则热，阴胜则寒。"明确指出机体阴偏胜、阳偏胜可引起寒热的病理变化。由于阴阳彼此对立制约，故一方亢盛必然引起另一方的不足，故阴阳偏盛的病理演变趋势为"阳胜则阴病，阴胜则阳病"。

1. 阳偏盛

阳偏盛是指机体在疾病过程中所出现的阳邪偏盛，脏腑、经络功能亢进，邪热过盛的病理变化。

阳偏盛的成因，多由于感受温热阳邪；或感受阴邪，从阳化热；或情志内伤，五志过极化火；或气滞、血瘀、痰湿、食积等郁而化热。由于阳具有热、动、燥的特点，故阳偏盛可引起实热证，如《素问·阴阳应象大论》所云："阳胜则热。"常见壮热、恶热、烦渴、面红、目赤、尿黄、便干、苔黄、脉数等表现。阳偏盛属"邪气盛则实"的范畴，故其病机特点为阳邪亢盛而阴液未虚。若病变进一步发展，则可因实热耗伤津液，造成津液不足，此即"阳胜则阴病"。

2. 阴偏盛

阴偏盛是指机体在疾病过程中所出现的阴邪偏盛，功能障碍或减退，阴寒过盛以及病理产物积聚的病理状态。

阴偏盛的成因，多由于感受寒湿阴邪，或过食生冷，寒湿中阻，阳不制阴而致的阴寒偏盛。由于阴具有寒、静、湿的特点，故阴偏盛可引起实寒证，如《素问·阴阳应象大论》所说："阴胜则寒。"表现为形寒、肢冷、喜暖、口淡不渴、溲清、便溏、苔白、脉紧或迟。阴偏盛属于"邪气盛则实"的范畴，故其病机特点为阴邪亢盛而阳气未虚。若病变进一步发展，可因阴邪伤阳，导致阳气不足，此即"阴胜则阳病"。

（二）阴阳偏衰

阴阳偏衰，是指机体在疾病过程中由于阴精或阳气亏虚所引起的病理变化，属"精气夺则虚"的病机范畴，包括阳偏衰和阴偏衰。

正常情况下，阴阳双方存在对立制约的关系，维持着彼此间协调平衡。在疾病过程中，若由于某些原因，造成阴或阳某一方衰退，则不能制约另一方，必然引起另一方相对亢盛，而形成"阴虚则热""阴虚则阳亢"或"阳虚则寒""阳虚则阴盛"的病理变化。

1. 阳偏衰

阳偏衰即阳虚，是指机体阳气虚损，失于温煦，功能减退或虚弱的病理状态。

形成阳偏衰的原因有先天禀赋不足，后天饮食失养，或劳倦内伤，或久病耗损等。机体阳气亏虚，温煦、气化、推动等功能低下，则可表现精神萎靡、小便清长、下利清谷等衰退、不足之象。由于阳不制阴，阴相对亢盛，还可出现面色㿠白、畏寒肢冷、脉沉迟等寒象。其病机特点为阳气不足、阳不制阴所引起的虚寒证，即"阳虚则寒"。

阳气不足，多以心、脾、肾阳虚为主，其中尤以肾阳虚最为常见。由于阳气温煦、推动、气化等功能减弱，脏腑组织器官功能活动因之衰退，血和津液运行迟缓，水液不化而滋生阴寒性质的病理产物，此即"阳虚则阴盛"。

阳虚则寒与阴盛则寒，不仅在病机上有所区别，而且在临床表现及发病缓急方面也有不同：前者是虚而有寒，后者以寒为主，虚象不明显；前者发病势缓，无明显受寒原因，后者发病势较急，有明显受寒原因。

2. 阴偏衰

阴偏衰即阴虚，是指机体精、血等阴液不足，阴不制阳，阳相对亢盛所引起的功能虚性亢奋的病理状态。

形成阴偏衰的原因，主要为素体阴虚，或阳邪伤阴，或五志过极、化火伤阴，或过服温燥伤阴，或久病伤阴等。阴偏衰，则阴液的滋润、宁静、制约阳热等功能减退，故阴偏衰的病机特点为阴不制阳，阳相对亢盛的虚热证，即"阴虚则热"。其临床表现为形体消瘦、潮热盗汗、心烦失眠、口干咽燥、两颧潮红、大便干结、小便短少、舌红少苔、脉细数等。

阴液不足多见于心、肺、肝和肾，一般以肾阴虚为主。由于阴不制阳，阳亢于上，可见眩晕、头痛、耳鸣、面红目赤等表现，此即"阴虚则阳亢"。

阴虚则热与阳盛则热的病机不同，其临床表现也有所区别：前者是虚而有热，后者以热为主，虚象并不明显。

（三）阴阳互损

阴阳互损，是指人体阴液或阳气不足发展到一定阶段，病变发展影响到另一方，造成另一方的不足，最终形成阴阳两虚的病理变化。阴阳互损以阴阳互根互用为基础，包括阴损及阳、阳损及阴两种类型。由于肾藏精，内寓真阴真阳，为人体阴阳之本。故无论阴虚还是阳虚，多在损及肾脏阴阳或肾自身阴阳失调的情形下，才会发生互损。

1. 阴损及阳

阴损及阳是指由于阴液亏损，累及阳气，使阳气生化不足或无所依附而耗散，从而在阴虚基础上又导致阳虚，形成以阴虚为主的阴阳两虚病理变化。其主要特点是虚寒与虚热并存，但以虚热为主，虚寒居次。

一般而言，"无阴则阳无以生"，机体阴液亏少，则阳气生化不足。发展到一定阶段，势必引起阳气亦虚，最终发展为阴阳两虚病证。如临床常见的遗精、盗汗等病证，由于耗伤阴液，影响阳气化生，故在阴虚症状基础上可见到畏寒肢冷、自汗频频、下利清谷等阳虚之候。

必须指出的是，阴损及阳虽最终引起阴阳两虚病证，但其病机关键在于阴虚，诚如《理虚元鉴》所说："阴虚之久者阳亦虚，终是阴虚为本。"

2. 阳损及阴

阳损及阴是指由于阳气虚损，累及阴液化生，从而在阳虚基础上又造成阴虚，形成以阳虚为主的阴阳两虚病理变化。其主要特点是虚寒与虚热并存，但以虚寒为主，虚热居次。

一般而言，阳气不足，则脏腑气化功能必然衰退，从而引发精血津液等物质生成不足，而物质的缺乏，则更能进一步导致气化功能低下，其结果势必累及肾阳、肾阴同虚。如临床常见的肾阳虚水肿，往往先有畏寒肢冷、腰酸而凉、少气乏力、溲清便溏等阳虚表现，继而出现形体日益消瘦，烦躁升火，甚则瘛疭等阴虚症状。

阴损及阳和阳损及阴，都是在阴偏衰或阳偏衰发展到较为严重程度时所出现的病理机转。由于肾阴为全身阴液之本，肾阳为全身阳气之根，故阳损及阴、阴损及阳，最终又总是以肾阳、肾阴亏虚或肾中精气亏损为主要病变。

（四）阴阳格拒

阴阳格拒，指阴或阳一方偏盛至极或偏衰至极，阴阳二气阻隔不通并相互排斥的病理变化。产生阴阳之间相互格拒的机制，主要是由于某些原因导致机体阴阳之间的盛衰过于悬殊，亢盛的一方壅盛于内，将衰弱的另一方格拒于外，阴阳二气不相维系所致。阴阳格拒是阴阳失调中比较特殊的一类病机，包括阴盛格阳和阳盛格阴两方面，病情一般较为复杂，可出现真寒假热或真热假寒等病理现象。

1. 阴盛格阳

阴盛格阳即"格阳"，指阳气极度衰竭，阳不制阴，阴寒亢盛于内，逼迫虚阳浮越于外的病理变化。其病机本质是阳气亏虚的虚寒证。由于阴盛而格阳于外，遂表现出一些假热之象，故称之为"真寒假热"证。多见于虚寒性病变的严重阶段。

如阳气衰弱、虚寒极盛的患者，原本表现为面色苍白，四肢逆冷，精神萎靡、畏寒蜷卧，脉微欲绝等症，在病情加重的情况下，却可出现面红如妆，烦热不宁，食欲增进、脉大无根等假热之象。该病机常被喻为"回光返照""残灯复明"。

临床上还有一种阴阳上下格拒的戴阳证，系指下元虚寒，真阳浮越于上的病理状态。多见下真寒上假热之象，如腰膝酸冷、面赤如妆等，即是阴寒内盛格阳于头面所致。

2. 阳盛格阴

阳盛格阴即"格阴"，指邪热炽盛，深伏于里，阳气被郁，不能外达四肢，而格阴于外的病理状态。其病机本质是邪热亢盛于内的实热证，由于格阴于外（实际是阳气被遏，不能外达），可出现某些假寒之象，故称之为"真热假寒"证。多见于外感热病里热炽盛的情况。

如某些外感热病的极盛阶段，原本表现为壮热不退，烦躁不宁，呼吸气促，口渴引饮，舌红苔黄，脉数有力等症，在病情愈加严重的情况下，反见面色苍白，四肢厥冷，脉象沉伏等"热极似寒"之象。而且内热愈盛，肢冷愈重，即所谓"热深厥亦深"。这种病理变化即属于真热假寒证，《医宗金鉴·伤寒心法要诀》曰："阳气太盛，不得相荣也。不相荣者，不相入也。既不相入，则格阴于外，故曰阳盛格阴也。"

（五）阴阳转化

在疾病发展过程中，阴阳失调还可表现为阴阳的相互转化。阴阳转化包括由阳转阴和由阴转阳。

1. 由阳转阴

疾病的本质为阳气偏盛，但当阳盛发展到一定程度时，有时会向阴的方向转化。如某些急性外感性疾病，初期可见高热、口渴、胸痛、咳嗽、舌红、苔黄等热邪亢盛之象，属阳证。由于治疗不当或邪毒太盛等原因，可骤然出现体温下降、四肢厥逆、冷汗淋漓、脉微欲绝等阴寒危象。此时，疾病的本质即由阳转化为阴，疾病的性质由热转化为寒。

2. 由阴转阳

疾病的本质为阴气偏盛，但当阴盛发展到一定程度，就会向阳的方向转化。如感冒初期，可表现恶寒重、发热轻、头身疼痛、骨节疼痛、鼻塞流涕、无汗、咳嗽、苔薄白、脉浮紧等风寒束表之象，属于阴证。若治疗失误，或因体质等因素，可发展为高热、汗出、心烦、口渴、舌红、苔黄、脉数等阳热亢盛之候。此时，疾病的本质即由阴转化为阳，疾病的性质则由寒转化为热。

（六）阴阳亡失

阴阳亡失，是指由于人体阴液或阳气突然大量亡失，导致机体功能活动严重衰竭的一种病理状态，包括亡阴和亡阳两类。

1. 亡阳

亡阳是指机体的阳气突然大量脱失，导致全身阳的功能严重衰竭的病理变化。

亡阳多由邪气太盛，正不胜邪，阳气突然脱失所致；或由素体阳虚，正气不足，疲劳过度，阳气消耗过多所致；或过用汗法，吐、利无度，气随津泄，阳气外脱所致；亦可因慢性疾病，长期大量耗散阳气，终致阳气亏损殆尽，而出现亡阳。

阳气亡脱，则机体所有属于阳的功能将会衰竭，尤以温煦、推动、兴奋、卫外等功能为著，故亡阳病变多出现冷汗淋漓、手足逆冷、面色苍白、心悸气喘、精神萎靡、畏寒嗜卧以及脉微欲绝等生命垂危之象。

2. 亡阴

亡阴是指机体阴液突然大量耗损或丢失，导致全身阴的功能严重衰竭的病理变化。

亡阴多由于热邪炽盛，或邪热久留，严重伤阴；或由大吐、大汗、大泻等，直接消耗大量阴液；也可由于慢性病长期消耗，日久导致亡阴者。

阴液亡失，则机体所有属于阴的功能将会衰竭，尤以宁静、滋润、内守等功能为著，临床可见手足温热、大汗不止、烦躁不安、心悸气喘、体倦无力、面色红或紫、脉数疾躁动等危重征象。

由于机体的阴液和阳气存在互根互用的关系，所以，亡阴则阳无以生化，或无以依附而散越；亡阳则阴无以化生而耗竭。故亡阴可以迅速导致亡阳，亡阳也可继而出现亡阴，最终导致"阴阳离决，精气乃绝"，生命活动终止而死亡。

3. 亡阴与亡阳的区别与联系

一是亡阴、亡阳都与气的耗损密切相关。阴与阳这两种功能，都是在气的推动下进行的，随着气的耗损，以至消耗殆尽，这两种功能都可能衰竭。所以，气的耗损是其关键。加之有形之精血难以速生，无形之气所当急固，所以在救治亡阳、亡阴时，都要用大剂量的补气药，使气逐渐旺盛，以推动阴阳两类功能恢复正常。

二是亡阳与亡阴都是功能衰竭。亡阳是机体阳的功能衰竭，如温煦、推动、兴奋、卫外功能的衰竭；亡阴则是机体阴的功能如凉润、固摄、宁静、内守等功能的衰竭。所以临床治疗时，要用鼓舞功能的药物，亡阳用温阳药，亡阴用养阴药，以分别鼓舞即将衰亡的阴精与阳气的功能。

三是大汗不止，可使亡阴与亡阳越来越恶化。亡阴患者"内守"的功能衰竭，则汗出不止；亡阳患者"卫外"的功能衰竭，则大汗淋漓。久之，则气随津脱，病情恶化。故临床必须重用固摄药，以阻止气与津的继续丢失。

总之，阴阳失调的病机，是以阴阳的属性及阴和阳之间存在的对立制约、互根互用、消长转化理论来阐释、分析和综合机体一切病理现象的机制。因此，在阴阳的偏盛偏衰、互损、格拒、转化、亡失之间存在密切的联系。阴阳失调的各种病机，并不是固定不变的，而是随着病情的进退和邪正盛衰等情况的变化而改变。因此，随时观察和掌握阴阳失调病机的不同变化，方能把握疾病发生、发展的本质。

三、气血失常

[病案导入]

京都谈某，年52岁，得脑充血头痛证。病因：因劳心过度，遂得脑充血头痛证。证候：脏腑之间恒觉有气上冲，头即作痛，甚或至于眩晕，其夜间头痛益甚，恒至疼不能寐。医治两年无效，近至言语謇涩，肢体渐觉不利，饮食停滞胃口不下行，心中时觉发热，大便干燥，其脉左右皆弦硬，关前有力，两尺重按不实。处方：生赭石一两，生地黄一两，牛膝（怀）六钱，枸杞子六钱，龙骨六钱，牡蛎六钱，山茱萸五钱，白芍五钱，茵陈二钱，甘草二钱。共煎汤一大盅，温服。药服4剂，头痛减，睡眠佳，脉弦硬减，再以本方加减出入，又二诊而愈。（《医学衷中参西录·脑充血门》）。

气血失常是指在疾病过程中，由于邪正斗争，或脏腑功能失调，导致气血等基本物质数量不足，或运行失常，或气血双方关系失调的病理变化。

气血是构成人体的基本物质，也是各种生命活动的物质基础。因此，人体气血失常，必然会影响各种功能，导致疾病发生。《素问·调经论》曰："血气不和，百病变化而生。"

（一）气的失常

气的失常，是指由于气的数量不足及运行失常所导致的各种病理变化。概括而言，可有气虚和气机失调两大类。

1. 气虚

气虚是指一身之气数量不足，气的功能低下或衰退，抗病能力下降的病理变化。

气虚的形成，主要由于先天禀赋不足，或后天调摄失养，或肺、脾、肾功能失调所致，也可因劳伤过度、久病而导致耗散太过；或因年老体弱致气的生理功能减退等。气虚多见于慢性疾病、老年患者、长期营养不良、疾病恢复期以及体质衰弱等情况。

气虚病变主要以气的功能减退为特征，如推动无力、固摄失职、气化失司等异常改变，临床常见神疲乏力，少气懒言，头晕目眩，或动则自汗，易于感冒，面色苍白，舌淡脉虚等症状。其中尤以神疲乏力，少气懒言最为突出。若某一脏腑之气不足，则表现为该脏腑功能减退的虚证，如心气不足，可致推动血液运行的功能减弱；脾气虚弱，可致运化功能减退。若偏于元气虚者，可见生长发育迟缓，生殖功能低下；偏于卫气虚者，可见防御外邪的能力下降等。

因肺主一身之气，脾为后天之本、气血生化之源，故临床上，气虚证以脾肺气虚最为常见。

2. 气机失调

气机失调是指气的运行失常而引起的气滞、气逆、气陷、气闭或气脱等病理变化。

升降出入，是气的基本运动形式。气的升降出入，推动和调节着脏腑经络的功能活动和精、气、血、津液的贮藏、运行、输布和排泄，维系着机体各种生理功能的协调。气的升降出入失常，则能影响脏腑经络及精、气、血、津液等各种功能的协调平衡，病变涉及脏腑经络、形体官窍等各个方面。一般地说，气机失调可概括为气滞、气逆、气陷、气闭或气脱等情况。

(1) 气滞

气滞是指气运行不畅甚至郁滞不通的病理变化。

气滞形成的原因主要由于情志不畅，或痰湿、食积、瘀血等阻碍气机，或外邪侵犯，抑遏气机，或脏腑功能障碍所致。

因气机升降多与肝主疏泄、肺主宣降、脾主升清、胃主降浊等功能有关，故气滞多发生在肺、肝、脾、胃等脏腑。气滞在临床表现上以胀、满、闷、痛为主。如肺气壅塞，见胸闷、咳喘；肝郁气滞，见情志不畅、胁肋或少腹胀痛；脾胃气滞，见脘腹胀满或痛，大便秘结等。气滞多属于邪实为患，但亦有因气虚推动无力而滞者。如脾胃气虚，运化无力，可致中焦气机郁滞。

由于气有推动血和津液运行的作用，所以气滞则血行不利，津液输布不畅，故气滞甚者可引起血瘀、津停，形成瘀血、痰饮水湿等病理产物。

(2) 气逆

气逆是指气上升太过，或下降不及，反而上升的一种病理状态。

气逆，多由情志所伤，或因饮食不当，或因外邪侵犯，或因痰浊壅阻所致，亦有因虚而气机上逆者。

气逆多发生在肺、胃和肝等脏腑。肺以清肃下降为顺，若肺失肃降而上逆，则发为咳喘。胃气以降为和，若胃失和降而胃气上逆，可发为嗳气、呃逆、恶心、呕吐。肝主升发，若肝气上逆，升发太过，发为头痛头胀、面红目赤、易怒，或为咯血、吐血等症，甚则壅遏清窍而致昏厥。如《素问·生气通天论》曰："大怒则形气绝，而血菀于上，使人薄厥。"

一般地说，气逆于上，以实为主，但也有因虚而气逆者，如肺虚而无力肃降或肾虚不能纳气，都可导致肺气上逆；胃虚而无力通降导致胃气上逆等。

(3) 气陷

气陷是指气上升不足反而下降，以升清、升举无力而下陷为主要特征的一种病理变化。

气陷，多由于气虚病变发展而来。脾以升为健。脾气虚，易导致气陷，常称"中气下陷"。由于素体虚弱，或病久耗伤，或劳伤过度，或泄泻日久，致脾气虚损，清阳不升，升举无力，或中气下陷，从而形成气虚下陷的病理变化。

气陷主要有升清不足与升举无力两方面。升清不足主要是指气不上荣，头目失养的病变。一般由于脾气虚损，升清之力不足，无力将水谷精微上输头目，致头目失养，可见头晕、目眩、耳鸣等症。升举无力指脾气虚损，升举无力，气机趋下，无力维系内脏位置，而发生某些内脏的位置下移，常表现有腰腹坠胀、便意频频，或形成胃下垂、肾下垂、子宫下垂、脱肛等内脏下垂病变。

由于气陷是在气虚基础上形成，而且与脾气虚损关系最为密切，故常伴有面色无华、气短乏力、语声低微、腹胀、纳呆、便溏、脉弱无力等。

(4) 气闭

气闭是指气闭阻于内，不能外达，清窍闭塞而出现昏厥的病理变化。

气闭，多由情志刺激，或外邪、痰浊等闭塞气机，使气不得外达而闭塞清窍所致。

气闭有因触冒秽浊之气所致的闭厥，突然精神刺激所致的气厥，剧烈疼痛所致的痛厥，痰闭气道之痰厥等，其病机都属于气的外达突然严重受阻，而致清窍闭塞，神失所主，故临床多表现出突然昏厥、不省人事、四肢不温等。若气道不通，肺气闭塞，还可见呼吸困难、面唇青紫等。

(5) 气脱

气脱是指气逸脱于外，不能内守的一种病理变化。

气脱，多由于正不敌邪，或慢性疾病过程中正气长期消耗而衰竭，以致气不内守而外脱；或因大出血、大汗等气随血脱，或气随津泄而致脱失。

由于气虚至极，脏腑功能活动极度衰竭，临床可出现面色苍白、汗出不止、目闭口开、全身瘫软、二便失禁、脉微欲绝或虚大无根等危重征象。气虚与亡阴、亡阳的发生有密切关系，常可互为因果。

(二) 血的失常

血的失常：一是因血液生成不足或耗损太过所引起的血虚；二是血液运行失常而出现的血瘀、出血等病理变化。

1. 血虚

血虚是指血的数量不足或濡养功能减退的病理变化。

血虚形成的原因主要有两方面：一是生成不足，如饮食营养不足，或脾胃虚弱，运化失职，致血液生化乏源；或肾精亏损，精不化血等；二是耗损太过，如大出血导致失血过多，或因久病不愈、慢性耗损、思虑过度等致营血暗耗。

全身各脏腑组织器官，都依赖血液濡养而维持其正常功能，故血虚病变以濡养功能减退为主要特征，常见全身或局部失养症状，如眩晕，面色不华，唇、舌、爪甲淡白等。

心主血、肝藏血，故临床以心肝血虚为多见。心血不足常见惊悸怔忡、面白、舌淡、脉细涩或结代等症状，还可致神失其养，见失眠多梦、健忘等；肝血亏虚常见两目干涩、视物昏花，或手足麻木、关节屈伸不利等症。若肝血不足，导致冲任失调，又可出现妇女经少，月经愆期，闭经诸症。

2. 血运失常

血运失常是指血液运行失常出现的病理变化，主要有血瘀和出血。

(1) 血瘀

血瘀是指血行迟缓、运行不畅的病理状态。

血瘀与瘀血的概念不同，血瘀是指血液运行不畅，甚则停滞的病理状态，而瘀血则是指由于血行失常而滋生的病理产物，可成为继发性的致病因素。

血瘀形成的因素主要有气滞血行不畅而瘀阻；气虚血行无力而迟缓；血寒而凝滞不行；血热煎灼津液，血液黏稠而不行；痰浊等阻于脉道，气血瘀阻不通，以及"久病入络"等影响血液正常运行而瘀滞等。

血瘀可发生在脏腑、经络、形体、官窍的某一局部，亦可以是全身性病变。血液运行不畅，脏腑经络气机阻滞，不通则痛，故临床常见疼痛，且痛有定处，甚则局部形成癥积肿块；若全身血行不畅，还可见唇舌紫暗以及舌有瘀点、瘀斑，皮肤红缕或青紫，肌肤甲错，面色黧黑，脉涩或结代等征象。

(2) 出血

出血是指血液不循常道，逸出脉外的病理变化。

出血的原因主要有气虚固摄无力，血液不循常道而外逸；血分有热，迫血妄行；瘀血阻络，血不归经；外伤损伤脉络而出血等。

其临床表现以各种出血为特征。如肺络受损，血液妄行，则为咳血；胃络受损出血，则为呕血、便血；大肠络伤出血，则为便血；膀胱或尿道络伤出血，则为尿血；冲任脉络受损，则月经量多或经期先期；鼻窍脉络损伤，则为衄血等，多由血热妄行所致。若病久脾气虚损，或劳倦伤脾，统摄无权，致血不循经，渗溢于脉外而出血。如渗溢于肌肤，则为皮下出血或成紫斑；渗溢于胃肠，则为便血；渗溢于膀胱，则可为尿血；气虚致冲任失固，亦可渐成月经过多或崩漏不止等病证，此皆为气不摄血所致。若突然大量出血，可致气随血脱而引起全身功能衰竭，甚则死亡。

 知识拓展

血寒与血热

血寒，是血分有寒，血行迟缓或凝滞不通的病理变化。多因寒邪侵袭或阳虚内寒所致。由于血得寒则凝，故在血寒的情况下，以血液运行减缓、凝滞不通为主要特征，其病理变化，以肢体手足麻木冷痛，心腹冷痛，且得温则减，以及女子月经不调等为典型表现。

血热，是指血分有热，导致血行加速，或出血，或瘀阻的病理变化。血热多由外感热邪侵袭机体，或外感寒邪入里化热，伤及血分，以及情志郁结，郁久化火，火热内生，伤及血分所致。由于血得温则行，故在血热的情况下，血液运行加速，甚则灼伤脉络，迫血妄行；邪热既易扰神，又可煎熬阴血和津液，故血热的病理变化，既有热象，又有耗血、动血、扰神及伤阴的临床表现。

（三）气血关系失常

气和血的关系极为密切，生理上相互依存，相互为用，病理上相互影响而常致气血同病。气对于血，具有推动、温煦、化生、统摄的作用，故气的虚衰和升降出入异常，必然影响血。血对于气，具有运载和营养的作用，故血的病变也必然累及气。气血关系失调，主要有气滞血瘀、气虚血瘀、气不摄血、气随血脱、气血两虚等方面。

1. 气滞血瘀

气滞血瘀是指气机郁滞，血行不畅，气滞与血瘀并存的一种病理状态。

既可由于气的运行不畅，导致血行障碍，形成气滞血瘀，也可因闪挫外伤等因素，导致气滞血瘀同时形成。气滞血瘀多与肝的生理功能密切相关。肝主疏泄而藏血，肝的疏泄在气机调畅中起着关键性的作用。其次，由于心主血脉而行血，故心的生理功能失常，多见血瘀，而后导致气滞。气滞血瘀，在临床上既可见胀满疼痛等气滞症状，也可见瘀斑及积聚癥瘕等血瘀之征。

2. 气虚血瘀

气虚血瘀是指气虚运血无力而致血行瘀滞，气虚与血瘀并存的一种病理状态。

气虚血瘀多由气虚无力行血而致血行迟缓甚至血瘀。其病机以气虚为主，兼有血瘀为特征。如心气虚，推动乏力，可致血液运行迟缓不畅，在气虚基础上，常见胸闷、心痛、口唇青紫等心血瘀阻之象。气虚血行不畅还可引起肢体麻木、局部酸痛等症。

3. 气不摄血

气不摄血是指气虚固摄血液的生理功能减弱，气虚与出血并存的一种病理状态。

气虚失于固摄，血不循经，逸于脉外，临床可出现咯血、吐血、衄血、发斑、便血、尿血、崩漏等各种出血症状，伴见神疲乏力、少气懒言等气虚症状。

4. 气随血脱

气随血脱是指大量出血的同时，气也随着血液的流失而散脱，形成出血与气脱并存的病理状态。

常由外伤失血、妇女崩漏、产后大出血等因素所致。血为气之载体，大量出血则气失去依附，气随之散脱而亡失。临床除大出血外，还可见冷汗淋漓、面色苍白、四肢厥冷甚至晕厥等气脱的临床表现。

5. 气血两虚

气血两虚是指气虚和血虚同时存在的病理状态。

多由久病消耗；或先有失血，气随血耗；或先因气虚，致使血之生化乏源；或出血等原因导致。表现为面色淡白或萎黄，气短乏力，形体瘦弱，心悸失眠，肌肤干燥，肢体麻木等气血不足的症状。

气血是人的脏腑、经络等一切组织器官进行生理活动的物质基础，气血的生成与运行有赖于脏腑生理功能的正常。因此，在病理上，脏腑发病会影响全身的气血，而气血的病变也必然影响脏腑。

四、津液失常

津液失常是指津液的生成、输布和排泄障碍，出现津液生成不足、耗散排泄过多，或输布排泄障碍，形成水液潴留、停阻、泛滥等病理现象。

津液生成、输布与排泄是一个复杂的生理过程，必须由多个脏腑相互协调才能维持正常，诸如肺的宣发和肃降，脾的运化转输，肾与膀胱的蒸腾气化，三焦的通调，以及肝的疏泄功能都参与其中，以肺、脾、肾三脏的作用尤为重要。如果肺、脾、肾等相关脏腑功能失常，均能导致津液生成、输布或排泄障碍，从而形成津液不足，或水液蓄积于内，产生痰饮、水湿等病理变化。

（一）津液不足

津液不足是指津液数量亏少，脏腑、孔窍、皮毛失其濡润、滋养，而产生一系列干燥枯涩的病理变化。

津液不足的形成原因主要有三个：一是损伤过度。如外感阳热病邪，消灼津液；或邪热内生，如五志化火伤及津液；或过用辛燥之物耗散津液。二是丢失过多，如多汗、剧烈吐泻、多尿及大面积烧伤等。三是生成不足，如体虚久病，脏腑功能减退，可见津液生成不足。偶尔亦可由津液摄入严重不足引起。

津液不足的病理变化，可视津液亏损程度不同，分为伤津和脱液。由于津和液在性状、分布部位、生理功能等方面均有所不同，因而伤津和脱液的病机及临床表现也存在一定差异。津较稀薄，流动性较大，内则充盈血脉，外则润泽皮毛和孔窍，易于耗散，也易于补充。如炎夏季节致多汗少尿，或高热致口渴引饮，或气候干燥致口、鼻、皮肤干燥等，均以伤津为主。液较稠厚，流动性较小，可濡润脏腑，充养骨髓、脑髓、脊髓和滑利关节，一般不易耗损，一旦亏损则又不易迅速补充。如热性病后期，或久病伤阴，症见形瘦肉脱、舌光红无苔、肌肉瞤动、手足震颤等，均以脱液为主。伤津主要是水分的减少，临床以一系列干燥失润的症状为主；脱液则是水分、精微物质共同丢失，临床不仅有阴液枯涸的症状，而且还可表现出虚风内动、虚热内生之象。虽然伤津和脱液，在病机和表现上有所区别，但津和液本为一体，二者相互为用，在病理上也相互影响。一般认为，伤津时未必脱液，脱液时则必兼伤津。所以伤津乃脱液之渐，脱液乃津枯之甚，且二者均有内燥见症。

（二）水湿停聚

津液的输布和排泄是其代谢过程中两个重要环节。津液输布和排泄障碍，虽然机制不同，但其结果都能导致津液在体内不正常停滞，成为内生水湿、痰饮等产生的机制。

津液输布障碍，是指津液不能正常转输、布散，导致津液在体内运行迟缓，或在某一局部滞留，从而导致水湿内生，或酿痰成饮的病理变化。津液的输布主要与肺、脾、肾、肝、三焦、膀胱有关，如脾失健运，则津液运行迟缓，清气不升，水湿内生；肺失宣降，则水道失于通调，津液不行；肾阳不足，气化失职，则清者不升，浊者不降，水液内停；三焦气机不利，则水道不畅，津液输布障碍；膀胱气化失司，浊气不降，则水液不行；肝气疏泄失常，则气机不畅，气滞则水停，影响三焦水液运行等。

津液的排泄障碍是指津液转化为汗、尿的功能减退，而致水液潴留，外溢肌肤而为水肿的病理状态。津液化为汗液，主要是肺的宣发布散作用；津液化为尿液，并排出体外，主要是肾阳的蒸腾气化功能和膀胱的开合作用。因此肺、肾的生理功能衰退，不仅影响津液的输布，还明显影响津液的排泄过程。其中肾阳蒸腾气化贯穿于整个津液代谢的始终，在津液排泄过程中同样起决定作用。当肺气失于宣发布散，腠理闭塞，汗液排泄出现障碍时，津液代谢后的废液，仍可化为尿液而排出体外。但是如果肾阳的气化功能减退，尿液的排泄障碍，则必致水液停留为病。

津液的输布和排泄障碍是相互影响和互为因果的，最终都导致津液在体内停滞，形成湿浊困阻、痰饮凝聚、水液贮留等病变。

（三）气血与津液关系失常

津液与气血之间关系失调，临床常见水停气阻、气随津脱、津枯血燥、津亏血瘀、血瘀水停等病理变化。

1. 水停气阻

水停气阻是指水液停蓄与气机阻滞同时存在的病理变化。

水停气阻形成的原因：由于津液代谢障碍，水湿痰饮内停，导致气机运行阻滞；或因气的升降出入运动失调，气机不行，影响津液代谢而水停；或因水停加重气滞而形成水停气阻的病理变化。其病理表现因水液停滞部位不同而异，如痰饮阻肺，则肺气壅滞，宣降不利，可见胸满咳嗽、痰多、喘促不能平卧等病症；水湿停留中焦，则阻遏脾胃气机，导致清气不升，浊气不降，可见脘腹胀满、嗳气食少等症；水饮泛溢四肢，则可阻滞经脉气机，而见肢体沉重、胀痛不适等症。

2. 气随津脱

气随津脱是指因津液大量丢失，气无所附，气随津液外泄而耗伤，乃至亡失的病理变化。

多由高热伤津，或大汗出，或严重吐泻、多尿等，耗伤津液，气随津脱所致。

津能载气，所以在吐下等大量失津的同时，必然导致不同程度的气随津泄。轻者津气两虚，如暑热邪气致病，迫使津液外泄而大汗出，不仅表现有口渴饮水、尿少而黄、大便干结等津伤症状，而且常伴有疲乏无力、少气懒言等耗气的表现；重者则可致津气两脱，如剧烈腹泻，在大量损耗津液的同时，出现面白肢冷，呼吸气微，脉微欲绝等气脱的危重证候。诚如《金匮要略心典·痰饮篇》曰："吐下之余，定无完气。"

3. 津枯血燥

津枯血燥是指津液亏乏失润，导致血燥虚热内生，或血燥生风的病理变化。

由于津血同源，津液是血液的重要组成部分，所以津伤可致血亏，失血可致津少。如高热耗伤津液，或因烧伤引起津液损耗，或因阴虚内热而津液暗耗等，均可导致不同程度的血液亏少，使其润养功能减退，从而形成津枯血燥的病机变化，常见的临床表现有心烦、鼻咽干燥、肌肤甲错、皮肤瘙痒、手足蠕动等症。

4. 津亏血瘀

津亏血瘀是指因津液亏损而导致血液运行瘀滞不畅的病理变化。

由于津液是血液的重要组成部分，因此津液充足则血行滑利。如因高热、大面积烧烫伤，或大吐、大泻、大汗出等，引起津液大量耗伤，则可致血量减少，血液浓稠而运行涩滞不畅，可在津液耗损的基础上，发生血瘀病变。其临床表现除津液不足的症状外，还可见到面唇紫暗、皮肤紫斑、舌体紫暗或有瘀点瘀斑等血瘀表现。清代周学海《读医随笔·卷三》曰："夫血犹舟也，津液水也，医者于此，当知增水行舟之意。"

5. 血瘀水停

血瘀水停是指血液瘀滞与水液停蓄同时并见的病理变化。

由于气、血、水三者的运行密切相关，血液运行与津液输布的失常，在病理上也相互影响，如血瘀日久，气机不行，可致津液输布代谢障碍，导致水液停蓄；反之，若水液代谢严重受阻，痰湿内生，水饮停滞，则气机不畅，也可影响血液运行而致血瘀。无论是血瘀导致水停，还是水停导致血瘀，都可能伴有不同程度的气机阻滞。

第三节 内生五邪

内生五邪，是疾病发展过程中，由于内在脏腑和气血津液等生理功能异常而产生类似风、寒、湿、燥、火外邪致病的病理状态。因病起于内，故分别称为"内风""内寒""内湿""内燥""内火"，统称为"内生五邪"。

内生五邪与外感六淫不同。内生五邪属病机范畴，是由人体脏腑及精、气、血、津液功能失常而产生；外感六淫属病因范畴，多由自然界气候变化失常形成。内生五邪所致病证，多为里证、虚证或虚实夹杂证；外感六淫所致病证，多为表证、实证。

一、内风

内风即风气内动。内风是体内阳气亢逆动变而形成的，以眩晕、肢麻、抽搐、震颤等风动之征为主要表现的病理变化。因其病变类似于外感风邪的急骤、动摇和多变之性，故以风命名。由于内风与肝关系密切，故又称肝风内动或肝风。《素问·至真要大论》曰："诸风掉眩，皆属于肝。"

内风的病理变化有虚实之分，主要有热极生风、肝阳化风、阴虚风动、血虚生风、血燥生风、脾虚生风等。

1. 热极生风

热极生风又称热盛动风。多见于热性病的极期，由于邪热炽盛，煎熬津液，伤及营血，燔灼肝经，筋脉失养而致风动。火郁炽于内，热极而生风。临床以高热、痉厥、抽搐、目睛上吊等为常见症状，可伴有神昏、谵语的神志症状。

2. 肝阳化风

肝阳化风多指肝阳亢逆而化风的病理变化。多因情志内伤，肝气郁结，郁久化火而亢逆；或暴怒伤肝，肝气亢逆；抑或操劳过度，耗伤肝肾之阴，阴虚不能制阳所致。它既有肝肾阴虚，阴不制阳的下虚，又有肝阳升发，风阳上扰之上实，兼有动风之象。临床表现有眩晕欲仆、筋惕肉瞤、肢麻震颤，甚至口眼喎斜、半身不遂。重者血随气逆，可出现卒然厥仆。

3. 阴虚风动

阴虚风动，为阴液亏虚而内生之风。多见于大汗、吐、下之后，或热病后期，或久病伤阴，导致阴液大量亏损，筋脉失于濡养，阴虚不能制阳，从而阳气相对亢盛，而致虚风内动。临床可见手足蠕动、筋挛肉瞤等动风之象，亦可见低热起伏、舌光红少苔、脉细如丝等阴竭表现。

4. 血虚生风

血虚生风，为血液亏虚而产生的内风。常因生血不足或失血过多，或久病耗伤营血，肝血不足，筋脉失养，或血不荣络，虚风内动。其起病缓慢，风象轻浅。临床可见肢体麻木不仁，筋肉跳动，甚者可有手足拘挛不伸。

5. 血燥生风

血燥生风，多由久病耗血，或年老精亏血少，或长期营养缺乏，生血不足，或瘀血内结，新血生化障碍所引起。因血少津枯，失润化燥，肌肤失于濡养，经脉气血失于和调，于是血燥而化风，风象较为轻浅。临床多见皮肤干燥、瘙痒、落屑或肌肤甲错等症状。

6. 脾虚生风

脾虚生风，又名慢惊风、慢脾风，以小儿为多见。由于脾土虚寒，阳气不能外达于四肢，则手足筋脉失于濡润，遂致风气内动，发为拘急、抽搐等症状。多由先天禀赋薄弱，脾胃虚弱，或饮食不节，损伤脾胃所致。临床表现除了手足抽搐，常伴有神倦懒言、面色淡黄或青白相间、四肢不温、昏睡露睛、大便色青或下利清谷等症状。

二、内寒

寒从中生，又称"内寒"，是指机体阳气虚衰，温煦、气化功能减退，虚寒内生的病理状态。

内寒多因先天禀赋不足，阳气素虚，或久病伤阳，或外感寒邪，过食生冷，损伤阳气，以致阳气虚衰。《素问·至真要大论》曰："诸寒收引，皆属于肾。"肾阳为人身阳气之根本，脾阳根于肾阳。故脾、肾阳虚是形成内寒的主要病机。临床可见畏寒喜暖、四肢逆冷、呕吐清水、下利清谷、倦怠嗜卧、舌质淡胖、苔白滑润、脉沉迟弱等症状。

阳气虚衰，不能温煦血脉，血脉收缩挛急，则血流涩滞不行，甚者血寒致瘀。"血得温则行，得寒则凝。"临床可见筋脉拘挛，肢节痹痛，痛处固定，遇寒加重，得热缓解，脉涩、紧或迟等症状。

阳气虚衰，气化功能减退，水液代谢障碍，则浊阴潴留，形成水湿、痰饮等病理产物的停积。《素问·至真要大论》曰："诸病水液，澄彻清冷，皆属于寒。"临床表现多为涕唾痰涎的稀薄清冷、尿频清长，或身体浮肿、泄泻等症状。

三、内湿

湿浊内生，又称"内湿"。脾主运化水液，故内湿多见于脾虚，所以又称之为脾虚生湿。故《素问·至真要大论》曰："诸湿肿满，皆属于脾。"

内湿多因过食肥甘，恣食生冷，内伤脾胃；素体肥胖，喜静少动，以及劳倦思虑等，终致气机不利，津液输布障碍，聚而成湿，甚至积而成水。此外，脾之运化有赖于肾阳的温煦气化，当命火衰微，火不生土，致脾阳不振，脾失健运，也可导致湿从中生。

湿性重浊黏滞，易阻滞气机，故其临床症状多为头身困重、脘腹胀闷、分泌物和排泄物秽浊不清、苔腻等，且常随湿邪阻滞部位的不同而异。湿犯上焦，则胸闷咳嗽；湿阻中焦，则脘腹胀满、食欲不振、口中甜腻、舌苔厚腻；湿注下焦，则见淋浊带下；水湿泛溢于皮肤肌腠，则发为水肿；湿滞经脉，则见头重如裹，肢体重着或屈伸不利，正如《素问·至真要大论》曰："诸痉项强，皆属于湿。"

四、内燥

津伤化燥，又称"内燥"，是指津液不足，人体各组织器官和孔窍失于濡润，而出现干燥枯涩的病理状态。

内燥多因久病伤津耗液，或大汗、吐、下，或亡血失精导致津液亏少，以及热性病过程中的热盛伤津等所致。《素问·阴阳应象大论》曰："燥胜则干。"临床常见干燥失润和虚热的症状，具体表现有肌肤干燥，起皮脱屑，甚则皲裂，毛发焦枯，口唇燥裂，舌红少津，鼻干目涩，大便燥结，小便短少等。正如金·刘完素《素问玄机原病式·六气为病》曰："诸涩枯涸，干劲皲揭，皆属于燥。"

内燥病变可发生于各脏腑组织，以肺、胃、肾及大肠尤为多见。如以肺燥为主，可见干咳无痰，甚至咯血；以胃燥为主，则胃阴不足，可伴见食少、舌光红无苔；以肾燥为主，则肾阴精枯涸，伴见形体消瘦、发脱齿槁；若津枯肠燥，可兼见大便燥结等症。

五、内火

火热内生，又称"内火"或"内热"，是指由于阳盛有余，或阴虚阳亢，或由于邪气郁结，或五志化火而产生的火热内扰、功能亢奋的病理状态。

火热内生有虚实之分，其病机主要有以下几个方面：

1. 阳盛化火

人体之阳气在生理情况下，有养神柔筋、温煦脏腑经络等作用，中医学称之为"少火"。但是在病理情况下，阳气过盛，功能亢奋，必然使物质的消耗增加，以致损伤耗蚀人体正气。《素问·阴阳应象大论》称之为"壮火食气"，《格致余论》曰："气有余便是火。"

2. 邪郁化火

邪郁化火包括两方面的内容：一是风、寒、燥、湿等六淫病邪，在病理过程中，皆可郁滞而从阳化热化火，如寒郁化热、湿郁化火等。二是体内的病理性代谢产物，如痰湿、瘀血、食积等，均能郁而化火。邪郁化火的机制，主要是病邪郁滞了人体气机，气郁则生热化火。

3. 五志化火

五志化火又称为"五志过极化火"，是指由于情志刺激，影响了脏腑气血阴阳的协调平衡，造成气机郁结，气郁日久则化热、化火。如情志内伤，抑郁不畅，则常引起肝郁气滞，气郁化火，发为肝火。

4. 阴虚火旺

此属虚火。常见于热病后期，伤及肾阴，或久病虚劳等，导致阴虚内热、水亏火旺。一般来说，阴虚内热多出现全身性的虚热征象，如骨蒸潮热、五心烦热、面部烘热、消瘦、盗汗、咽干口燥、舌红少苔、脉细数无力等；而阴虚火旺多集中在机体上部出现虚热征象，如虚火上炎所致的齿衄、牙痛、咽痛、颧红等。

内生火热，可见于各脏腑，如心火、肝火、相火（肾火）及胃火等，由于脏腑的部位、功能各不相同，其病变和证候也各不相同。

● 第四节　脏腑病机 ●

脏腑病机，是指疾病在其发生、发展过程中，脏腑生理功能失调、阴阳气血失衡的内在机制。脏腑病机在中医病机学说中占有极其重要的地位，外感、内伤等病因所导致的疾病，都是以脏腑生理功能失调、阴阳气血失衡为基本病理变化。每个脏腑因其自身的生理特性及功能不同，阴阳气血失衡产生的病理变化也有所差别。脏腑阴阳代表着各脏腑的生理功能状态，脏腑气血是各脏腑功能活动的物质基础，因而脏腑阴阳失衡、气血失常等都可以出现各脏腑功能失调的病理变化。

脏腑病机主要包括五脏病机、六腑病机、奇恒之腑病机。因中医藏象理论以五脏为中心，所以五脏病机在整个脏腑病机中占有极其重要的地位。

一、五脏病机

五脏病机是指五脏生理功能失常、气血阴阳失衡而产生的病理变化。五脏阴阳，以肾阴肾阳为根本，故各脏阴阳失衡，久必及肾；五脏气血，皆由脾胃所化生，故各脏气血亏虚与脾胃关系密切。一脏病变，也可影响他脏。由于各脏生理特性、生理功能不同，气血阴阳病变不一，各脏病机也各有特点。

1. 心病病机及常见病症

心病病机：以心主血脉、心主神明功能失常为主要病理变化。

(1) 心主血脉功能失常

以心气、心阳不足和脉道不通为主要的病理变化。心气充沛在心主血脉功能中发挥主导作用。心气、心阳不足，推动无力，则血液运行失常。

多因久病体虚、劳倦过度等所致。心气、心阳不足，临床可见面色淡白无华、少气乏力、心悸、怔忡、脉弱或微细或结代等。脉道不通则面色青紫晦暗，胸闷心痛，唇舌紫暗，心悸怔忡等。

(2) 心主神明功能失常

以心血、心阴不足为主要的病理变化。血是神志活动的物质基础，心之阴血能濡养心神。若劳倦过度或久病暗耗阴血，可致心血不足，心失所养，则见心悸、怔忡、失眠，甚者喜笑不休、狂乱、神昏谵语等。久病耗伤阴液等所致心阴不足，虚热内扰，心神不安，则心悸、怔忡、心烦、失眠等。

此外，外邪入里化火，或七情久郁化火，可致心火亢盛，扰乱心神，则见心烦、失眠、狂躁谵语等。

心病常见病症：胸闷、心痛、心悸、怔忡、心烦、失眠、喜笑不休、狂乱、神昏谵语、脉结代等。

2. 肺病病机及常见病症

肺病病机：以肺主气失常、宣降失司、通调水道功能失司为主要病理变化。

(1) 肺主气失常

肺主气失常以肺气生成不足或肺气郁滞为主要病理变化。肺通过吸入自然界清气而参与一身之气的生成，特别是宗气的生成。若肺主气失司，则可见呼吸气短、语声低微、易于汗出、反复感冒等肺气亏虚表现。肺调节全身气机，若肺气郁滞，可见咳喘、胸闷、痰多等。

(2) 肺气宣降失司

肺为娇脏，不耐寒热。无论是外感六淫，或是肺本身气血阴阳的亏虚均能导致宣发肃降的失常。

外感风寒或风热（燥）之邪经口鼻侵犯肺，肺气被遏，宣降失职，肺气上逆，则咳嗽、气喘。肺气失宣则鼻塞咽痒。

肺气虚弱或肺阴不足，肺失宣降，肺气上逆，则咳嗽、气喘。肺气不利，阻滞气机则胸闷、胸痛。因肺开窍于鼻，喉为肺之门户，故肺气宣降失司常见鼻塞流涕、咽痒、咽痛等症。

(3) 通调水道功能失职

肺为华盖，为水之上源。外邪侵袭或痰浊内阻肺络，肺宣降失司，通调水道失职，津液不布，水液停聚而生痰、成饮，甚者水泛为肿等。

肺病常见病症：咳嗽、气喘、咯痰、哮、胸闷疼痛、声哑失音、咳血、痰中带血、自汗、易感冒、浮肿等，以咳、痰、喘为临床常见。

3. 脾病病机及常见病症

脾病病机：以脾之运化、升清、统血失职为主要病理变化。

（1）运化失职

以运化水谷及运化水液功能失职为主要的病理变化。多因饮食不节、劳倦思虑或久病伤及脾气或脾阳所致。脾气、脾阳虚弱，不能运化水谷，则食少纳呆。食后脾气被困，则腹胀或痛。脾气亏虚，水湿不化，流注肠中则便溏。脾气亏虚，气血生化不足，肢体失养，则肢倦乏力。脾气、脾阳亏虚，失于运化水液，水湿停聚，泛溢肌肤则肢体浮肿，水湿困于头则头重如裹，滞于胸膈则胸闷、呕吐。

（2）升清失职

多在脾气虚基础上发展而来。脾不升清，气血乏源，上窍失养，则神疲乏力、头晕目眩、耳鸣头痛等。脾虚气陷，升举无力，气坠于下，则脘腹坠胀、脱肛、阴挺等内脏下垂。脾气下陷，谷气下流，谷道失约，则久泄不止。

（3）统血失职

饮食劳倦或久病伤脾，脾气虚损，统摄血液无权，血从下陷或血溢脉外，则可致出血，出现崩漏、便血、尿血，或肌衄等临床表现。

脾病常见病症：腹胀或痛、食少纳呆、便溏、肢倦乏力、浮肿，脘腹坠胀、脱肛、阴挺等内脏下垂，便血、尿血、崩漏、肌衄等。其中以腹胀、纳呆、便溏最为常见。

4. 肝病病机及常见病症

肝病病机：以疏泄失职、藏血失职为主要病理变化。

（1）疏泄失职

多因情志不遂，郁怒伤肝所致。肝气疏泄不及，不能调畅气机，则胸胁、乳房、少腹、巅顶等肝经循行部位胀痛。肝失条达，不能调畅情志，则情志抑郁，善太息。肝气久郁，气不行津，津聚为痰，痰气交阻，可见梅核气、瘿瘤、瘰疬。肝气郁滞，气血失和，冲任失调，则月经不调、痛经、闭经等。肝气郁滞，可影响脾胃升降功能，则脘腹胀痛。肝气疏泄太过，肝气亢逆，则头目胀痛、面红目赤、急躁易怒。

（2）藏血失职

肝藏血失职既可出现肝血亏虚，也可出现肝不藏血而致出血的病理表现。

肝血亏虚多因生血之源不足，或久病耗伤，或失血过多所致。肝血不足，血海空虚，则月经量少、后期甚者闭经。肝血不足，血不养神，则失眠多梦。肝血亏虚，筋脉失养，则肢体麻木，虚风内动则震颤、抽搐。肝血（阴）不足，头目失于濡养，则易出现头晕目眩、视物模糊等目疾。

肝不藏血多因暴怒伤肝所致。肝火炽盛，灼伤脉络，迫血妄行；或肝阴不足、虚火内扰而致出血。临床可见吐血、呕血、咯血或月经先期、崩漏等。

肝病常见病症：情志抑郁、善太息、急躁易怒，胸胁、少腹、乳房、巅顶痛，月经不调，吐血、呕血、咯血等。

5. 肾病病机及常见病症

肾病病机：以肾藏精、主水、主纳气功能失职为主要病理变化。

（1）藏精失职

肾藏精失职可有生长发育障碍或生殖功能异常的病理变化。

生长发育障碍多因先天禀赋不足或后天失养所致。肾精不充，小儿精亏无以化生气血，骨髓不充，脑失所养，则发育迟缓、智力低下；肾精不足，精亏髓少，则健忘、头晕耳鸣、齿摇发脱，成人早衰。肾精不足，腰府失养，则腰酸膝软或痛。精虚髓减，脑失所养，则头晕耳鸣。

生殖功能障碍多因素体亏虚或久病耗伤所致。肾阳亏虚，命门火衰，则性欲冷淡，男子阳痿不育，女子宫寒不孕。肾阳亏虚，收摄失职，精关不固，则男子滑精早泄，女子白带清稀量多，胎动易滑等。肾阴不足，阴不制阳，虚火妄动，则男子阳强易举，阳痿早泄；女子经血乏源，经少闭经或阴虚火旺，迫血妄行，易致崩漏。

（2）主水失职

多因素体虚弱久病及肾所致。肾阳、肾气亏虚，气化功能障碍，膀胱开合失司，水液输布失常。既可表现为水肿尿少，也可为尿频清长，夜尿频多。

（3）纳气失职

多因久病咳喘，耗伤肺气，病久及肾；或劳伤太过，年老体弱，肾气亏虚所致。肾气亏虚，气失摄纳，则呼多吸少，气不得续，动则喘甚。

肾病常见病症：腰酸膝软或痛、头晕耳鸣、发育迟缓、智力低下、健忘、齿摇发脱，男子阳痿遗精、精少不育，女子经少闭经、不孕，水肿，二便异常，动则气喘等。

二、六腑病机

六腑病机是指六腑生理功能失常、气血阴阳失衡产生的病理变化。六腑以通降失常为主要病理特点，由于各腑生理特性、生理功能不同，各腑病机也不同。

1. 胆病病机及常见病症

胆病病机：胆病以贮藏和排泄胆汁、主决断功能失调为主要病理变化。胆附于肝，肝胆互为表里。多因情志所伤，肝失疏泄，致胆分泌排泄障碍，胆汁不循常道，胆汁上溢则口苦；胆汁外溢则黄疸。或因情志久郁，气郁化火、生痰，痰热内扰，胆气不宁，失于决断所致，临床见胆怯易惊、失眠多梦、口苦欲呕等。

胆病常见病症：口苦、黄疸、惊悸、失眠等。

2. 胃病病机及常见病症

胃病病机：胃病以受纳、腐熟功能失调及胃失和降、胃气上逆为主要病理变化。多因饮食不节，饥饱失常或劳倦过度，久病失养所致。胃气（阳）、胃阴亏虚，受纳腐熟失职，则食少纳差。胃失和降，气机阻滞则胃脘痞闷，甚者疼痛。胃气上逆，则恶心、呕吐、呃逆、嗳气等。

胃病常见病症：胃脘痞胀疼痛、恶心、呕吐、呃逆、嗳气、食少等。

3. 小肠病病机及常见病症

小肠病病机：以受盛化物和泌别清浊功能失调为主要病理变化。若因饮食不节，伤及胃肠，清浊不分，水液并于糟粕，则见腹胀、肠鸣、便溏等。因小肠的生理功能在脾主运化推动下完成，故多责之于脾。若饮食失节，食滞化热，或心病邪热下移，煎熬津液，影响分清别浊的功能，多表现为小便赤涩热痛等症。

小肠病常见病症：小便赤涩热痛等。

4. 大肠病病机及常见病症

大肠病病机：以传导功能失调为主要病理变化。多因素体阴津不足或邪热伤津，肠道失润，传导失职，则便秘；或因食积胃肠，传导失司，则便秘；或因湿热蕴结于大肠，气机阻滞，则腹胀、腹痛、里急后重；或因饮食不洁，传导失职，水谷杂下，则肠鸣、腹痛、泄泻。

大肠病常见病症：便秘、泄泻、腹胀、腹痛、里急后重等。

5. 膀胱病病机及常见病症

膀胱病病机：以贮存、排泄尿液功能失调为主要病理变化。多因肾气不固，膀胱失约，则尿频、尿急、遗尿、小便失禁；或因气化失司，膀胱不利，则尿少、水肿、尿闭；或湿热之邪蕴结膀胱，气化不利，下迫尿道，则尿频、尿急、尿痛。

膀胱病常见病症：尿频、尿急、尿痛，尿闭、遗尿、小便失禁等。

6. 三焦病病机及常见病症

三焦病病机：以通行元气、运行水液的功能失调为主要病理变化。多由外感六淫或内伤病因所致。通行元气功能减弱，就会导致某些部位的气虚。上焦气虚则心悸、气短、懒言、语声低微；中焦气虚则纳谷欠馨、腹胀、便溏、四肢乏力；下焦气虚则小便量多、遗尿、尿失禁。运行水液功能减弱，多与肺、脾、肾等输布水液失调有关。《类经·藏象类》："上焦不治则水泛高原，中焦不治则水留中脘，下焦不治则水乱二便。"

三焦病常见病症：神疲乏力、少气懒言，或水湿痰饮等。

三、奇恒之腑病机

奇恒之腑病机是指奇恒之腑生理功能失常而产生的病理变化。

1. 脑病病机及常见病症

脑病病机：以精神、意识、思维病变和感觉运动异常为主要病理变化。多因肾中精气亏虚，精不生髓，脑髓空虚，致脑的功能失调，则精神、意识、思维活动受损，智力下降，耳目失聪，言语应答迟钝，肢体痿弱不用。

脑病常见病症：神志异常，意识障碍，视、听、嗅、味、语言应答、肢体活动异常等。

2. 髓和骨病病机及常见病症

髓和骨病病机：以骨髓空虚和骨质异常为主要病理变化。多因先天不足、后天失养；邪热久留，消灼阴液；下焦虚寒，精血不足等，致骨髓空虚，则生长、发育迟缓，骨质松脆。

髓和骨病常见病症：生长、发育迟缓、骨质松脆易折等。

3. 脉病病机及常见病症

脉病病机：以脉道不利、脉道失约为主要病理变化。脉道不利多因阳气素虚；痰浊内阻，气机不畅；津液枯涸，脉失濡养；寒凝血脉等所导致。脉道不利，可见疼痛症状。脉道失约多因热灼脉络，迫血妄行；气虚不摄；瘀血阻滞，血不归经所导致。脉道失约，血溢脉外，则出血。

脉病常见病症：疼痛、出血等。

4. 女子胞病病机及常见病症

女子胞病病机：以经、带、胎、产的异常为主要病理变化。多因肝、脾、肾等脏腑功能失常；冲任气血不足，则女子胞失养，则月经不调、痛经、不孕。

女子胞病常见病症：月经不调、痛经、不孕等。

第五节　病证传变

任何疾病一旦发生，都要经历一个发展变化的过程。传变，是指疾病在机体脏腑经络组织中病位的传移和性质的变化。

由于疾病过程中影响因素众多，不同的致病因素、患者体质强弱、外在条件变化、医护处理措施等，都能影响疾病的发展与演变，因此疾病过程是复杂多变的。探明疾病的演变规律和影响因素，有利于进一步揭示疾病本质，为临床更好地服务。

一、病证传变的形式

疾病传变，通常有两种形式：一是病位的传变，二是病性的转化。

（一）病位传变

病位是指疾病的部位。人是有机的整体，机体表里之间、脏腑之间，都有经络相互联络沟通。因此，某一部位的病变，可以向其他部位波及扩展，从而引起该部位的病变，这就是病位的传变。常见的病位传变有表里传变和脏腑传变。在外感病和内伤病中，传变方式有所不同。

一般而言，外感病发于表，其基本传变形式是病位浅深的变化，即由表入里，由浅入深，或向相反方向传变，这称之为表里出入；内伤病起于脏腑，其发展变化过程是由患病脏器波及其他脏器，所以内伤病的基本传变形式是脏腑之间的传变。

掌握病位的传变规律，有利于用动态的观点认识疾病，把握病势发展规律，抓住治疗时机，以达到立足早治、预防的目的。故《素问·阴阳应象大论》曰："善治者治皮毛，其次治肌肤，其次治筋脉，其次治六腑，其次治五脏。"

1. 表里出入是外感病的基本传变形式

表里，亦称内外，代表着病位层次的浅深；出入，代表着疾病演变的趋势。表里是一个内外相对的概念。其所指的病位层次并不是固定的。例如，病在皮肤、毛窍、肌肉、经络等为外属表，在脏腑、骨髓等组织器官为内属里；倘若以皮毛与经络相对而言，则皮毛属表，经络属里；在经络之中，则三阳经为表，三阴经为里；以脏与腑相对而言，则腑为表，脏为里。人体之间彼此联系，脏腑、经络、肌腠、血脉等皆表里相通，病变可以由表入里，也可以由里出表。

表里传变的发展趋势如何，取决于正邪双方力量的对比。一般条件下，表邪入里，多由于正气渐损，正不胜邪所致；里邪出表，多为机体正气来复，抗邪有力，最终祛邪外出。表邪入里，病情加重，病机发展为"逆"；里邪出表，则病趋好转，病机发展为"顺"。

（1）表邪入里

即表病入里，指外邪侵袭人体，首先客于肌表，产生表证的病机变化和症状，而后内传入里，出现里证的病机变化和症状。

表邪入里，常见于外感疾病的初期或中期，是疾病向纵深发展的反映。例如，外感风寒失治，郁久化热入里，而致肺热壅盛的身热、咳喘等；又如风寒在表，误用清热泻下法，可形成泻利等里证；再如麻疹患者因护理不当，抵抗力低，表邪亦可以入里。此外，某些疾病，如湿温病，常常有邪气内传入里的自然发展趋势。

表邪入里，多有规律依次相传。如《素问·缪刺论》曰："夫邪之客于形也，必先合于皮毛，留而不去，入舍于孙脉，留而不去，入舍于络脉，留而不去，入舍于经脉，内连五脏，散于肠胃，阴阳俱感，五脏乃伤。此邪之从皮毛而入，极于五脏之次也。"又如《素问·缪刺论》曰："五脏皆有合，病久而不去者，内舍于其合也。故骨痹不已，复感于邪，内舍于肾；筋痹不已，复感于邪，内舍于肝；脉痹不已，复感于邪，内舍于心。"但也有不按层次规律传变的，如寒邪直中太阴，还有温病的"逆传心包"等。

（2）里邪出表

里邪出表是指病邪原本位于脏腑等在里层次，经过适当治疗，在邪正斗争中，邪气由里透达于外的传变过程。外感病中的里病出表，多为表邪内陷入里后，再度传表。如麻疹内陷以后，因护理得当，治疗正确，使疹子重现而透发；又如伤寒三阴病变转化为三阳病变等，都属于里病出表的病理过程。如《灵枢·邪气脏腑病形》曰："邪入于阴经，则其脏气实，邪气入而不能客，故还之于腑。"

人体表里是相对的，也是多层次的，所以，在表里出入的传变中，可以有介于表里之间的阶段，即半表半里。伤寒的少阳病机，温病的邪伏膜原病机，都被称之为半表半里，都出现了介于表与里之间的见证，其发展趋势既可达表，也可入里，是比较特殊的一类病机。

2. 外感病传变类型

一般而言，外感病发于表，发展变化过程是自表入里、由浅而深的传变。故外感病基本传变形式是表里出入。同时，临床上因为邪气性质不同，感邪途径不同，其病位传变的形式与过程亦随之有所差异。概括起来，主要有六经传变、卫气营血和三焦传变。

（1）六经传变

六经传变是指疾病的病位在六经之间的相对传移。此为感受风寒之邪致病的基本传变形式。六经指三阳、三阴。六经传变，实际上是张仲景对伤寒病六个不同发展阶段的病变规律和本质的概括。

六经由表入里传变的基本形式是先三阳后三阴，一般顺太阳、阳明、少阳、太阴、少阴、厥阴的次序传变，说明阳气由盛而衰，疾病由轻到重的发展过程。也有邪气不经三阳经而直入三阴经，称为直中三阴，其中以直中少阴为多见。当正气来复时，病势可由阴转阳地传变，如厥阴转出少阳。

（2）卫气营血传变

卫气营血传变是指温热病过程中，病变部位在卫、气、营、血四个阶段的传移变化。此为感受温热邪气致病的基本传变形式。卫分是温病的初期阶段，病位在肺卫；气分为温病的中期，病位在胃、肠、脾及肺、胆；营分是温病的严重阶段，病位在心包及心；血分属温病的晚期，病位在肝、肾及心。

卫气营血传变，一般从卫分开始，发展后可传为气分，再入营分，继而血分。反映病邪由浅入深，病势由轻而重的发展过程，称为"顺传"。若邪入卫分后，不经过气分阶段，而直接进入营分或血分，内陷心包，称为"逆传"，它实际上反映了传变过程渐进与暴发的不同。此外，卫气营血传变，亦有起病即在气分、营分，或"卫气同病"，更有营分之邪，可因病势向外而转出气分，称为"透营转气"。

(3) 三焦传变

三焦传变是指病变部位循上、中、下三焦而发生传移变化。此为感受温热病邪,包括湿热病邪致病的基本传变形式。三焦是人体上、中、下部位的划分,也是诸气与水液上下运行的通路,因而也可作为病位转移的途径。三焦传变,实际上是对温热病三个不同发展阶段的病变规律和本质的概括。

温热病邪,多自口鼻而入,首先侵犯上焦肺卫。病邪深入,则从上焦传入中焦脾胃,再入下焦肝肾。这是疾病由浅入深,由轻而重的一般发展过程,此为"顺传";倘若病邪从肺卫直接传入心包,超越一般传变规律,病情凶险,此为"逆传"。

总而言之,外感病的具体传变形式,伤寒多六经传变;温病多卫气营血、三焦传变;而疠气为病,往往不同的疠气,可能有其各自特殊的传变规律。但无论是六经传变、卫气营血传变还是三焦传变,其基本形式仍然都是表里浅深层次的传变,只是突出了各自的传变特点。

3. 内伤病的传变形式

内伤病是由七情过极、劳倦损伤、饮食失调等因素引起机体气机紊乱、脏腑功能失调的一类疾病。内伤病的基本病位在脏腑。脏腑之间生理上密切相关,病理上可通过经络、精、气、血、津液而相互影响。脏腑病变的相互传变,是疾病中一种较为普遍的传变形式,它集中反映了内伤病发展变化的一般规律。脏腑之间的传变大致包括五脏之间、六腑之间、脏腑之间传变三方面内容。

五脏之间传变,主要根据五脏之间功能上的联系分析病理上的相互影响。如心肺之间,心主血,肺主气,气能行血,故心肺病理上的传变多表现为心血和肺气病变的相互影响;心脾之间,则多以心血、心神与脾运病变为常见。此外,还可用五行的母子相及、相乘相侮来分析五脏病变的相互影响,如肝木疏泄脾土,故病理上肝病易于传脾;心肾水火既济,病理上肾阴不足,不能上济心阴,可致心火独亢。

六腑之间传变,主要根据六腑结构和功能特点来分析其病理上的影响关系。例如胃、胆、小肠、大肠等腑与腑之间,结构相连接,功能相协助,常常彼此累及。临床常见肠腑传导不利,致胃气不降,甚则上逆;胆失疏泄,致胃与小肠功能失常等。

脏与腑之间的传变,主要是按脏腑之间表里关系进行传变。由于相合脏腑之间,有经脉联络,气血阴阳相互贯通,故病理上易于传变。某脏或腑的病变,可循经传至相表里的脏或腑,从而发生相表里的脏腑同病。如《素问·咳论》曰:"五脏之久咳,乃移于六腑。脾咳不已,则胃受之……肺咳不已,则大肠受之。"这里脾胃之间,肺与大肠之间,病气都可以相互移易。例如肺与大肠之表里相合,肺气失于肃降,可致大肠腑气不通,故肺病可传至大肠,大肠病又可累及于肺。

(二)病性转化

病性,即疾病的病理变化性质。疾病在发展过程中,不但有病位传移,也有病证性质的转化。

寒与热是机体阴阳失调所导致的两种性质相反的病理变化性质。既可因邪气亢盛造成的阴阳偏盛所致,也可因机体阴虚、阳虚引起的阴阳偏衰所致,即所谓"阳胜则热,阴胜则寒""阳虚则寒,阴虚则热"。因此,寒热的病性转化,实际上是由阴阳的消长转化导致,涉及到寒热虚实错杂的病机转化。

1. 由热转寒

由热转寒是指先为热性病证，后转变为寒性病证的病理过程。由热转寒最常见的情况是由实热证转化为虚寒证。如外感高热患者，由于邪气太盛，损伤阳气，或大汗不止，吐泻过度，致阳随津耗。病证的性质即由实热转化为虚寒，出现冷汗淋漓、体温骤降、四肢厥冷、面色苍白、脉微欲绝等亡阳危证。

2. 由寒化热

由寒化热是指先为寒性病证，后转变为热性病证的病理过程。由寒化热最常见的情况是由实寒证转化为实热证，即通常所说的寒邪化热入里。如太阳表寒证，卫阳被遏，初则恶寒重、发热轻、无汗、脉浮紧，继则从阳化热，出现阳明里热证，可有高热、不恶寒反恶热、心烦、口渴、脉洪大等实热证表现。

总而言之，寒热病性转化有其一般规律：阴盛阳虚体质，易从寒化、湿化；阳盛阴虚体质，则易从热化、燥化；受邪脏腑经络属阴者，多从阴而化寒、化湿；受邪脏腑经络属阳者，多从阳而化热、化燥；误治伤阳，则从寒化；误治伤阴，则从热化。上述病性转化的发生，有突变，有渐变。一般来说，外感病的病性转化较为迅速，内伤病的病性转化则较为缓慢。

在疾病过程中，由于邪气盛衰变化，疾病的病理性质还可表现为虚实转化，出现由实转虚、由虚转实的病理机转（具体内容参见本章第二节基本病机中的邪正盛衰部分）。

二、影响病证传变的因素

疾病的传变受多因素影响，其中病邪的性质和邪正力量对比起决定性作用。它不仅决定疾病传变与否，而且决定了传变的方向与速度。此外，病证传变还是人体内外各种因素共同影响的结果。这些因素主要包括以下几种。

（一）体质因素

体质主要从两方面对疾病传变发生影响：一是影响正气强弱，体质参与决定发病与传变的迟速。如素体壮盛者，一般不易感病邪，一旦感邪则发病急速，但传变少，病程短；素体阳虚者，则不仅易于感邪，感邪后邪气易于深入，病势缓，病程缠绵而多变。二是在邪正相争中，对病邪的"从化"有重要影响。素体阳盛者，邪从火化较多，疾病易向阳热实证演变；素体阴盛者，邪从寒化多见，疾病易向实寒或虚寒演变。《医宗金鉴·卷三十六》曰："人感受邪气虽一，因其形脏不同，或从寒化，或从热化，或从虚化，或从实化，故多端不齐也。"

（二）环境因素

《素问·宝命全形论》曰："人以天地之气生，四时之法成。"人与自然环境有密切的联系。气候变化、地理环境、生活状况、社会环境等都对疾病的传变产生影响。如在冬春寒冷的季节，极易感受寒邪，外寒入里引动内饮而发寒哮，从而发生表里之间的传变。又如，久居高峻干燥地域之人，疾病传变易于化热、化燥；而久居潮湿之地者，病变多湿盛热微，易于伤气、伤阳。社会环境和生活因素（饮食、劳逸、情志）等对疾病传变亦有影响。情志对疾病传变的影响，主要通过干扰气机而发生作用。倘若个人境遇不佳，或人际关系紧张，则往往导致悲忧抑郁，疾病的发展不仅可以转为内伤，甚至造成恶化以致卒然死亡。

（三）邪气因素

邪气是影响疾病传变的重要因素，疾病传变的迟速以及病位、病性的传变等都可受到邪气影响。

（四）生活因素

包括情志、饮食、劳逸等，主要是通过对正气或邪气发挥作用而影响疾病的传变进程。

（五）诊治因素

正确的辨证治疗、合理的组方用药及恰当及时的调治措施，可以阻断、中止疾病的发展传变，或者使疾病转危为安，由重变轻，甚至痊愈；反之，用药不当或者失治、误治，则可能损伤正气，助长邪气，导致变证迭起，坏证丛生，以致预后不良。

 知识链接

热深厥深，热微厥微

《伤寒论·厥阴篇》曰："厥深者，热亦深；热微者，厥亦微。"就是说，热邪越深伏，则手足厥冷的程度越甚，热邪内伏越轻浅，则手足厥冷的程度也就越轻，这是热厥证的一个特征。热深厥深，热微厥微，除了见于伤寒病外，更多见于温热病中。总之，各种热病发展到严重阶段时，常常出现外部表现和内在病症不一致的情况。如热邪深伏，阳气被热邪郁阻，不能达于四肢，虽然邪热炽盛，反而外见手足厥冷，而且有这样一些特点：内伏之热邪轻微者，手足厥冷反而不甚；内伏之热邪炽盛者，手足厥冷的程度反而较甚。对这种热厥之证，临床上有如下辨别要点：①手足厥冷，但胸腹按之灼热。②患者畏寒战慄，反而不欲衣被。③服冷饮反而觉快爽。④下痢纯清水，其中夹有燥粪，气味亦极臭秽。⑤脉虽沉却按之鼓指有力。这些都是因里热极盛，阳气郁阻不能达于手足所致。正如《医学心悟》所说："有热证而手足厥冷者，所谓热深厥亦深，热微厥亦微也。"

本章小结

本章主要讲述了基本病机和内生五邪的内容，学习的重点为：病机的概念；虚实的概念及虚实的病机特点、邪正盛衰对疾病转归的影响；阴阳失调的概念、类型及病机特点和临床表现；气虚的形成及主要表现；气滞、气逆、气陷、气闭、气脱的病机特点、临床表现特点；血虚、血热、出血的病机特点及主要表现。本章的难点为：邪正盛衰与虚实的关系；虚实真假病机与虚实错杂病机的区别；阴阳格拒病机的形成及临床鉴别；内生"五邪"与外感六淫的区别。在学习过程中，需要结合阴阳五行、藏象、气血津液等章节的知识，前后融会贯通，结合临床，加深对知识点的理解。

复习思考题

1. 何谓阴阳失调？阴阳失调病机包括哪些内容？试分述之。
2. 如何理解"至虚有盛候""大实有羸状"？
3. 阴阳互损与阴阳偏衰有何区别？

病机的自测题

第九章

养生与防治原则

学习目标

1. 掌握治未病的概念及其意义。

2. 掌握治病求本、三因制宜等基本治则的概念及其临床运用。

3. 熟悉扶正祛邪、调整阴阳、调理精气血津液、调理脏腑等常用治则的概念及其临床运用。

4. 了解养生的概念及基本原则。

养生与防治
原则的PPT

中医养生是指在中医理论指导下，研究人类生命发展规律，探索衰老机制以及健身防病、延年益寿的理论和方法。防治原则，是指预防疾病发生和治疗疾病，以阻断其发展并使之好转或痊愈所应遵循的基本原则。

养生和防治原则是在整体观念和辨证论治思想指导下确定的，反映中医预防和治疗规律及特色的理论知识，是中医学理论体系的重要组成部分。

● 第一节 养 生 ●

一、养生的概念与意义

（一）养生的基本概念

养生首见于《庄子·内篇》。养生，又称道生、摄生、保生等。"养"有保养、调养、养护、补养之意；"生"有生命、生长、生机、生存之意。养生即保养生命，是依据生命发展规律采取各种方法保养身体，增强体质，维护健康，预防疾病。

（二）养生的意义

生命是自然界发展到一定阶段的必然产物，人禀天地之气生，沐四时之气而成。生命是具有生长、发育活力，并按照自然规律发展变化的过程。中医养生学是从天人相应的整体观出发，运用科学的养生观念、知识和方法去调摄身体，从而达到延缓衰老、预防疾病、延年益寿的目的。

"生、长、壮、老、已"是人类生命的自然规律。衰老是一种正常的生命现象，其机制与阴阳失调、脏腑虚衰、精气衰竭密切相关。衰老之迟早、寿命之长短，人人并不相同，究其原因，与养生有一定的关系。

衰老与人的寿命有着密切的关系。早衰会使寿命缩短，迟衰就有长寿的可能。各种生物都有相对稳定的自然寿命，中医学认为人类寿命的自然限度是 120 岁左右。如《尚书·洪范》记载"寿，百二十岁也"。《养生论》亦提到"上寿百二十，古今所同"。但在现实生活中，一般人的寿命仅有七八十岁，离自然寿限相差甚远。这种早衰现象，除了先天禀赋有差异以外，还包括社会因素、自然环境、情志失调、劳逸失度等对人体产生的不良影响。然而生活中高寿乃至百岁的老人也并不鲜见，其关键在于他们掌握了养生之道，调摄得当。《素问·上古天真论》曰："上古之人，其知道者，法于阴阳，和于术数，食饮有节，起居有常，不妄作劳，故能形与神俱，而尽终其天年，度百岁乃去。"

如何有效地预防疾病的发生，维护健康，也是养生的意义所在。疾病会削弱人体的脏腑功能，耗散体内的精气，甚至缩短人的寿命。而人类生存在一定的自然环境和社会环境之中，不可避免地会受到各种致病因素的侵袭。疾病的发生是因人体正气相对不足，邪气乘虚而入，破坏了体内的相对平衡状态所致。所以在未发生疾病之前，一方面应当保养正气，做到精神愉快、饮食合理、起居有常、劳逸适度等，使正气日渐强盛，提高机体抵御病邪的能力；另一方面也要注意防止邪气侵袭，如"夫上古圣人之教下也，皆谓之虚邪贼风，避之有时……精神内守，病安从来？"因此只要慎于摄生，扶正避邪，就能够最大限度地防止疾病的发生。又如朱震亨在《丹溪心法·不治已病治未病》中所言："与其救疗于有疾之后，不若摄养于无疾之先……是故已病而后治，所以为医家之法；未病而先治，所以明摄生之理。"

二、养生的基本原则

中医养生学历史悠久，方法多样。其原则可以归纳为顺应自然、形神兼养、保精护肾、调养脾胃。

（一）顺应自然

《灵枢·邪客》说："人与天地相应。"人类生活在自然环境中，大自然是人类的生命源泉，自然界的四时气候、昼夜晨昏、日月运行、地理环境的演变等各种变化，都会直接或间接地影响人体。一年四季有春温、夏热、秋凉、冬寒的变迁，万物随之有春生、夏长、秋收、冬藏的变化。人类在长期进化过程中，逐渐形成了人体的气血阴阳、五脏功能的盛衰等与自然界同步的节律性变化及自我调适的能力。顺应自然变化规律，人体的各种生理活动才能稳定而有序，阴阳才能平衡协调，人体的健康才能维系。《素问·四气调神大论》提出："春夏养阳，秋冬养阴。"这种"顺时摄养"的方法，就是根据四时气候变化而保健调摄的方法，就是天人相应、顺乎自然的养生原则。

人也生存在一定的社会环境之中，社会因素同样可以对人的精神状态和身体素质产生作用而影响人类健康。因此顺应自然的养生原则，不仅要求人的各种生命活动都应顺应自然界的变化，还要求与社会环境协调一致，才能养生防病，延年益寿。

（二）形神兼养

形，指人体的脏腑身形；神主要指人的精神活动。形乃神之宅，神乃形之主；无形则神无以生，无神则形无以统。二者相辅相成，不可分离。这种"形神合一""形与神俱"的生命观，是形神兼养的理论依据。养形，主要是指摄养人体脏腑、肢体、五官、九窍及精、气、血、津液等。调神，主要指调摄人的精神、意识、思维活动等。《灵枢·天年》曰："失神者死，得神者生。"所谓形神兼养，是指不仅要注意形体的保养，还要注重精神的调摄，使形体强健，精力充沛，身体与精神得到协调发展。

（三）保精护肾

精是构成人体和维持人体生命活动的基本物质，精、气、神被称为人身之"三宝"。精化气，气生血，血养神，神御形。精足神旺则形壮，五脏功能正常，气血流畅，生命活动旺盛。

肾藏精，为先天之本，水火之宅，是元气、阴精的生发之源。它主持人体的生长、发育和生殖，与人的生命过程密切相关。肾中所藏之精，是一身阴液和阳气的根本，五脏六腑功能均取决于肾阴肾阳。肺之治节，心之藏神，脾之转输，肝之疏泄等，莫不依赖于肾阳的温煦和肾阴的濡养。《素问·六节藏象论》说："肾者主蛰，封藏之本，精之处也。"肾精以先天之精为基础，又得后天之精的不断充养而壮大，是繁衍生命和激发人体各脏腑功能的物质基础。只有肾中精气充足，才会精力充沛，身体强健，寿命延长。肾中精气衰少，就会精神疲惫，体质虚弱而多病，寿命缩短。衰老的最根本原因就是肾气虚衰，肾精亏乏。因此，保精护肾是增强体质、保持健康的重要环节。

（四）调养脾胃

脾胃为后天之本，是气血生化之源，也是气机升降之枢纽，脾胃功能的强盛是正常生命活动的重要保证。脾运化所生精微物质充养五脏六腑、四肢百骸。脾胃健运，精微物质源源不断地产生，输送到全身。"人以胃气为本"，如果脾胃运化功能失常，不能化生和输布精微物质，脏腑失去濡养就不能发挥正常功能，就会导致疾病。正因如此，历代医家十分重视脾胃在养生中的重要作用。正如《素问·玉机真脏论》所言："五脏者，皆禀气于胃；胃者，五脏之本也。"可见人出生以后，胃气的盛衰有无，对于维持机体的生命活动至关重要。明代张介宾在《景岳全书·脾胃》中说："土气为万物之源，胃气为养生之主。胃强则强，胃弱则弱，有胃则生，无胃则死，是以养生家当以脾胃为先。"由此可见脾胃对生命活动及寿命的重要意义。调补脾胃是培补正气之大旨，也是全身形而防早衰的重要途径。

三、养生的主要方法

（一）精神养生

精神养生，就是通过怡养心神、调摄情志等方法，使形神高度统一，以提高健康水平。

1. 调神养生

《素问·上古天真论》言："精神内守，病安从来？""养生贵乎养神。"调神养生讲求：清净养神，要求养生之人少私寡欲，养心敛思；立志养德，要坚定信念，修养道德；开朗乐观，保持乐观情绪，舒畅情志；保持心理平衡，培养竞争意识，提高心理承受能力。嵇康在《养生论》中指出："精神之于形骸，犹国之有君也。神躁于中，而形丧于外，犹君昏于上，国乱于下也。"

2. 调摄情绪

历代医家都非常重视七情调摄。调摄情绪讲求：节制，遇事戒怒，宠辱不惊；疏泄，发泄不良情绪，尽快恢复心理平衡；转移，移情易性，避免不良情绪干扰；制约，以情胜情法。《素问·阴阳应象大论》曾指出"怒伤肝，悲胜怒""喜伤心，恐胜喜""思伤脾，怒胜思""忧伤肺，喜胜忧""恐伤肾，思胜恐"。

（二）起居养生

起居养生要求对日常生活各个方面进行科学合理的规划，以达祛病强身、延年益寿的目的。具体要求如下所述：

1. 起居有常

人类的起居只有与自然界阴阳消长变化规律相适应，才可有益于健康。人们应在白昼阳气隆盛之时从事日常活动，夜晚阳气衰微的时候安卧休息，即古人所言"日出而作，日落而息"。

2. 劳逸适度

人们在生活中应当有劳有逸，既不过劳，也不过逸，体力劳动要轻重相宜，脑力劳动要和体力劳动相结合。劳逸结合，既锻炼身体、调畅气机，又有助于健康长寿。

（三）饮食养生

饮食养生即通过合理的饮食、适度的补充营养，以补益精气，纠正脏腑阴阳之偏颇，从而增进机体健康、抗衰延寿。从古至今，人们都十分重视饮食养生，而食养亦遵循一定的原则。饮食养生主张饮食有节、五味调和、食不可偏。如《素问·脏气法时论》言："五谷为养，五果为助，五畜为益，五菜为充，气味合而服之，以补益精气。"此外顺应四时气候变化而调节饮食，也是中医饮食养生原则之一。如元代忽思慧《饮膳正要》所言："春气温，宜食麦以凉之；夏气热，宜食菽以寒之；秋气燥，宜食麻以润其燥；冬气寒，宜食黍以热性治其寒。"

（四）运动养生

运动养生，即采用传统健身术，如太极拳、五禽戏、八段锦、易筋经和武术等畅通气血经络、和调内脏，以达到增强体质、益寿延年的目的。

（五）针药养生

1. 针灸推拿养生

运用针灸推拿的方式，结合有关经络腧穴理论，调整经络气血，借以通达营卫，调和脏腑，达到增强体质、防病治病的目的。针刺有补、有泻；灸法长于温补、温通；推拿侧重于筋骨关节疾病的预防和治疗。在实际养生应用中，三者常可配合使用。

2. 药物养生

即应用抗老防衰药物延缓衰老、健体强身的养生方法。药物养生的重点在于益寿延年的方剂配制和药物养生原则的掌握。切记进补目的在于调和阴阳，不可过偏。

第二节 预 防

预防，就是采取一定的措施，防止疾病的发生与发展。预防对于健康人来说，可以增强体质，预防疾病的发生；对于病者而言，可以防止疾病的发展与传变。从古至今，中医学一直把预防放在一个重要位置。预防工作对维护人类身心健康、促进民族繁衍昌盛、推动国家兴旺发达具有重要意义。预防的核心思想可概括为"治未病"。治未病的理念，重在指导人们防患于未然。孙思邈在《备急千金要方》中说："消未起之祸，治未病之疾，医于无事之前，不追于既逝之后。"这既是古代医家的真知灼见，也是现代医学的理想境界，更是衡量医学水平的重要标志。

中医学历来重视预防的作用，"治未病"的概念可以追溯到《黄帝内经》。《素问·四气调神大论》就明确提出"治未病"的观点，认为"圣人不治已病治未病，不治已乱治未乱……夫病已成而后药之，乱已成而后治之，譬犹渴而穿井，斗而铸锥，不亦晚乎。"《黄帝内经》"治未病"概念的提出，反映了当时的医家们从医学实践活动中认识到了未病先防和已病早治的重要性。唐代孙思邈进一步发展与阐述了"治未病"观念，他在《备急千金要方·论诊候》提出"上医医未病之病，中医医欲病之病，下医医已病之病"，将疾病分为未病、欲病、已病三类，强调医术精湛的医者善于预防"未病"。"治未病"凸显了预防为主的医学思想，主要包括未病先防、既病防变、愈后防复三个方面。

一、未病先防

未病先防，是指在疾病未发生之前，先期采取预防措施以防止疾病发生。邪正盛衰变化决定了疾病发生、发展、变化的全过程，正气不足是发病的内在根据，邪气是发病的重要条件。故预防疾病，须从扶助机体正气和防止病邪侵害两方面入手。

（一）扶助机体正气

扶助机体正气是未病先防的重要手段。正邪相搏中双方的盛衰消长决定着疾病的发生、发展与转归，正胜邪则病退，邪胜正则病进。若人体正气充足，抗邪能力较强，病邪难以侵袭人体，则疾病不会发生。《素问·刺法论》说："正气存内，邪不可干。"所以调养正气是提高机体抗病能力的关键。

扶助机体正气在中医预防疾病的理论中占有重要的地位，并由此衍生出一系列扶正防病的方法。重视精神调养、注意饮食起居、加强身体锻炼均可以调养正气，从而使机体气机调畅，气血平和，阴平阳秘。人体阴阳气血协调平衡，正气充足，抗邪有力，故能达到未病先防的理想效果。

（二）防止病邪侵害

1. 防避邪气

邪气是导致疾病发生的重要条件，故未病先防除了增强正气，提高其抗邪能力外，还需要避免邪气侵害，诚如《素问·上古天真论》所云："虚邪贼风，避之有时。"防避邪气包括避免六淫侵害，如夏日防暑，秋天防燥，冬天防寒等；避免疫毒，及时隔离传染患者，防止疠气传染；注意环境安全，防止外伤与虫兽伤，防止水源、食物的污染等。

2. 药物预防

事先服用某种药物，可提高机体的抗邪能力，有效地防止病邪侵袭，从而起到预防疾病的作用。药物在预防疫病流行方面具有积极的意义。古今医家对此提出许多行之有效的方法。如《素问·刺法论》记载："小金丹……服十粒，无疫干也。"十六世纪，我国发明了人痘接种法，可以预防天花，开创了"人工免疫法"之先河。近年来，在中医药预防理论的指导下，用中医药预防疾病也取得了良好的效果，如用板蓝根、大青叶预防流感、腮腺炎等，在维护人类卫生健康方面发挥了重要作用。

二、既病防变

既病防变，是指在疾病发生后，要早期诊断、早期治疗，以防微杜渐，尽早截断疾病传变途径，防止病情发展。

（一）早期诊治

在疾病过程中，由于邪正斗争的消长，疾病的发展，可能会出现由浅入深，由轻到重，由单纯到复杂的发展变化。疾病初期，很多会经历或短或长的隐伏阶段。此时几乎无自觉症状，难以表现出明显异常，或症状轻微，容易被忽视。医生不仅善于识别和诊断已发生的疾病，还要善于诊察疾病形成过程的隐伏阶段。在疾病初期，病位较浅，病情多轻，正气未衰，病较易治，因而传变较少。若不及时诊治，邪气渐盛，正气渐衰，病情可能由轻到重，以致侵犯脏腑，使治疗困难。故医患双方均应重视早期诊疗，以免延误病情，失去治疗良机。《素问·阴阳应象大论》说："故邪风之至，疾如风雨。故善治者治皮毛，其次治肌肤，其次治筋脉，其次治六腑，其次治五脏。治五脏者，半死半生也。"因此，只有掌握疾病发生、发展及其传变规律，在疾病初期及时做出正确的诊断，才能做到早期诊治，阻止发展。

（二）防止传变

防止传变是在掌握疾病发生、发展及其传变规律的基础上，采取截断疾病传变途径和先安未病之处的方法，防止疾病发展或恶化。

1. 截断疾病传变途径

疾病的传变往往遵循一定规律。外感热病的传变以六经传变、卫气营血传变和三焦传变为主。内伤杂病的传变多与五脏之间生克次序、表里关系或经络路径等有关。比如温热病多始于卫分，因此卫分证阶段就是温病早期诊治的关键。根据疾病的传变规律，及时采取适当防治措施，截断其传变途径，可以有效防止疾病的深入和恶化。

2. 先安未病之处

在临床诊疗过程中，不但要针对病位进行治疗，而且还要根据疾病发展规律、五行的生克乘侮规律、五脏的整体规律、经络相传规律等，对尚未受邪但可能受波及之处进行预防性治疗，以达到防止传变的目的。清代医家叶天士称之为"先安未受邪之地"。如《金匮要略·脏腑经络先后病脉证》中曰："见肝之病，知肝传脾，当先实脾。"这是指临床上在治疗肝病时，可配合健脾和胃之法，使脾气旺盛而不致受邪。又如温热病伤及胃阴时，根据传变规律，它将进一步耗伤肾阴。故根据"先安未受邪之地"原则，在甘寒养胃方药中加入咸寒滋肾之品，有助于防止肾阴耗伤，以期获得良好效果。

三、愈后防复

愈后防复是指在疾病初愈时，防止因调养不当、过度劳累、用药不当等因素而复发。防止疾病愈后复发是中医预防理论中的重要内容。愈后防复主要包括防止复感新邪而复发、防止过劳而复发、防止饮食不当而复发、防止不良情志刺激而复发、防止用药不当而复发。

第三节　治　　则

一、治则的概念

（一）治则与治法的含义

治则，是在中医理论指导下制定的对防治疾病具有普遍性指导意义的原则，它是在整体观念和辨证论治精神指导下制定的治疗疾病的准绳，是古代哲学思想在中医防治中的具体运用，对临床立法、处方等具有普遍的指导意义。治法，是医生对疾病进行辨证之后，根据辨证结果，在治则的指导下，针对具体的病证拟定的直接而有针对性的治疗大法，是治则的具体体现与实施。中医治则、治法是指导制方的依据，也是联系病机与方药的桥梁。

（二）治则与治法的关系

治则与治法二者既有区别，又有联系。治则与治法相比更具有普遍性，也具有很强的原则性和指导性，相对稳定和规范。治法是从属于一定的治疗原则的具体治疗方法，其针对性与可操作性较强，较为具体而灵活。例如，针对疾病中邪正盛衰的病机变化，有扶正或祛邪的治疗原则。在扶正治则指导下，针对正气不足的具体类型，可采用补气、养血、滋阴、补阳等不同治法；在祛邪治则指导下，根据邪气的性质和侵入部位，有发汗、攻下、清热、化痰、利湿、理气、活血等具体治法的区别。治则与治法在实际运用中体现了原则性与灵活性的结合。

二、基本治则

（一）治病求本

治病求本，指在治疗疾病时，必须寻找出疾病的根本原因，抓住疾病本质，并针对疾病的本质进行治疗的指导思想。故《素问·阴阳应象大论》曰："治病必求于本。"治病求本是整体观念与辨证论治思想在治疗观中的体现，它高度概括了中医治则的精髓，是治则的最高层次。正治与反治、治标与治本、扶正与祛邪、调理阴阳、调理精气血津液、调理脏腑、三因制宜等都是在治病求本这个治疗疾病主导思想指导下确立的治疗原则。正治与反治，是对治病求本的明确阐述，揭示出治病求本是针对疾病证候性质而治的。治标与治本，反映了治病求本的灵活性，表明在某些特殊情况下，可根据需要对标本的先后缓急进行取舍。扶正与祛邪分别针对虚实的病机变化给予补虚和泻实治疗。调理阴阳，即纠正阴阳的偏盛偏衰，使其恢复平衡状态。调理精气血津液，即补充人体物质匮乏，并协调其运行。调理脏腑是根据脏腑的生理病理特性以及相互关系协调其功能。三因制宜则强调针对疾病本质治疗的同时，不可忽视时间因素、地域因素和个体因素，因此是对治病求本的重要补充。

1. 正治与反治

正治与反治，是在治病求本根本原则指导下，针对病证有无假象而制定的两种治疗原则。《素问·至真要大论》曰："逆者正治，从者反治。"在错综复杂的疾病中，大多数病证本质与临床征象一致，但是也有一些病证的本质与临床征象不完全一致，即出现假象，故有正治与反治的不同。

（1）正治

正治是指采用与证候性质相反的方药进行治疗，即逆证候性质及其临床现象而治的治则，故又称"逆治"。正治适用于证候本质与现象相一致的病证。常用的正治法则有如下四种：

① 寒者热之，又称"以热治寒"。寒证表现出寒象，用温热性质的方药治疗。例如，表寒证用辛温解表法，里寒证用辛热散寒法。

② 热者寒之，又称"以寒治热"。热证表现出热象，用寒凉性质的方药治疗。例如，表热证用辛凉解表法，里热证用苦寒清热法。

③ 虚则补之，虚证表现出亏损或不固等虚象，用具有补益功效的方药治疗。例如，阳气虚弱证用温阳益气法，阴血不足证用滋阴养血法。

④ 实则泻之，实证表现出有余或亢奋等实象，用具有祛邪功效的方药治疗。例如，食积证用消食导滞法，瘀血内阻证用活血化瘀法。

至于《素问·至真要大论》所提出的"坚者削之，客者除之，劳者温之，结者散之，留者攻之，燥者濡之，急者缓之，散者收之"等种种治法，都属于逆其病势的逆治法。通过与病势相逆的治疗方法，改善其由不同病因作用所发生的病理变化，从而达到恢复机体正常生理的目的。可以说正治是中医治疗过程中应用最广泛、最基本的治法。

（2）反治

反治，是指顺从病证的外在假象而治的一种治疗法则。由于采用的方药性质与病证中的假象性质相同，即顺从疾病的假象而用药，又称"从治"。从表面来看，反治顺从的是病证的假象，采用与假象性质相同的方药进行治疗；但就其本质而言，仍是逆证候的性质而治，故仍是在治病求本的观念指导下，在特殊情况下针对疾病的本质而进行的治疗。反治适用于证候本质与现象不完全一致的情况。常用的反治法则有如下四种：

① 热因热用，又称"以热治热"，是指用热性药物来治疗具有假热征象的病证。适用于阴寒内盛，格阳于外，反见热象的真寒假热证。例如患者四肢厥冷、下利清谷、脉微欲绝等，病证本质属阳衰阴盛，但同时又可见身热、面赤、口渴、脉大等假热征象。根据其真寒假热的病机，当用温热方药治疗。温热方药顺从的是"假热"现象，其本质仍是针对"真寒"而进行治疗。

② 寒因寒用，又称"以寒治寒"，是指用寒性药物来治疗具有假寒征象的病证。适用于里热盛极，阳盛格阴，反见寒象的真热假寒证。例如患者渴喜冷饮、烦躁不安、便干尿黄、舌红苔黄等，病证本质属里热炽盛，但同时又可见四肢厥冷、脉沉等假寒征象。根据其真热假寒的病机，当用寒凉方药治疗。寒凉方药顺从"假寒"现象，其本质仍是针对"真热"的本质进行治疗。

③ 塞因塞用，又称"以补开塞"，指用补益方药治疗具有闭塞不通症状之虚性证候的治法。适用于正气虚弱、运化无力所致的真虚假实证。例如脾虚运化无力，可出现脘腹胀满，精血不足、气虚不运可导致大便秘结，血枯所致的闭经等，均可使用补益之剂"以补开塞"。补益方药顺从的是具有闭塞不通的"假实"现象，其本质仍是针对"真虚"的本质而进行治疗。

④ 通因通用，又称"以通治通"，指用通利祛邪的方药治疗具有通泄症状之实性证候的治法。适用于邪实阻滞、传化失司所致的真实假虚证。例如饮食积滞引起的腹泻，膀胱湿热导致的尿频，瘀血内停导致的崩漏等，均可使用通利祛邪之剂进行治疗。通利方药顺从的是

具有通泄的"假虚"现象，其本质仍是针对"真实"而进行治疗。

不管何种方法，都是针对病因治疗，是"治病必求于本"指导思想的具体体现。无论是逆治法还是从治法，要想达到治疗目的，必须具有辨识病因的本领。

正治和反治

2. 标本缓急

标与本是相对而言的，标本关系常用来概括说明事物的现象与本质。"标"指枝末、树梢；"本"指草木之根本、根基。标与本，犹言主与次、源与流。在中医学中，标本常用来概况病变过程中矛盾的主次先后关系。标本的具体所指当视不同情形而定。例如，以疾病的本质与现象而言，本质为本，现象为标；以病机和症状而言，病机为本，症状为标；以病位而言，脏腑精气病为本，肌表经络病为标；以发病次序而言，先病为本，后病为标；原发病为本，继发病为标；以邪正关系而言，正气为本，邪气为标。由此可见，标本不是绝对的，而是相对的，有条件的。

(1) 急则治其标

病证急重时的标本取舍原则是标病急重，则当先治，急治其标，待标症（病）缓解后，再治其本。某一症状特别急重，若不及时处理会危及患者生命，或带来巨大痛苦，此时当以控制症状为首要任务。如病因明确的剧痛，可先缓急止痛，痛止则再图其本。再如水臌患者，就原发病与继发病而言，臌胀多是在肝病的基础上形成，则肝血瘀阻为本，腹水为标，若病情不重，应以化瘀为主，兼以利水；但是腹水严重，呼吸急促，二便不利时，则为标急之象，应急治标病腹水，待腹水减退，病情稳定，再治其肝病。又如大出血患者，由于大出血会危及生命，所以无论何种原因导致的大出血，均应紧急止血治其标，待血止后，病情缓和再治其本。以上示例便属"急则治标"的具体运用。急则治标只是标症紧急时采取的权宜之计，待标症缓解后，当转而治本，才不违背"治病求本"原则。

(2) 缓则治其本

缓则治本对慢性疾病或急性疾病的恢复期有着重要的指导意义。多用在病情缓和、病势迁延、暂无急重病的情况下，此时必须着眼于疾病的本质进行治疗。例如大失血患者，根据"急则治标"采用止血治疗后，待出血势缓或暂时血止，就应转而治其本，分析出血的病因病机，或补气，或凉血，或活血，务必消除出血的内在因素。再如气虚自汗，其本为气虚不能固摄津液，其标为自汗。此时应益气固表以固其本，气复则自能收摄汗液，若单用止汗之剂，则难以奏效。又如肺痨咳嗽，肺肾阴亏、气阴不足是其本，而咳嗽、痰血、潮热、盗汗是其标，这些症状不危及生命，故治疗时一般不主张见咳止咳，多采用滋补肺肾，或补气养阴之剂，待肺肾虚损恢复，则咳嗽、痰血自止。

(3) 标本兼治

标本兼治，是指同时兼顾治标和治本。当标本并重或标本均不太急，或者在时间或条件上已经不允许单独治标或单独治本时，应当标本兼治。若二者兼用，则相得益彰，既除病证之源，又解症状之苦。例如，在热性病过程中，里热成实，耗伤阴液，症见腹满硬痛、大便燥结不通、口干渴、舌苔黄燥。此时邪热内结为本，阴液受伤为标。因标本俱急，若忽略治标，则大便不通，津伤更甚；若忽略治本，则津液亏乏，邪热愈炽，因此当标本兼顾，泻下与滋阴并用。再如脾虚失运、水湿内停，此时脾虚为本，水湿为标，治应补脾与祛湿同用，即可得到良好的治疗效果。

《素问·标本病传论》言："间者并行，甚者独行。"可见，病证之变化有轻重缓急、先后主次之不同，因而标本的治法运用也就有先后与缓急、单用或兼用的区别，这是中医治疗的原则性与灵活性有机结合的体现。区分标病与本病的主次缓急，有利于在复杂多变的疾病中抓住主要矛盾。一般来说，凡病势发展缓慢者，当从本治；发病急剧者，首先治标；标本俱急或标本俱缓者，又当标本兼治，最终达到治病求本的目的。

（二）三因制宜

三因制宜，包括因人、因时、因地制宜，是指治疗疾病时，要根据患者、时令、地理等具体情况，制定适宜的治疗方法。"人以天地之气生，四时之法成"。从某种程度上讲，疾病的发生、发展，就是天、地、人等诸多因素共同作用的结果。因此在临床治疗时，除掌握治疗疾病的一般规律外，还应知常达变，结合时令气候、地理环境、人的体质差异等因素对疾病的影响，做到区别对待，灵活处理，制定出最适宜的治疗方法。

1. 因时制宜

因时制宜，是指根据不同季节的气候特点制定适宜的治法，选用适宜的方药。人与自然相通应，四时季节、昼夜晨昏等时间因素，既可影响自然界不同的气候特点和物候特点，同时对人体的生理功能与病理变化也带来一定影响。因此，治疗疾病时亦应考虑时间因素，根据时令气候特点对治疗方药加以调整，并注意不同时间条件下的治疗禁忌。

以季节而言，不同的季节表现出特定的气候特点，应根据四时气候特点对治疗用药加以调整。例如，四季有寒温之序，夏季炎热，机体在此阳盛之时，腠理疏松开泄，则易出汗，即使感受风寒之邪而致病，亦不宜过用辛温发散之品，以免耗气伤津或助热生变。冬季寒冷，机体阴盛而阳气内敛，腠理致密，此时感受风寒，则辛温发表之剂用之无碍；但此时若病为热证，则不可过用寒凉之品，以免损伤机体阳气。此外，随着季节更替，自然界有阴阳之气消长变化，春夏阳气升发，秋冬阳气敛藏，在治疗时也应注意人体阴阳气血变化特点。《素问·六元正纪大论》云："用寒远寒，用凉远凉，用温远温，用热远热，食宜同法。"即用寒凉方药及食物时，当避其气候之寒凉；用温热方药及食物时，当避其气候之温热，饮食药物皆要顺应自然界阴阳变化规律。

以月令而言，随着月亮盈亏的周期性变化，人体气血亦出现相应的节律变化。月圆时气血旺盛，月缺时气血衰少，故治疗时应考虑月相盈亏圆缺变化规律。《素问·八正神明论》云："月生无泻，月满无补，月郭空无治，是谓得时而调之。"即提示治疗疾病时需考虑每月的月相盈亏圆缺变化规律，根据月亮盈亏变化对治疗补泻进行调整，月满时侧重于泻，月缺时侧重于补，这种按照月节律施治的方法，在针灸及妇科的月经病治疗中比较常用。

以昼夜而言，日夜阴阳之气比例不同，人亦应之，人体阴阳亦出现类似四时的节律性变化。白昼阳长阴消，夜间阴长阳消，治疗时也应考虑昼夜的阴阳属性。如阴虚的午后潮热，脾胃阳虚之五更泄泻等，也具有日夜的时相特性，亦当考虑在不同的时间实施治疗。此外，按照针灸学"子午流注"学说，昼夜十二时辰中，每个时辰对应着一条经脉，该时辰即为该条经脉及所属脏腑功能最旺时，即不同时辰选取经穴具有相对特异性，根据时辰与脏腑、经络的对应关系，择时治疗。

2. 因地制宜

因地制宜，是指根据不同地区的地理环境特点，制定适宜的治法，选用适宜的方药。不同的地域，地势有高下，气候有寒热燥湿，水土性质各异，加之人们的饮食、生活习惯、环境有别，使其生理活动与病理变化亦不尽相同，因地制宜就是考虑这些差异来进行治疗。关于因地制宜这一原则，《内经》概括为"异法方宜"，它源于先秦农家的"地宜"原则，充分体现了农耕文化对传统中医理论的深刻影响。

以感冒为例，我国东南一带，气候温暖潮湿，阳气容易外泄，人们腠理疏松，因感受风邪而致感冒，且一般以风热居多，常采用桑叶、菊花、薄荷之类药物辛凉解表；即使外感风寒，也少用麻黄、桂枝等温性较大的解表药，而多用荆芥、防风等平和药物。而西北地区，天寒地燥，阳气内敛，人们腠理闭塞，若感邪则以风寒居多，常以麻黄、桂枝、羌活之类药物辛温解表，且使用时药量较重。此外还有一些疾病的发生常与当地的地质水土状况密切相关，如地方性甲状腺肿、克山病等。因此在治疗疾病时必须遵守因地制宜原则，采用适宜的治疗方法与治疗手段。

3. 因人制宜

因人制宜，是指根据患者年龄、性别、体质等不同特点制定适宜的治法，选用适宜的方药。

（1）年龄

年龄不同，则生理功能、病理反应各异，治宜区别对待。一般来说，小儿发育迅速，但脏腑较嫩，形气未充。一旦患病变化较快，易虚易实，易寒易热。因而治疗小儿疾病，药量宜轻，疗程多宜短，忌用峻剂。青壮年体质强健，正气旺盛，一旦患病以实为多，可侧重于攻邪泻实，用量亦可稍重。中年生机由盛渐衰，精血暗耗，阴阳渐亏，故治疗中年疾患，应注意补充精血阴阳，协调脏腑功能。而老年人生机减退，气血日衰，脏腑功能衰减，病多表现为虚证，或虚中夹实。因而多用补虚之法，或攻补兼施，用药量应比青壮年少，且中病即止，避免耗伤正气。

（2）性别

男女性别不同，各有其生理、病理特点，故治疗用药时亦当有别。同时，还要结合男女各自的生理特点，注意治疗用药的宜忌。如女性有经带胎产等生理现象，易于发生经带胎产诸疾。男性易患精室及性功能障碍等病症。此外，女性月经期、妊娠期用药时当慎用或禁用峻下、破血、重坠、开窍、滑利、走窜及有毒药物。并且妇女在月经期，用药不应有碍经血运行，一般忌过用寒凉或收涩药物；经净后血去脉虚，宜多补少泻。妇女产后诸疾应考虑是否有气血亏虚的情况，治法常宜多补少泻，同时要结合恶露排出情况。若恶露未净，宜温补疏通，不宜用寒凉敛涩之剂，以免瘀留不去。

（3）体质

因先天禀赋与后天生活环境的不同，个体体质存在着差异，人的体质有强弱之别、寒热阴阳之异。由于机体的体质差异与反应性不同，病证有寒热虚实之别或"从化"的倾向。对此，在治疗中应加以考虑。

一般而言，体质强者，病证多实，能耐受攻伐，故治疗宜攻，用药量宜重；体质弱者，病证多虚或虚实夹杂，治疗宜补，用攻则药量宜轻。偏阳盛或阴虚之体，当慎用温热之剂；偏阴盛或阳虚之体，当慎用寒凉之品。

此外，因人制宜所应考虑的方面十分广泛，不能局限于以上三点，其生活环境、精神状态、生活习惯、职业、种族、受教育程度、社会经济地位等诸多因素也需要在临证中加以考虑。《灵枢·根结》有言："刺布衣深而留之，刺大人微以徐之。"中华民国时期著名的学者谢观曾在《中国医学源流论》中尖锐地批评用药千篇一律的做法："犹之颅囟跸方，固宜冠规履据，然大小之间，宜人各人之支配，不能规划尺寸。"

综上所述，三因治宜的原则，体现了中医治疗的整体观念以及辨证论治在应用中的原则性与灵活性。只有把疾病与天时气候、地域环境、患者个体等因素结合起来，综合考虑，才能提高临床疗效。

三、常用治则

中医治疗疾病的基本原则是治病求本，三因制宜是对治病求本的合理补充。在临床治疗中，在治病求本原则指导下，应根据邪正盛衰、阴阳失调、精气血津液失常、脏腑失调的具体情况去确定相关的治疗原则。中医治疗中常用的治则如下所述：

（一）扶正祛邪

邪正斗争是疾病过程中始终存在的矛盾。扶助正气、祛除邪气是解决邪正矛盾，指导临床治疗的重要治则。在正邪相搏过程中，双方的盛衰消长决定着疾病的发生、发展与转归。因此，治疗疾病的一个基本原则，就是要扶助正气，祛除邪气，改变疾病过程中邪正双方力量对比，使疾病向好转、痊愈方向发展。

1. 扶正与祛邪的概念

扶正，即扶助正气，增强体质，提高机体的抗邪及康复能力。它适用于各种虚证，即所谓"虚则补之"。益气、养血、滋阴、温阳、填精、生津等均是扶正治则下的具体治法。在具体治疗手段方面，除内服汤药外，还可使用针灸、推拿、气功、食疗、形体锻炼等方式来扶助正气。中医发病学理论认为正气不足是疾病发生的内在根据，因此扶正固本是防治疾病的重要理念，贯穿于疾病防治过程始终。

祛邪，即祛除邪气，消解病邪的侵袭和损害，抑制亢奋有余的病理反应。它适用于各种实证，即所谓"实则泻之"。发汗、涌吐、攻下、消导（消食导滞的简称）、化痰、活血、散寒、清热、解毒、祛湿等，均是祛邪治则指导下确立的具体治疗方法。其具体使用的手段也很多。在中国传统文化影响下，在与疾病做斗争的过程中，中医对待邪气的理念更注重"驱"（给邪以出路），而非"灭""杀"等赶尽杀绝的方式。

扶正与祛邪，一是针对正气不足而设，一是根据邪气亢盛而立。二者虽截然不同，但在治疗中又互为补充，相辅相成。扶正以增强正气为目的，正气旺盛则抗病邪能力提高，能抵御病邪，"驱"邪外出，做到"正盛邪自却""扶正以祛邪"；祛邪以清除体内病邪为目的，使病邪停止对机体继续造成损害，以保护正气，促使正气恢复，做到"邪去正自安""祛邪以存正"。

2. 扶正祛邪的运用原则

由于在疾病发生、发展及其变化过程中，邪正双方的盛衰变化密切相关，因此扶正与祛邪之间也是相互为用、相辅相成的。扶正祛邪在运用时应该掌握好下述原则：一是扶正用于虚证，祛邪用于实证；二是当正虚邪实的虚实错杂证时，应根据虚实的主次缓急，决定扶正与祛邪运用的先后与主次；三是要注意扶正不留邪，祛邪不伤正。具体运用如下所述：

（1）单独运用扶正或祛邪

即单纯用扶正或单纯用祛邪。

扶正：扶正原则一般适用于"精气夺则虚"的虚证，如气虚、阴虚、阳虚、血虚、津液不足等，多用于疾病的慢性期、后期、恢复期，或素体虚弱之人。运用时应分清虚证所在的脏腑经络等具体部位，以及精、气、血、津液的虚衰种类，根据虚损部位来确定相应的治疗方法，还应适当掌握用药的缓峻及剂量。虚证一般宜缓图，少用峻补药，以免造成药害。

祛邪：祛邪原则一般适用于"邪气盛则实"的实证，如食积、水肿、气滞、血瘀、虫积等，多用于外感病初期、极盛期，或疾病过程中痰湿或瘀血等病理产物为矛盾的主要方面，而正气尚可耐受攻伐的状况。运用时当辨清病邪性质、强弱、病位，从而采取相应的治疗方法。同时，还应注意中病则止，勿使过剂，以免用药太过而伤正。

（2）同时运用扶正与祛邪

扶正与祛邪的同时使用，即攻补兼施，适用于正虚邪实、虚实错杂的病证。扶正祛邪同时运用时，由于虚实有主次之分，所以二者在同时使用时亦有主次之别。此外，要尽可能做到扶正而不留邪，祛邪而不伤正。

扶正兼祛邪，即扶正为主，兼顾祛邪，适用于以正虚为主的虚实夹杂证。如肾阳虚弱而致的水饮内停证，应以温补肾阳为主，兼顾祛除水湿之邪。

祛邪兼扶正，即祛邪为主，兼顾扶正，适用于以邪实为主的虚实夹杂证。如夏季感暑热之邪而伤津耗气，应以清热祛暑为主，兼顾生津益气。

（3）先后运用扶正与祛邪

扶正与祛邪的先后运用，也适用于虚实夹杂证，主要适用于正虚邪盛的情况。这是由于虚实的轻重缓急状况不适合攻补兼施的情况而采用的变通法则，运用时将祛邪与扶正先后使用，可以达到既不伤正，又不碍邪，从而达到邪去正复的目的。

先祛邪后扶正，又称先攻后补。在正虚邪盛的虚实错杂证中，若正气虽虚，尚可耐攻；或邪盛为主，兼以扶正反会助邪时，可先用祛邪之法，使邪气不盛时再补其正。如瘀血所致的崩漏证，因瘀血不去，崩漏难止，虽补血而血虚难复。故应先活血化瘀，然后再进行补血。

先扶正后祛邪，又称先补后攻。在正虚邪盛的虚实错杂证中，若正气虚弱，不耐攻邪；或正虚为主，兼以攻邪反而更伤正气时，可先用扶正之法，使正气逐渐恢复到能承受攻伐时再攻其邪。如某些虫积患者，因病久正气大虚，不宜即行驱虫，应先用健脾和胃以扶正，使正气得到一定程度恢复后，再给予驱虫消积治疗。

总之，扶正祛邪的应用，应知常达变，灵活运用，坚持中医的辨证论治原则，据具体情况而选择不同的用法，在运用上要掌握好以下原则：

① 攻补应用合理，即对于虚证用扶正法，对于实证用祛邪法；

② 辨清先后主次，对虚实错杂证，应该辨明虚实的主次与缓急，决定扶正祛邪运用的先后与主次；

③ 尽量做到扶正不助邪，祛邪不伤正。

（二）调整阴阳

阴阳失去平衡协调是疾病的基本病机，对此加以调治即为调整阴阳。调整阴阳，是指运用损其有余、补其不足等原则以纠正阴阳的偏盛、偏衰的病理状态，恢复人体阴阳的相对平衡。从根本上讲，人体患病是体内阴阳协调平衡被破坏，出现偏盛、偏衰的结果。故调整阴阳，"以平为期"，是治疗的根本法则。

1. 损其有余

损其有余，适用于人体阴阳中任何一方偏盛有余的实证，又称"实则泻之"。

对"阳胜则热"所致实热证，根据阴阳对立制约的原理，其偏盛之阳热宜用寒凉药物清泻，即"热者寒之"。若在阳偏盛的同时，由于"阳胜则阴病"而导致阴气亏虚，此时不宜单纯清其阳热，而须兼顾阴液的不足，即在清热的同时，配以滋阴之品，这体现了祛邪为主、兼以扶正的思想。

对"阴胜则寒"所致实寒证，根据阴阳对立制约的原理，其偏盛之阴寒宜用温热药物消解，即"寒者热之"。若在阴偏盛的同时，由于"阴胜则阳病"而导致阳气不足，此时不宜单纯地温散其寒，还须兼顾阳气不足，即在散寒的同时，配以扶阳之品，这亦体现了祛邪为主、兼以扶正的思想。

2. 补其不足

补其不足，适用于人体阴阳中任何一方虚损不足的虚证，又称"虚则补之"。

(1) 阴阳互制之调补阴阳

对"阴虚则热"所出现的虚热证，治宜滋阴以抑阳，即唐代王冰所谓"壮水之主，以制阳光"（《素问·至真要大论》注语），《素问·阴阳应象大论》将之称为"阳病治阴"。"阳病"指的是阴虚则阳气相对偏亢，治阴即补阴之意。

对"阳虚则寒"所出现的虚寒证，治宜扶阳以抑阴，即唐代王冰所谓"益火之源，以消阴翳"（《素问·至真要大论》注语），《素问·阴阳应象大论》将之称为"阴病治阳"。"阴病"指的是阳虚则阴气相对偏盛的病理状态，治阳即补阳之意。

(2) 阴阳互济之调补阴阳

在治疗阴阳互损所致的虚热与虚寒证方面，明代张介宾提出"阴中求阳"与"阳中求阴"的治法，他在《景岳全书·新方八阵》中言道："善补阳者，必于阴中求阳，则阳得阴助而生化无穷；善补阴者，必于阳中求阴，则阴得阳升而泉源不竭。"此即阴阳互济的治法。根据阴阳互根互用原理，在治疗阴虚证时，补阴时适当佐以补阳药谓之阳中求阴。治疗阳虚证时，补阳时适当佐以补阴药谓之阴中求阳。

(3) 阴阳并补

在治疗阴阳两虚的病证时，应当采取阴阳双补的治疗方法。虽然在用药上都是滋阴、补阳并用，但必须分清主次而用，且适应证候有所区别。阳损及阴者，以补阳为主，兼以滋阴；阴损及阳者，以补阴为主，兼以补阳。

(4) 回阳救阴

适用于阴阳亡失者。亡阳者，当回阳以固脱；亡阴者，当救阴以固脱。由于亡阳与亡阴都是一身之气的突然大量脱失，皆属气脱病机，故治疗时都要施以峻剂补气固脱。

总之，运用阴阳学说指导治疗，其最终目的在于选择有针对性的调整阴阳的措施，以阴阳恢复协调平衡为治疗目标，从而达到治疗疾病的目的。

（三）调理精、气、血、津液

精、气、血、津液是脏腑经络功能活动的物质基础，其生理各有功用，又相互为用，对维持生命活动至为关键。它们在生理上密切联系，病理上相互影响，治疗时可以同时加以调理。

1. 调精

调精包括补精和疏精。

补精，适用于精亏症。由于精可分为先天之精和水谷之精，与肾、脾、胃等的生理功能密切相关。因此补精时可有不同侧重。以生长发育迟缓、生殖功能低下等肾精亏虚为主者，治当补肾填精。以面色萎黄、纳呆便溏等脾胃气虚为主者，治当补脾摄精。

疏精，适用于精瘀证。败精、浊精郁结阻滞于阴器脉络，出现小腹坠胀、睾丸胀痛、尿道滴白等精瘀下焦证，治当疏精通瘀。

2. 调气

调气包括补气和行气。

补气（又称益气），适用于气虚证。脾胃运化水谷而生的水谷之精所化之气，以及由肺吸入的自然界清气，是一身之气的重要来源。故补气主要是补脾肺之气，而尤以培补中气为重。此外，源于肾所藏先天之精所化的先天之气，亦是一身之气的重要来源。故气虚之极，又要从补肾入手。

行气（又称理气），适用于气机失调的病证。气机失调的病机主要有气滞、气逆、气陷、气闭、气脱等。人体气机升降出入，多与肝主疏泄、肺主宣降、脾主升清、胃主降浊有关，故气滞多与肺、肝、脾、胃等脏腑功能失调有关。肝主疏泄，调畅全身气机，故气滞之病又以疏肝行气为先。此外，气陷者宜补气升气，气逆者宜降气，气脱者宜益气固脱，气闭者宜开窍通闭。

3. 调血

调血包括补血、行血、温经、凉血、止血。

补血（又称养血），适用于血虚证。心主血，肝藏血，脾生血统血，肾藏精化血，血虚多与心、肝、脾、肾密切相关，故补血又当区分具体情况结合补脏治疗。其中又因"脾胃为后天之本""气血生化之源"，故补血尤为重视对脾胃的补养。气为阳，血为阴，气能生血，血能载气。根据阴阳互根互用的理论，血虚证，在补血方内加入补气药物，常可增强补血之效。血虚与阴虚常互为因果，故对血虚兼有阴虚者常配伍补阴之品，以加强其补血作用。

行血（又称活血），适用于血瘀证。治疗血瘀常用活血、理血之法，总以祛瘀为要。血瘀有寒、热、虚、实之分，应当辨证论治，区别对待。其治当以寒者热之、热者寒之、虚者补之、实者泻之等法辅之。

温经或凉血。治疗血寒常用温经散寒之法。由于血得寒则凝，血寒多致血瘀，故常配伍通经活络、和血行血之品；治疗血热常用清热凉血之法。因血得温则行，故凉血常辅以止血之药。

止血。由于导致出血的原因多种多样，止血也有收敛止血、凉血止血、温经止血、化瘀止血之分。因此治疗时必须遵循辨证论治的基本原则，分清出血的原因、性质和部位施治，切勿一味止血，即有"见血休治血"之谓。

4. 调津液

调津液包括滋补津液和祛除痰湿。

滋补津液，适用于津液不足证，如肺燥、胃燥、肠燥等。滋补津液的方法主要有二：一是摄入足量的水液；二是用滋阴润燥药物。若为实热伤津者，多配合清热生津之法。

祛除痰湿，适用于水湿痰饮证。其中，湿盛者宜祛湿、化湿或利湿；水肿或水臌者，宜利水消肿；痰饮为患者，宜化痰逐饮。从脏腑而言，肺、脾、肾、肝的脏腑功能失调是产生水液代谢障碍的重要原因，故治疗时多从以上四脏入手。

5. 调理精、气、血、津液的关系

（1）调理气与血的关系

气血之间有着互根互用的关系，二者在生理上相互联系，病理上相互影响。气为血之

帅，气虚则血弱，气滞则血瘀，气陷则血下，气逆则血乱，故气病血随之亦病。治疗中，一方面，气虚生血不足而致血虚者，宜补气为主，辅以补血，或气血双补；气虚行血无力而致血瘀者，宜补气为主，辅以活血化瘀。此外，气郁宜顾其血滞，气逆宜顾其血乱，而求于气血冲和。另一方面，血虚不足以致气虚者，宜补血为主，辅以益气；血虚不运以致气滞者，宜补血与行气并用，但是气随血脱者，应当先益气固脱以止血，待病情缓和后再进补血之品。总之，气之与血，两相维附，气为橐龠，血如波澜，故《医宗必读·辨治大法论》曰："有因气病及血者，先治其气；因血病而及气者，先治其血。"

（2）调理气与津液的关系

气与津液之间亦有着互根互用的关系，故二者在生理上同样相互联系，病理上相互影响。气虚而致津液化生不足者，宜补气生津。气不行津而成水湿痰饮者，宜补气、行气以行津；气不摄津而致体内津液丢失者，宜补气以摄津。津停而致气阻者，在治水湿痰饮的同时，应辅以行气导滞；气随津脱者，宜补气以固脱，辅以补津。

（3）调理精血津液

精血同源于水谷精微，精血可以相互化生，故治疗精亏时，在填精的同时可辅以补血之品。治疗血虚时，在补血的同时可佐以填精之品。津血同源，津血互化，故临床可补血养津或养血润燥同时并用，以治疗津血同病之证。

（四）调理脏腑

脏腑是人体结构和功能的基本单位，也是各种疾病发生的具体部位。调理脏腑就是在进行脏腑病变的治疗时，不仅要考虑脏腑自身的虚与实，还要辨别脏腑本身的阴阳气血失调；既要注意五脏系统与外部环境的关系，又要注意五脏之间的相互关系。在中医学整体观念的指导下，使脏腑状态重新恢复协调平衡。

1. 脏腑补泻

扶正祛邪是治疗脏腑失常病证的原则。脏腑虚证宜补益气血阴阳，脏腑实证宜祛除实邪。同时，要结合脏腑各自的生理特性，区别对待，顺势治疗。

（1）补虚泻实

扶正是治疗脏腑虚证的原则，根据阴阳气血虚损的具体情况，选择相应的治法予以治疗。祛邪是治疗脏腑实证的原则，根据火热、痰饮、食积、瘀血、结石等邪气的种类和性质，选择适当的祛邪方法。当脏腑病变复杂、虚实兼有时，应扶正祛邪并用，并分清邪实、正虚的主次。

（2）调理脏腑的阴阳气血

阴阳气血是脏腑生理功能的基础，当阴阳气血出现失调时，即可发生功能失常的病变。由于五脏各有其特性，所以各脏腑阴阳气血失调各有侧重，故治疗时当根据不同特点对具体方法加以调整。以肝为例，肝的阴阳气血失调侧重于肝气，肝阳常有余，肝阴、肝血常不足。实则泻其有余，故肝气郁者宜疏肝气，肝火旺者泻肝火，肝阳亢者平肝阳，肝风动者熄肝风。虚则补其不足，肝血虚者养肝血；肝阴虚者养肝阴。

（3）顺应脏腑的生理特性

在治疗脏腑病变时，应结合其阴阳五行属性、气机运动特点、脏性喜恶苦欲，对治法进行调整。例如，心为阳脏，心之阳气充沛有助于心行血功能正常，故在治疗心病时，应注意顾及心之阳气；肺主宣发肃降，外感或内伤皆可致肺失宣肃，故宣肺、肃肺是贯穿肺系病证治疗中的基本大法；脾气主升，胃气主降，故治疗脾胃运化失常病证，治脾重在健脾升清，治胃重在通降胃气。此外，由于脾喜燥恶湿，胃喜润恶燥，故治脾宜慎用滋腻碍运之品，治胃宜慎用刚燥耗津之剂等。再如，六腑的生理特性为"以通为用，以降为顺"。治疗六腑病证，当时刻注意恢复六腑通降之职。

2. 协调脏腑关系

由于脏腑之间，生理上互济互制，病理上相互传变、相互影响，故治疗脏腑病变应注意协调脏腑间的关系。

（1）五行生克规律指导治法

按照五行学说，五脏之间存在相生相克的关系。根据五行相生规律确立的治则，主要是"补母、泻子"。例如培土生金法、益火补土法就是"补母、泻子"的具体应用。根据五行相克规律确定的治则主要是"抑强、扶弱"。例如佐金平木法、培土制水法就是"抑强、扶弱"的具体应用。

（2）脏腑相合关系指导治法

具有表里关系的脏和腑，在生理、病理上具有紧密的联系，故治疗上应注意兼顾二者，或脏病治腑，或腑病治脏，或脏腑同治。

（3）脏腑虚实特性指导治法

由于五脏主藏精气而不泻，以藏为主；六腑主传化物而不藏，以通为用，以降为和。故五脏病变多表现为精气耗损而多虚，六腑病变多为传化不利而多实，从而有脏病多虚，腑病多实之说。故一般情况下，五脏病多用补法，六腑病多用通泻法，但五脏亦有实证，六腑亦有虚证，要根据患者的具体情况辨证治疗，不能一概而论。对五脏实证，可泻其相合之腑而令邪有出路。

 知识链接

汤液醪醴

汤液醪醴是中国古代较早记载的食养方法。《内经》中载有"汤液醪醴"专论。汤液醪醴是用稻、黍、稷、麦、菽五谷制成，其中"汤液"是指用五谷煮成的清液，"醪醴"是指用五谷制成的酒类。在古代，服用汤液醪醴是一种养生防病的保健之术。先秦之时，古人已经知晓五谷汤液醪醴对人体五脏有滋养及调理作用。《诗经·豳风》曰："六月食郁莫，七月亨葵及菽，八月剥枣，十月获稻。为此春酒，以介眉寿。"该文章描述了古人用冬葵大豆煮汤液，收枣割稻酿春酒，服而求长寿的生动场景。古代的汤液醪醴对中医学的发展影响深远，如后世所用的汤剂，方剂中使用的粳米，剂型中的酒剂，食疗中的药酒等，均是基于此而发展起来的。

本章小结

中医学蕴含着大量养生的方法与手段。其原则可以归纳为顺应自然、形神兼养、保精护肾、调养脾胃。

"治未病"凸显了预防为主的医学思想，主要包括未病先防、既病防变、愈后防复三个方面。

治则是在中医理论指导下制定的对防治疾病具有普遍性指导意义的原则，它是在整体观念和辨证论治精神指导下而制定的治疗疾病的准绳，是古代哲学思想在中医防治中的具体运用，对临床立法、处方等具有普遍的指导意义。基本治则包括治病求本、三因制宜。常用治则包括扶正祛邪、调理阴阳、调理精、气、血、津液和调理脏腑等。

复习思考题

1. 正治与反治有何异同？常用的正治法与反治法有哪些？
2. 如何理解因人制宜原则？
3. 何谓扶正、祛邪？其使用原则如何？

养生与防治
原则的自测题

参 考 文 献

1. 印会河.中医基础理论［M］.上海：上海科学技术出版社，1984.

2. 吴敦序.中医基础理论［M］.上海：上海科学技术出版社，1995.

3. 张光霁，张庆祥.中医基础理论［M］.北京：人民卫生出版社，2021.

4. 何裕民.中医学导论［M］.北京：中国协和医科大学出版社，2004.

5. 张挹芳.中医藏象学［M］.北京：中国协和医科大学出版社，2004.

6. 胡冬裴.中医病因病机学［M］.北京：中国协和医科大学出版社，2004.

7. 李其忠.中医基础理论纵横解析［M］.北京：人民卫生出版社，2006.

8. 严灿，朱爱松.中医基础理论［M］.北京：科学出版社，2022.

9. 张挺，陈慧娟，朱凌凌.医道探骊——揭开中医思维之秘［M］.上海：上海科学技术出版社，2019.

10. 童瑶.中医基础理论［M］.北京：中国中医药出版社，1999.

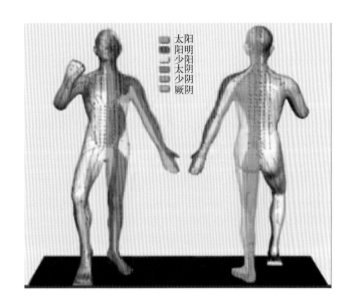

图 4-24　十二皮部分布示意图